U0142625

眼科學/視障教育工學

Ophthalmolgy/
Educational Technology for People with Visual Impairments

萬 明 美 著

國立彰化師範大學特殊教育學系教授

Ming-Mei Wan, Ph. D., professor

Department of Special Education

National Changhua University of Education

五南圖書出版公司 印行

Anatomy of the eye　眼之解剖

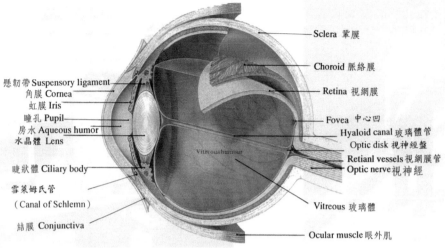

Sclera 鞏膜
Choroid 脈絡膜
Retina 視網膜
Fovea 中心凹
Hyaloid canal 玻璃體管
Optic disk 視神經盤
Retianl vessels 視網膜管
Optic nerve 視神經
Vitreous 玻璃體
Ocular muscle 眼外肌

懸韌帶 Suspensory ligament
角膜 Cornea
虹膜 Iris
瞳孔 Pupil
房水 Aqueous humor
水晶體 Lens
睫狀體 Ciliary body
雪萊姆氏管
（Canal of Schlemn）
結膜 Conjunctiva

（資料來源：James Bevan, The handbook of anatomy and physiology.）
＊ 經徵詢美國 New York: Simon and Schuster 出版社同意。

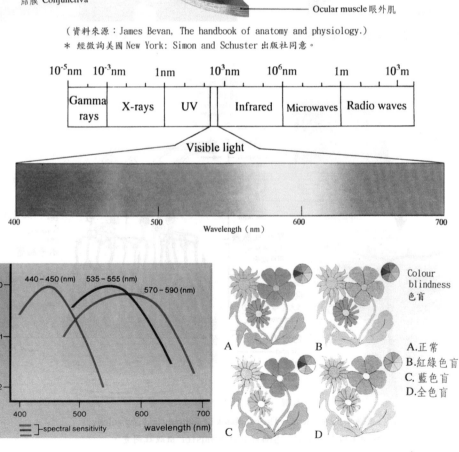

Colour
blindness
色盲

A.正常
B.紅綠色盲
C.藍色盲
D.全色盲

手杖法

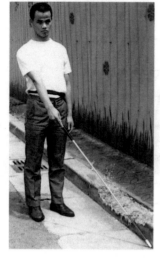

（資料來源：萬明美攝，於啟明學校）

盲用電腦

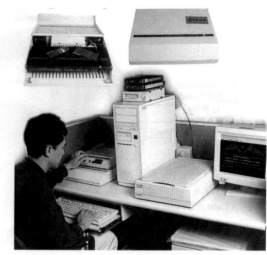

（資料來源：國科會）

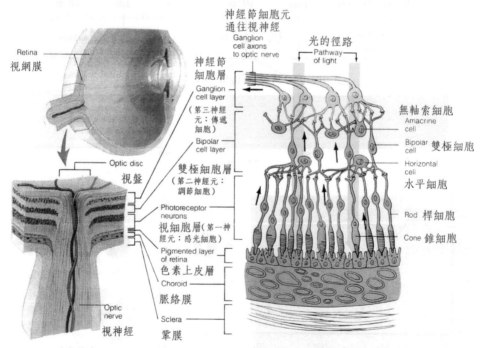

（資料來源：James Bevan, The handbook of anatomy and physiology.）

* 經徵詢美國 New York: Simon and Schuster 出版社同意。

The visual pathways 視路

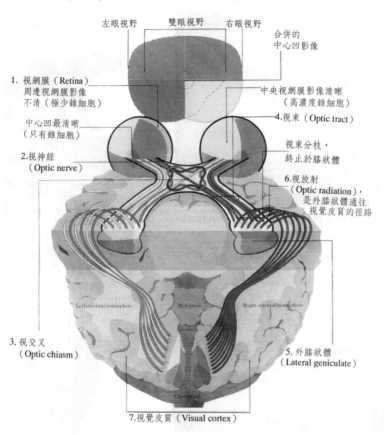

左眼視野　雙眼視野　右眼視野

合併的
中心凹影像

1. 視網膜（Retina）
周邊視網膜影像
不清（極少錐細胞）

中央視網膜影像清晰
（高濃度錐細胞）

中心凹最清晰
（只有錐細胞）

4.視束（Optic tract）

2.視神經
（Optic nerve）

視束分枝，
終止於膝狀體

6.視放射
（Optic radiation），
是外膝狀體通往
視覺皮質的徑路

Left cerebral hemisphere　Mid-brain　Right cerebral hemisphere

3. 視交叉
（Optic chiasm）

5. 外膝狀體
（Lateral geniculate）

Cerebellum

7.視覺皮質（Visual cortex）

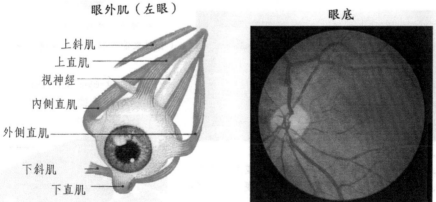

眼外肌（左眼）

上斜肌
上直肌
視神經
內側直肌
外側直肌
下斜肌
下直肌

眼底

（資料來源：James Bevan, The handbook of anatomy and physiology）
＊　經徵詢美國 New York: Simon and Schuster 出版社同意

_ III _

Heterochromia iridis 虹膜異色

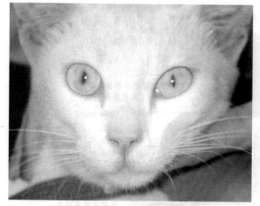

（資料來源：萬明美攝，於泰國貓村，Thailand。）

Waadenburg-klein 瓦登伯格症候群

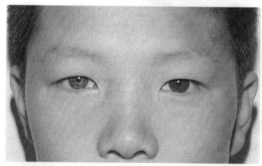

1. 視力正常
2. 虹膜異色（一眼藍色、一眼棕色、或兩眼藍色）
3. 聽覺發育不良、鼻橋寬厚、前額白髮、內眥移位等特徵
4. 可能是體染色體顯性遺傳。台中啟聰學校曾有數位虹膜異色的聾生，其中三位是兄妹。

（資料來源：萬明美攝，於啟聰學校，Taiwan）

Dog guide 嚮導犬

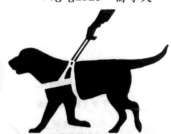

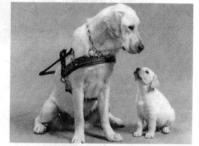

澳洲嚮導犬，Australia

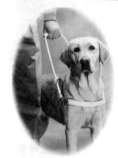

台灣第一隻嚮導犬「雅琪」
（資料來源：台灣盲人重建院提供）

Strong-eye heading dog
以眼神發號施令的牧羊犬

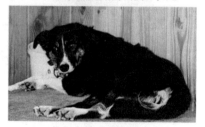

（資料來源：萬明美攝，
於 New Zealand）

目　次

第壹篇　眼科學

第一章
眼的解剖與生理

　　眼（視覺器官）是人體獲取外界訊息最重要的感覺器官，可分爲眼球、眼附屬器和視路三部分。

第一節　眼球（The eyeball）

　　眼球似扁圓的球狀體，成人正視眼的眼前後徑（眼軸）約22至27mm，平均約24mm，圓周約69至85mm，由眼球壁和眼球內容物所構成。眼球壁分爲外層（纖維膜）、中層（葡萄膜）、內層（視網膜）三層；眼球內容物透明且無血管，包括玻璃體、水晶體及房水。眼球並非實體球，有前後兩腔；前腔分爲前房和後房，後腔爲玻璃體腔（圖1-1）。

壹、眼球壁

　　眼球壁分爲眼外層、眼中層、眼內層三層。

一、眼外層（Outer coat）

　　眼外層爲纖維膜，後六分之五爲瓷白色、堅韌不透明的鞏膜（即眼白部分），具保護眼內部組織和維持眼球形狀的功能。眼球最前面六分之一爲透明角膜，有聚光的作用；角膜無血管，但分佈大量感覺神經（三叉神經眼枝的分枝），對外界的刺激可產生反射性閉瞼動作，故有保護眼球的作用。角膜和鞏膜相接處爲角鞏膜緣，房水即是由前房隅角的小樑網狀組織之雪萊姆氏管（Canal of Schlemm）收集後排進靜脈系統而流出眼球外。

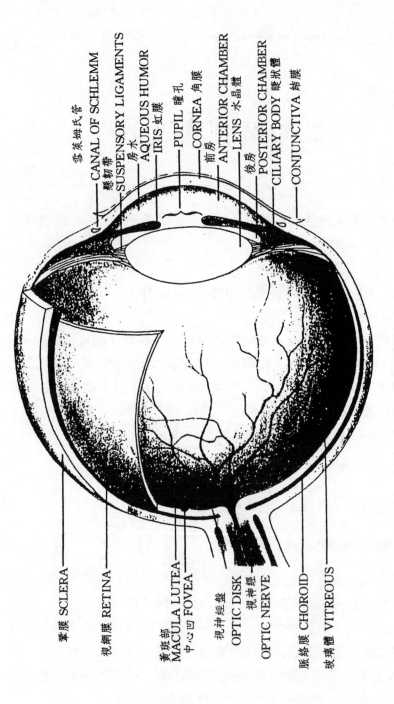

圖1-1 人類眼球水平切面

資料來源：The National Society for the Prevention of Blindness, Publication V-7.

1.角膜（The cornea）

角膜位於眼球前部，呈橫橢圓形，成人角膜直徑約11.5mm。中央厚度約0.6mm，周邊厚度約1mm。

角膜是無血管的透明膜，所需氧氣取自大氣，所需葡萄糖來自房水，而新陳代謝所需之物質則得自角鞏膜邊緣的微血管、房水和淚水。在病理的情況下，角膜混濁，失去透明性，則會影響視力。三叉神經的眼神經分支分佈於角膜，其末稍神經豐富，故角膜感覺極為敏銳。

角膜是眼球重要的屈光系統之一，光線進入眼內首先須通過此透明膜。角膜的屈光率是1.37，其表面相當彎曲（曲率半徑約7.7mm），且分開空氣（屈光率1）與房水（屈光率1.34）兩種不同屈光介質，故有較大的折射能力。角膜的屈光率相當於43屈光度（＋43D）的鏡片。角膜上各徑線的彎曲度若不同，會形成「規則性散光」；角膜面因發炎或外傷而呈現凹凸不平，則會形成「不規則性散光」。

角膜組織由外向內分為五層：①上皮細胞層（Epithelium）；②前彈力層（Bowman's membrance）；③基質層（Stroma）；④後彈力層（Descement's membrance）；⑤內皮細胞層（Endothelium）。其中，上皮細胞層含複層細胞，損傷後可再生而不留痕跡；前彈力層、基質層和內皮細胞層缺損後不會再生。內皮細胞係單層的間皮細胞，呈薄而扁平的六角形（如圖1－2），內皮細胞數目若不足，角膜即無法保持其透明度。基質層最厚，占角膜厚度的90％，基質層含75％的水分，呈相對性脫水狀態，是角膜維持透明性所必需。

2.鞏膜（The sclera）

鞏膜呈瓷白色，不透明，居眼球後部，厚約1mm，眼外肌附著部較薄，約0.3mm。鞏膜是由緻密的纖維化膠原所構成，是保護眼球並維持其固有形態的外圍層。鞏膜前與角膜連接，後與視神經的硬腦膜鞘連接。鞏膜前後有兩個鞏膜孔，後鞏膜孔在後極部靠內側3mm處，視神經由此孔穿出。後鞏膜孔中架有篩網狀組織，即是篩狀板（Lamina cribrosa），以絲縷狀穿過視

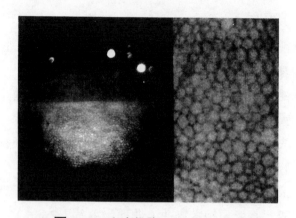

圖1-2　內皮細胞（Endothelial cells）

資料來源：Slide Atlas of Opthalmology，Fig 1.29.

＊經徵詢英國 Gower Medical Publishing Limited 同意。

神經盤。鞏膜的神經支配來自睫狀神經。

　　鞏膜中的膠原纖維排列極不規則，互相縱橫交錯，屈光率不一致，故光線不能通過，而成為眼球的隔光板（董仰曾、楊麗霞，1996）。

　　鞏膜有三層結構：①上鞏膜（Episclera），②鞏膜基質（Scleral stroma），③褐色板（Lamina fusca）。

3.角鞏膜緣（Corneoscleral limbus）

　　角鞏膜緣是介於角膜和鞏膜間約1至2mm 寬的區域，包含小梁網狀組織（Trabecular meshwork），房水由此流入 Schlemm 氏管。小梁網狀組織位於角膜前部表層與虹膜之間的角，稱之為濾過角（Filtration angle），可用前房隅角鏡視之。Schlemm 氏管經由25至35個集水管與靜脈系統相通，收集房水後排入前睫狀靜脈和上鞏膜靜脈。Schlemm 雪萊姆氏管為眼內前房水排出眼球的重要徑路。

二、眼中層（Middle coat）

　　眼中層為葡萄膜（Uveal tract），含豐富的血管和色素細胞，亦稱血管

膜和色素膜，最主要的功能是營養眼球，供給部分視網膜血液供應；另一方面是遮光作用，可形成暗房，防止光線的內部分散或經由屈光系統和瞳孔之外的途徑進入眼球。葡萄膜包括三部分：虹膜、睫狀體及脈絡膜。

1.虹膜（The iris）

虹膜是睫狀體向前延伸而成，位於水晶體前面，隔開前房與後房。虹膜中央爲一環形開口，即爲瞳孔（Pupil），可反射性的控制進入眼內的光量。虹膜可分爲睫狀區與瞳孔區兩區段。

虹膜有二層結構：

(1)基質，分前後兩層，由成束的膠質纖維環繞著血管、感覺和運動神經纖維、色素細胞。另有兩條由平滑肌組成的不隨意肌：瞳孔括約肌（Sphincten pupillae）和瞳孔擴大肌（Dilatator pupillae），其功能分別爲縮小和擴張瞳孔。瞳孔括約肌受第三條腦神經或副交感神經支配；而瞳孔擴大肌則受交感神經支配。在一般亮度下，正常瞳孔直徑約爲2.5至4mm。

(2)色素上皮，由兩層含黑色素的細胞所構成。虹膜的色澤依基質前層所含黑色素多寡而定：含色素量少，經由色素上皮內色素之反射形成散射，而呈現藍色；含中量色素呈現淡褐色；含大量色素則呈現棕色虹膜。

2.睫狀體（Ciliary body）

睫狀體呈三角形，頂端在鋸齒緣處與脈絡膜相連續，向前延伸至虹膜根部。睫狀體長約6mm，分爲兩區帶：

(1)睫狀冠（Corona ciliaris），爲皺摺部，占前面2mm，含睫狀突起。

(2)睫狀環（Orbiculus ciliaris），爲扁平部（Pars plana），占後面4mm，較爲光滑平坦。

睫狀體內面覆蓋兩層上皮，不含色素之內層與視網膜感覺層相連續；含色素之外層則與視網膜色素上皮相連續，此兩層向前延伸成虹膜之色素上皮層。睫狀體非色素上皮層與房水的分泌有關。

睫狀體有六層結構：①脈絡膜上腔；②睫狀肌；③血管層；④外基底層；⑤上皮；⑥內基底膜。睫狀肌由三群平滑肌組成，最內層為環肌，位於虹膜根部；最外層為縱肌，由固定之鞏膜岬連到未固定之脈絡膜，兩層肌肉間為斜肌。環肌收縮可使水晶體的小帶纖維（Zonular fiber）或懸韌帶（Suspensory ligament）放鬆，斜肌亦有相似作用，使具彈力之水晶體囊之張力減輕，而使水晶體變凸，增加眼球之屈光能力，使之能視近物，具有調節作用（調視，Accommodation）。縱肌收縮可牽引鞏膜岬之小梁，開放 Schlemm 氏管，故具有調節房水排出的功能。

睫狀體非色素上皮分泌房水，睫狀肌促進調節發生，可謂睫狀體兩項最重要的功能。

3.脈絡膜（Choroid）

脈絡膜起自與睫狀體連接之鋸齒緣部，止於視神經周圍，含有大小血管及黑色素，具有營養視網膜外層的功能，並能遮蔽漫射光線，使其不能透過鞏膜而達眼內，以保證視網膜成像清晰，不受干擾。

脈絡膜有五層的結構：①上脈絡膜（棕黑板），②外血管層（Haller），③中血管層（Sattler），④微血管層，⑤基板（Bruch）。

三、眼內層（Inner coat）

眼內層為視網膜（Retina），貼附於脈絡膜上，起自視神經盤，止於鋸齒緣，與睫狀體上皮相接。視網膜如同照相機的感光板，接受外界光刺激後，形成視覺，由視神經傳向大腦視覺中樞。位於眼球後中心部的視網膜，呈凹陷狀，稱黃斑部（Macula lutea），其中央的小窩，稱中心凹（Fovea），是視覺最敏銳的部位。

1.視網膜的結構

視網膜係由視杯內陷形成，分內外兩層，外層為色素上皮層（Retinal pigment epithelium），僅有一層，接近脈絡膜；內層為感覺性視網膜（Sensory retina），有九層，接近玻璃體。

　　視網膜的十層結構爲：①色素上皮層；②視細胞層，即桿細胞和錐細胞層；③外界限膜；④外核層；⑤外網狀層；⑥內核層；⑦內網狀層；⑧神經節細胞層；⑨神經纖維層；⑩內界限膜，詳見圖 1–3。

　　視網膜前五層稱爲感覺神經上皮層，後五層稱爲腦層。其中視細胞層含錐細胞及桿細胞（感光細胞），爲第一神經元；內核層含雙極細胞（調節細胞），屬第二神經元；神經節細胞層含神經節細胞（傳遞細胞），爲第三神經元。含有此三個神經元的視網膜具有感光和傳導功能。神經纖維層爲神經節細胞的軸突，集中行走至後鞏膜孔的篩狀板，構成視乳頭，即視神經盤（Optic disk），位於眼球後極偏鼻側。視神經盤呈圓盤形，直徑約 1.5mm，中央有一漏斗狀小凹陷，稱爲生理性凹陷。視神經盤無視細胞，在視野上呈一盲區，稱爲生理盲點（李志輝等，1995）。視神經盤凹陷增大，爲青光眼患者的典型發現。正常視神經約有 80 萬至 120 萬個軸突，通過的視神經纖維數量愈多，視神經盤凹陷就愈小（呂大文，2004）。

2. 視網膜的分區

視網膜可區分爲三區：

(1)鋸齒緣（Ora serrata），位於視網膜前端扇狀之終點。

(2)中央視網膜（Central retina），圍繞中心窩部分，範圍約 5mm，其感光細胞以錐細胞爲主。

(3)周邊視網膜（Peripheral retinal），爲中央視網膜以外的部分，其感光細胞以桿細胞爲主。桿細胞中含有可再生的感光物質——視紫（Visual purple），與暗適應有密切的關係。桿細胞含的是視紫紅（感弱光與無色視覺），錐細胞含的是視紫藍（感強光及色視覺）。

　　視紫（感光物質）是一種蛋白質，遇光起化學反應，放出能量，引起視網膜上神經電位改變，而變成一種電訊號傳到大腦。

$$視紫 \xrightarrow[\text{蛋白質}]{\text{光線}} 維生素甲 + 蛋白質 + 能量$$

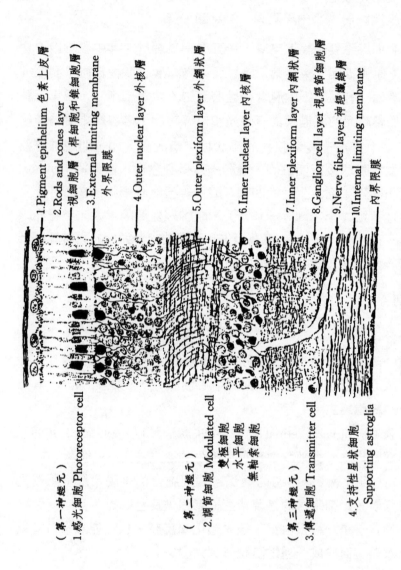

（第一神經元）
1.感光細胞 Photoreceptor cell

（第二神經元）
2.調節細胞 Modulated cell
　　雙極細胞
　　水平細胞
　　無軸索細胞

（第三神經元）
3.傳遞細胞 Transmitter cell

4.支持性星狀細胞
　Supporting astroglia

1.Pigment epithelium 色素上皮層
2.Rods and cones layer
　視細胞層（桿細胞和錐細胞層）
3.External limiting membrane
　外界限膜
4.Outer nuclear layer 外核層

5.Outer plexiform layer 外網狀層

6.Inner nuclear layer 內核層

7.Inner plexiform layer 內網狀層
8.Ganglion cell layer 視經節細胞層
9.Nerve fiber layer 神經纖維層
10.Internal limiting membrane
　　內界限膜

圖1－3　視網膜各層的結構

資料來源：侯平康等，1984，207頁；李志輝，1995。

　　視網膜（底片）爲何可反覆連續視物？乃因視網膜裡的細胞還有一種化學反應，能利用酵素的力量將視紫還原。故視紫一直在感光而消滅，而視網膜細胞卻源源不斷地供給視紫，亦可見維生素甲的重要性（李壽星，1978）。

$$蛋白質＋能量＋維生素甲 \xrightarrow{\text{酵素}} 視紫蛋白質$$

3.接受器的分佈

　　人類視網膜的感光細胞（接受器），約含一億二千五百萬個桿細胞（Rods）和六百五十萬個錐細胞（Cones），比例約爲二十比一。桿細胞在弱光、昏暗狀況（Scotopic vision）發生作用，司夜間視覺及視覺定向力；錐細胞司色覺及形態覺，在明亮情況（Photopic vision）發生作用。中央凹陷處（黃斑部中心凹）的錐細胞濃度最高（每平方毫米147,300個），其視覺效應爲色彩感受和高度敏銳的視力，由此往四周錐細胞數量減少。視覺敏銳度與照明（Illumination）及對比（Contrast）有關；亮度越強，對比越大，則視覺敏銳度越高。桿細胞數量在中央凹陷（零度）急劇下降，而最高濃度是在離中央凹陷二十度處，故此處對弱光的效應最好，可辨識物體的移動，但對色彩和能見度感受較低（圖1－4）。視神經盤（Optic disk），即視乳頭，直徑約1.5mm，位於中心凹之鼻側3mm上面（兩個視盤直徑），此處無桿細胞或錐細胞等接受器，故形成視野圖之 Mariotte 氏盲點（Blind spot）。視網膜的小動脈直徑較小靜脈小。圍繞中心凹約3 mm 的範圍內含黃色素（Xanthophyll），稱黃斑部（Macula lutea），故後極部常簡稱黃斑（Macula）。正常的眼底如圖1－5。

貳、眼球房室

　　眼球有前房、後房、玻璃體腔三個房室。

一、前房（Anterior chamber）

　　前房是角膜與虹膜之間的空腔，容積約 0.2ml。角鞏膜與葡萄膜相接處所形成的夾角，稱爲前房角（隅角），由以下結構組成：① Schwalbe 氏線；②

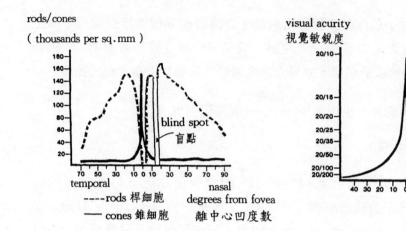

rods/cones
（ thousands per sq.mm ）

blind spot
盲點

temporal
- - - -rods 桿細胞
—— cones 錐細胞

nasal
degrees from fovea
離中心凹度數

（ 視網膜不同部位桿細胞和錐細胞的相對比例 ）

visual acurity
視覺敏銳度

degrees from fovea
離中心凹度數

（ 離中心凹的視覺敏銳度 ）

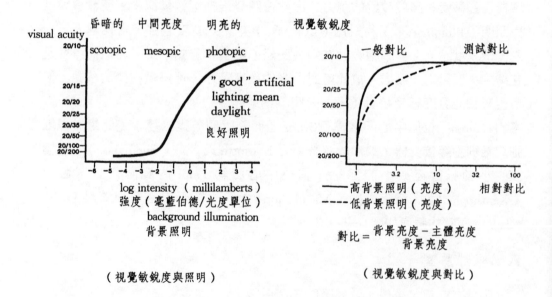

visual acuity

昏暗的　　中間亮度　　明亮的
scotopic　　mesopic　　photopic

" good " artificial
lighting mean
daylight
良好照明

log intensity （ millilamberts ）
強度（ 毫藍伯德／光度單位 ）
background illumination
背景照明

（ 視覺敏銳度與照明 ）

視覺敏銳度

一般對比　　　　　測試對比

—— 高背景照明（ 亮度 ）　　相對對比
- - - - 低背景照明（ 亮度 ）

$$對比 = \frac{背景亮度 - 主體亮度}{背景亮度}$$

（ 視覺敏銳度與對比 ）

圖1－4　接受器的分佈與視覺敏銳度

資料來源：Slide Atlas of Ophthalmology, Fig. 1.1至 Fig. 1.4.

＊經徵詢英國 Gower Medical Publishing Limited 同意。

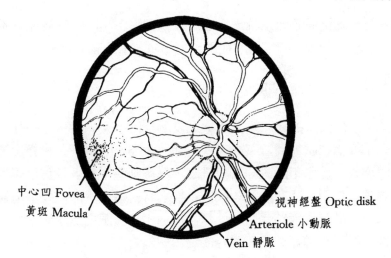

中心凹 Fovea
黃斑 Macula

視神經盤 Optic disk
Arteriole 小動脈
Vein 靜脈

圖1-5　正常的眼底

資料來源：侯平康等，1984，24頁。

Schlemm 氏管和小樑網；③鞏膜突；④睫狀體前界；⑤虹膜。

　　成人正視眼的前房中心深度約3mm，向周邊部逐漸變淺。在病理的情況下，如葡萄膜炎可使前房腫脹，眼外傷可造成前房出血，青光眼的前房深度亦會改變。

二、後房（Posterior chamber）

後房是虹膜與水晶體之間的空腔，容積約0.06ml。

三、玻璃體腔（Vitreous cavity）

玻璃體腔是眼球內最大的空腔，容積約4.5ml。玻璃體腔前面是水晶體、懸韌帶及睫狀體，後面是視網膜和視神經所圍成的空腔。

參、眼球內容物

　　眼球內充有透明的內容物，使眼球具有一定的張力，並維持眼球一定的形態。

　　眼球內容物包括房水、水晶體、玻璃體，三者均為透明，與角膜合稱為

屈光系統，光線通過此系統集焦成像於視網膜上。眼球的屈光指數（屈光率）平均值為：角膜 1.37，房水與玻璃體 1.34，水晶體 1.42。

一、房水（Aqueous humor）

房水又稱水樣液，由睫狀體非色素上皮所分泌，充滿後房，經瞳孔進入前房，滲經小樑網狀組織到雪萊姆氏管（Canal of Schlemm），再經由鞏膜靜脈叢流出眼球外。房水不斷的分泌與排出，保持動態平衡，稱房水循環，具有維持眼內壓的作用，並有助於角膜、小樑網狀組織、水晶體及玻璃體的代謝（圖 1-6）。若房水通路受阻塞，房水流通不暢，眼內房水量增加，將引起眼壓升高，導致視神經萎縮，視野缺損，即為青光眼。眼壓的正常值約為 10～20mmHg（毫米汞柱），高於 20～30mmHg 之眼內壓為異常值，須作青光眼的追蹤試驗。影響房水循環的因素包括：

1.房水分泌率。

2.房水滲經小樑網狀組織到 Schlemm 氏管的通順情形。

3.Schlemm 氏管排出的上鞏膜靜脈壓。

房水含有少量蛋白質、鹽分和維生素 C 等，具有營養角膜、水晶體的功能，亦是維持和影響眼壓的重要因素。

二、水晶體（Lens）

水晶體為一雙面凸透鏡扁圓狀構造的透明體，位於虹膜與瞳孔之後，玻璃體之前的水晶體窩（Lenticular fossa）內，周圍以水晶體的小帶纖維（懸韌帶）和睫狀體相連。未經調視的水晶體直徑約 9mm，厚度約 4mm；前表面的曲率半徑約 10mm，後極的曲率半徑約 6mm；屈光率約 1.42。

水晶體最主要的功能是將光線聚焦於視網膜上，若發生混濁，即為白內障。由於水晶體具有彈性，可隨著小帶纖維的鬆弛與緊張而改變厚度，故有調節視力的功能。視遠物時，睫狀肌鬆弛，拉緊小帶纖維而把水晶體的前後徑減低至最小，使平行光束聚焦於網膜上；視近物時，睫狀肌收縮，小帶纖維放鬆，使具彈性之水晶體囊之張力減輕，而使水晶體變凸，更呈球狀體，增加屈光率。睫狀體、小帶纖維及水晶體的交互作用，使近物能聚焦於視網

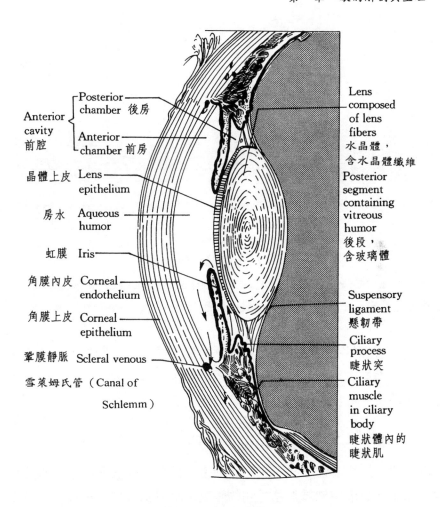

Anterior
cavity
前腔
├ Posterior
│ chamber 後房
└ Anterior
　chamber 前房

晶體上皮　Lens
　　　　　epithelium

房水　Aqueous
　　　humor

虹膜　Iris

角膜內皮　Corneal
　　　　　endothelium

角膜上皮　Corneal
　　　　　epithelium

鞏膜靜脈　Scleral venous

雪萊姆氏管（Canal of
　　　　　　Schlemm）

Lens
composed
of lens
fibers
水晶體，
含水晶體纖維

Posterior
segment
containing
vitreous
humor
後段，
含玻璃體

Suspensory
ligament
懸韌帶

Ciliary
process
睫狀突

Ciliary
muscle
in ciliary
body
睫狀體內的
睫狀肌

圖1－6　房水之循環

資料來源：The Simon and Schuster Handbook of Anatomy and Physiology, James Bevan.
＊經徵詢美國 Simon and Schuster 出版社同意。

膜上即為調節作用（調視），如圖1－7。隨著年齡增加，水晶體之彈性逐漸減少，調節作用亦為減低，在光學上稱為老視（Presbyopia）。

　　水晶體有三層結構：

　　1.水晶體囊，圍繞著水晶體，為一彈性的透明膜。

　　2.水晶體上皮，為一單層立方體層，位於前部水晶體囊之下方。

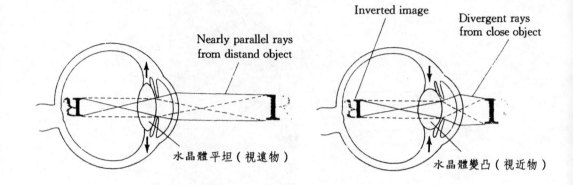

圖1-7　水晶體之調節作用

資料來源：The Simon and Schuster Handbook of Anatomy and Physiology, James Bevan.
＊經徵詢美國 Simon and Schuster 出版社同意。

　　3.水晶體纖維，包括皮質（較鬆軟的新形成纖維）和核（較硬的中心纖維）。皮質與核由同心圓薄板纖維組成，隨年齡增長而不斷形成。老化的纖維漸向水晶體中心部位移動，使水晶體逐漸變大硬化而彈性漸減。

三、玻璃體（The vitreous humor）

　　玻璃體位於水晶體之後，呈球狀構造，前有一碟狀內陷（水晶體窩）以容納水晶體。玻璃體液為無色透明的膠體，狀似生蛋白，由細薄分子之網狀組織以維持其固態或膠態。玻璃體占眼球後約五分之四的空間，除屈光作用外，尚有自內面支撐視網膜的作用；倘若玻璃體變性或脫落，則易因牽引而導致視網膜剝離。

　　玻璃體分成兩部位：

　　1.皮質部，圍繞著整個玻璃體，鄰近水晶體及視網膜。

　　2.中央部，纖維較皮質部少，較不密緻。

第二節　眼附屬器（Adexa）

眼附屬器包括眼瞼、結膜、淚器、眼外肌、眼眶等，對眼球產生周密的保護作用。

壹、眼瞼（Eyelids）

一、眼瞼的構造

眼瞼俗稱眼皮，分為上下兩部分，上眼瞼較下眼瞼寬大，兩者相連於眥部。上眼瞼上界為眉毛，下眼瞼與臉頰連接，上、下眼瞼各由上、下瞼溝（Upper furrow & Inferior furrow）劃分成眼眶部與瞼板部，並有眼眶中隔（Orbital septum）將眼眶及眼瞼分開。睜眼時，上下眼瞼之間會產生一橢圓形裂隙，稱為瞼裂（Palpebral fissure）。瞼裂的鼻側端呈鈍圓稱內眥（Inner canthus），顳側端呈銳角稱外眥（Outer canthus），瞼裂周圍的邊緣稱瞼緣。上、下瞼緣近內眥處各有一凸起的淚乳頭（Papilla larcimalis），含淚小管的開口，即淚點（Lacrimal punctum）。瞼緣外側六分之五為睫毛部分，長有排列整齊的睫毛，上瞼緣睫毛數量較下瞼緣多，睫毛毛囊有 Zeis 氏皮脂腺開口和 Moll 氏腺；瞼緣內側六分之一為淚腺部分，無睫毛或腺體開口。

眼瞼由皮膚、肌肉、纖維組織、瞼板及結膜所組成，另有血管、神經及瞼板腺等組織（圖1－8）。灰線（Gray line），又稱緣內溝，將眼瞼劃分成前後葉。前葉包括皮膚（極薄）和肌肉（眼輪匝肌、提上瞼肌及 Muller 氏肌）；後葉包括瞼板（含皮脂腺；麥氏腺）和結膜（瞼結膜）。眼輪匝肌由第七腦神經（顏面神經）所支配，收縮時閉眼瞼；提上瞼肌由第三腦神經（動眼神經）所支配，麻痺或斷裂時會導致眼瞼下垂或瞼裂閉合不全，影響視力；Müller 氏肌由交感神經所支配，係輔助提上瞼肌之平滑肌。眼瞼之血液供應來自上、下眼瞼弓（動脈弓）。

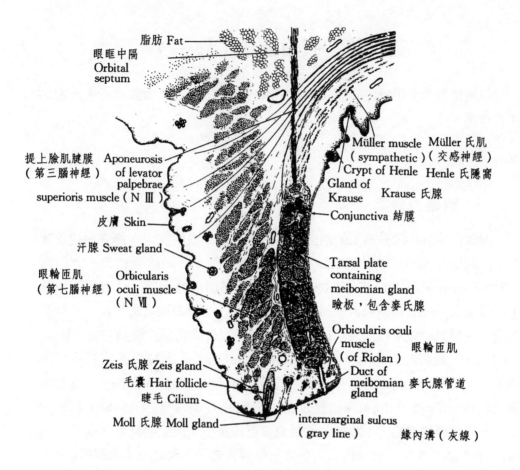

圖1-8　眼瞼橫切面

資料來源：林和鳴，1993，32頁。

二、眼瞼的功能

眼瞼主要的功能是保護眼球：

1.反射性閉瞼動作，可避免強光或外界刺激傷害眼睛。

2.經常瞬目，可使淚水均勻分佈眼球，滋潤角膜。

3.睫毛可阻擋風沙，遮蔽陽光。

4.皮脂腺分泌物構成角膜前淚液膜的最表層，可防止淚水溢出或蒸發。

貳、結膜（The conjunctiva）

一、結膜的構造

結膜是一層細薄透明的粘膜，覆蓋在眼瞼內面和鞏膜前部，眼瞼閉合時形成一囊袋形，又稱結膜囊。結膜依部位可分爲三部分：

1.瞼結膜（Palpebral conjunctiva），含瞼緣、瞼板及眼眶。

2.上下穹窿部結膜（Superior & inferior conjunctival fornix），爲瞼結膜和球結膜的移行區，含淚腺和 Krause 氏副淚腺。穹窿部結膜的組織鬆弛且富皺襞，使眼球有較大的轉動性。

3.球結膜（Bulbar conjunctiva），覆蓋在鞏膜上。

結膜靠近眼內眥處形成兩個特殊構造：半月襞（Semilunar fold）和淚阜（Lacrimal caruncle）。

結膜有兩層結構：

1.複層柱狀上皮（Epithelium），含杯狀細胞以分泌粘液。

2.固有基質（Substantia Propria），是結締組織結構，含有神經、血管、結膜腺等，可分成腺樣層（Adenoid tissue）和纖維層（Fibrous layer）。

結膜的神經支配主要來自第五對腦神經的眼球分枝。供應結膜的血管來自前睫動脈與瞼板動脈。結膜含有淋巴管。結膜含有無數腺體分泌粘液，構成角膜前淚液膜，使角膜表皮濕潤，包括 Krause 氏副淚腺（位於上下穹窿部）、Wolfring 氏腺（位於上瞼板上緣）、Manz 氏腺、Zeiz 氏、Meibomian 氏腺等。結膜含有 Henle 氏隱窩（乳頭狀構造），分佈在瞼板上下。

二、結膜的功能

結膜的杯狀細胞和副淚腺可分泌粘液和淚液，對眼球的活動與潤滑有輔助作用。

參、淚器 (**Lacrimal apparatus**)

一、淚器的構造

　　淚器是由淚腺及淚道所組成，分為分泌部分 (Secretory portion) 與集流部分 (Collecting portion)。分泌部分包含淚腺 (Lacrimal gland)、Krause 及 Wolfring 副淚腺；集流部包含淚點 (Punctum)、淚小管 (Canaliculi)、淚囊 (Lacrimal sac)、鼻淚管 (Nasolacrimal duct)，如圖1－9。

　　1.淚液分泌：淚腺位於眼眶外上方的淚腺窩 (Lacrimal fossa) 內，由副交感神經支配，司分泌淚液功能。藉由瞬目運動和淚小管的毛細吸附作用，淚液經角膜及結膜之表面向內，流至內眥附近的淚湖，進入淚道系統。

　　2.淚道系統：即集流部，起自上、下淚點、淚小管、淚囊和鼻淚管，淚液從鼻淚管排流至下鼻道進入鼻腔。

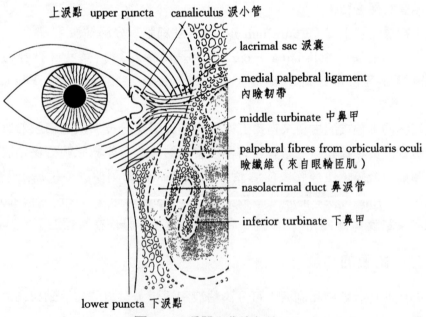

上淚點 upper puncta　　canaliculus 淚小管

lacrimal sac 淚囊

medial palpebral ligament 內瞼韌帶

middle turbinate 中鼻甲

palpebral fibres from orbicularis oculi 瞼纖維 (來自眼輪匝肌)

nasolacrimal duct 鼻淚管

inferior turbinate 下鼻甲

lower puncta 下淚點

圖1－9　淚器之集流部分

資料來源：Slide Atlas of Ophthalmology, Fig. 20. 50.

＊經徵詢英國 Gower Medical Publishing Limited 同意。

二、淚器的功能

淚腺及副淚腺可分泌淚液，形成角膜前淚液膜的水層，對角膜、結膜和鼻腔有濕潤作用。由於淚液含有免疫球蛋白和溶菌酶，對眼球產生清潔和殺菌作用。

淚液分泌不足會導致乾眼症，淚道不通暢會引起溢淚或慢性淚囊炎，均會影響視力。

肆、眼外肌（Extrinsic muscles）

一、眼外肌的構造

眼球有六條眼外肌（圖1－10），管理眼球的運動，包括四條直肌（Recti muscles）和兩條斜肌（Oblique muscles）。四條直肌分別爲上直肌、下直肌、內直肌和外直肌；兩條斜肌分別爲上斜肌和下斜肌。除下斜肌起始於眼眶前下壁之骨膜外，其餘眼外肌均起自眼眶尖端的 Zinn 氏韌帶，即總腱環（Annulus of Zinn）。

眼外肌的神經支配如下：外展神經（第六腦神經）支配外直肌，滑車神經（第四腦神經）支配上斜肌，動眼神經（第三腦神經之分枝）支配下斜肌及其他三條直肌。

二、眼外肌的功能

眼外肌主要的功能是控制眼球的運動，各條眼外肌藉由互相協同和拮抗作用，使眼球能向各方向配合運動，完成雙眼單視功能。例如雙眼向右看時，右眼外直肌收縮，內直肌放鬆；反之，左眼內直肌收縮，外直肌放鬆，經此協同作用，左右眼才能一起向右轉動，以達雙眼單視功能。若協同動作失調，則會產生複視。

在協調的眼球運動中，一眼的一條肌肉與另一眼的一條肌肉可成對而產生六個凝視方向的運動（表1－1）。這些成對的基本運動肌稱爲共軛肌，共軛肌可得到等量的神經訊息稱爲 Hering 法則。

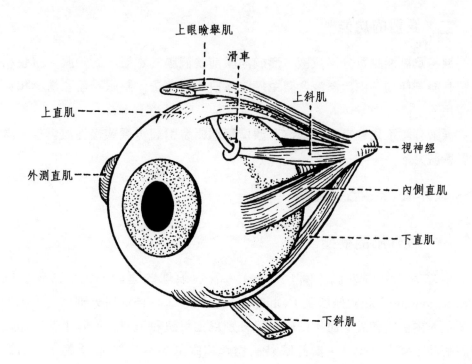

上眼瞼舉肌

滑車

上斜肌

上直肌

外測直肌

視神經

內側直肌

下直肌

下斜肌

圖1-10　眼外肌

資料來源：橫地千仞，1980，98頁。

表1-1　共軛肌肉組合

凝視之主要方向	共軛肌肉
眼球向上，右	右上直肌及左下斜肌
眼球向右	右外直肌及左內直肌
眼球向下，右	右下直肌及左上斜肌
眼球向下，左	右上斜肌及左下直肌
眼球向左	右內直肌及左外直肌
眼球向上，左	右下斜肌及左上直肌

資料來源：侯平康等，1984，263頁。

伍、眼眶（The orbit）

一、眼眶的構造

　　眼眶是容納眼球的骨腔，是由七塊顱骨構成的四邊形錐腔，錐體尖端向後，底邊向前。此七塊顱骨分別為額骨、蝶骨、篩骨、腭骨、淚骨、上頜骨和顴骨。眼眶內容包括眼球、脂肪、肌肉、血管、神經、淚腺、軟骨組織等。錐腔的四壁（眼眶壁）分為上、底、內和側壁（圖1－11）：底內壁骨甚薄，易骨折或發炎，側壁較堅硬。

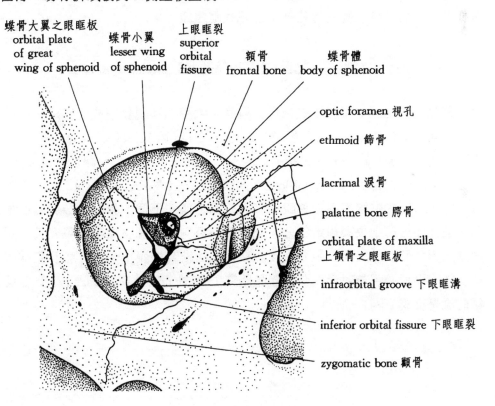

圖1－11　眼眶壁

資料來源：Slide Atlas of Ophthalmology，Fig. 20.1.

＊經徵詢英國 Gower Medical Publishing Limited 同意。

眼眶尖端有視孔（Optic foramen），為視神經和動脈通過之道，與顱內溝通。視神經可分為四部分：①眼球內，1mm；②眼眶內，30mm；③小管內，4－10mm；④顱內，10mm。

二、眼眶的功能

眼眶可保護眼球並提供一個堅固的基礎，使眼球能作適當的轉動。眼眶側壁較堅硬，但其他三壁（上、底、內壁）骨質甚薄，且與額竇（Frontal sinus）、上頜竇（Maxillary sinus）、蝶竇（Spheneidal sinuses）、篩竇相鄰。這些竇（Sinuses）或氣室（Air spaces）內面襯有粘膜而與鼻腔及其他腔室相通，疾病感染可經由這些腔室侵犯眼眶組織。

第三節　視路（The visual pathways）

視覺傳導路徑（視路）是指從視網膜到大腦枕葉視覺中樞的徑路，依序包括視網膜（Retina）、視神經（Optic nerve）、視交叉（Optic chiasm）、視束（Optic tract）、外膝狀體（Lateral geniculate body）、視放射（Optic radiation）、和枕葉（Occipital lobe）的視覺皮質（Visual cortex）。

通中心凹的縱線與橫線將視網膜區分為上側、下側、鼻側、顳側四個象限，並依序分為中央與周邊部分。來自兩眼鼻側的視網膜纖維在視交叉相交後進入另一側，並與另一眼未交叉的顳側纖維結合成視束，在外膝狀體突觸結合後，再通過視放射形成膝狀體鳥距束（Geniculocalcarine tract），到達枕葉的視覺皮質（圖1－12）。

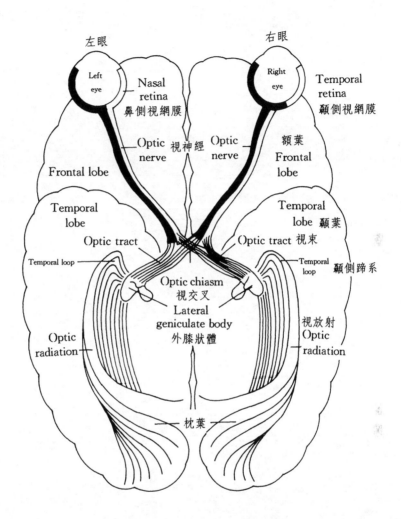

圖1－12　視覺傳導路徑（視路）

資料來源：林和鳴，1993，44頁。

第二章

眼科的檢查法

詳實的眼科常規檢查包括三方面：①病史與自覺症狀；②眼之功能檢查；③眼之理學檢查。

第一節　眼疾病之症狀（ Symptom of eye diseases ）

眼科醫師檢查眼睛之前，必須以問診詳知病人的病歷和家族歷，並誘導其主訴其自覺症狀。眼疾的主訴有些是非關視功能的症狀，有些是有關視功能的症狀，摘述如下（ Cassin and Solomon, 1990；朱學琳，1975；楊燕飛，1974 ）：

壹、非關視功能的症狀（ Ocular symptoms；Non-visual ）

非關視功能的症狀如下：①異物感（ Feeling of grittiness ）；②灼熱感（ Feeling of burning ）；③乾燥感（ Feeling of dryness ）；④癢感（ Feeling of itching ）；⑤眼瞼重感（ Sense of harviness ）；⑥流淚（ Lacrimation ）或溢淚（ epiphora ）；⑦眼脂分泌（ Conjunctiva discharge ）；⑧眼痛（ Ophthalmalgia ）；⑨頭痛（ Cephalalgia ）；⑩眼睛疲勞（ Eye strain ）；⑪搾眼（ Squeezing the lids together ）；⑫眼瞼黏著（ Lids stuck together ）；⑬眼瞼抽搐（ Twitching of the lids ）；⑭美容主訴（ Cosmetic complaint ）；⑮充血（ hyperemia ）；⑯眼球凸出（ exophthalmos ）等等。

貳、有關視功能的症狀（Ocular symptoms；Visual）

有關視功能的症狀如下：①遠距視力障礙（Indistinct distance vision）；②近距視力障礙（Indistinct near vision）；③暗點（視）（Scotoma vision）；④急發性視力障礙（Acute blurring of vision）；⑤視野狹窄（Narrowness of the visual field）；⑥彩虹（Iridescent vision）；⑦大視症（Macropsia；Magnified vision）；⑧小視症（Micropsia；Minified vision）；⑨後退視症（Porropsia）；⑩彎曲、變形（Metamorphopsia；Distorted vision）；⑪多視（Polyopia；Multiple vision）；⑫複視（Dilopia；Double vision）；⑬閃光（Photopsia；Flash vision）；⑭色視症（Chromatopsia；Colored vision）；⑮夜盲（Hemeralopia；Night vision）；⑯晝盲（Nyctalopia；Day blindness）；⑰色盲（Color blindness）；⑱畏光（Photophobia；Lazzled vision）；⑲飛蚊症（Myodesopsia；Spotted vision）；⑳漂浮感（Object seem to swim）等等。

第二節　眼之功能檢查（Functional examination of the eyes）

眼之功能檢查包括視力檢查、屈光檢查及視野檢查（形覺）、色覺檢查（色覺）、光覺檢覺（光覺）及立體視覺檢覺（體視）。其他眼功能檢查包括調節力的測量、集合力的測量、斜視的檢查及複視的檢查等。

壹、視力檢查（Visual acuity examination）

一、最小視角和視標

視力即中心視力，視力檢查即視敏銳度檢查，是測定視網膜黃斑部的功能，包括對一個物體內細微的分辨能力與對兩個不同物體之間的分辨能力。

物體兩端在眼內結點處所形成的夾角謂之視角（Visual angle）。由物體大小及物體與眼之距離兩因素可決定視角之大小，及網膜成像之大小，如圖2-1（李志輝等，1995），當距眼結點五米的視標為1.46mm（毫米）時，

　　視角爲 1'，即 1 分視角，此時在視網膜上成像的大小爲 4.96μm（微米），大於位於中心凹的、直徑爲 1.5μm 的錐細胞。視角的原理是，要分清兩個點的條件是，視網膜上被兩點刺激的錐細胞之間至少要夾有一個不受刺激的錐細胞（圖 2-2）；若兩個被刺激的錐細胞是相連的，則不能將此兩點分開，而被看成爲一個點。人們能辨認出兩點間最小距離時的角度，爲「最小視角」，正常的最小視角爲 1'（1 分），即 1 分視角。

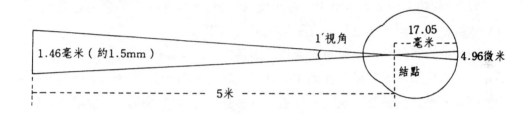

圖 2-1　視角

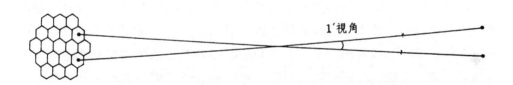

圖 2-2　視角原理

資料來源：李志輝等，1995，15 頁。

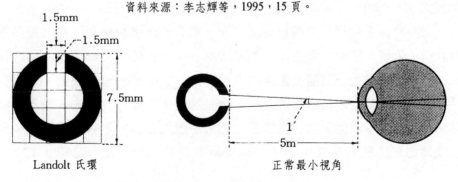

Landolt 氏環　　　　　　正常最小視角

圖 2-3　視力表示法

視角是測量視力敏銳度的角度，視力 $= \dfrac{1}{視角（分）}$，1′視角之視力 $= \dfrac{1}{1}$ $=1.0$；10′視角的視力 $= \dfrac{1}{10'} = 0.1$。

視力表即根據上述原理所設計，整個字母對向一個5分視角，而每一小部分分別對向1分視角（圖2－3）。例如視力表1.0這排字母，每一筆劃的寬度表示5米遠時所形成的1分視力；而第一排0.1最大字母的每一筆寬度表示50米遠時所形成的1分視角。所謂正常眼即可辨別5分視角所形成之字及構成字之每1分視角。許多人可識別比最小視角（1分視角）更小的字。近距視力表的設計原理亦同，只是將檢查距離改爲35厘米。

視力檢查可分爲遠距視力檢查和近距視力檢查。5米或5米以外的視力稱遠距視力；閱讀時（35厘米）的視力稱近距視力，兩者具同等的重要性。視力檢查須兩眼分別檢查。戴眼鏡者應分別檢查並記錄裸視視力和戴眼鏡後的矯正視力。

使用小圓孔板測量視力，可略知受測者視力減退是由於屈光不正（可以透鏡矯正）或其他原因。主要是圓板之開口（針孔，Pinhole）只允許一小束平行視軸之光線通過，若爲屈光不正所引起，視力應會改善。若針孔不能改善視力，則其視力低下可能是其他原因所引起，如白內障或玻璃體混濁，視網膜或視神經疾患或弱視，此爲針孔測驗。另外對三歲大的兒童測量視力，以查明斜視、感覺性弱視和屈光不正，除以一般圖畫視力表檢查外，可以一漆有黑白間條可轉動的鼓在兒童眼前移動，若該兒童的眼睛產生「眼動性眼球震顫」，則表示有足夠的視力（林和鳴，1993，135頁）。

驗光檢查是利用「電腦自動驗光儀」或「視網膜檢影鏡」測知眼睛的屈折狀態（近視、遠視、散光），供配鏡參考。以「幻燈投影式視力儀」測量視力，因其視標大小可隨投影距離自動變化，故不受距離的限制。使用「鏡片測量儀」可檢查眼鏡鏡片的度數、散光的軸度、鏡片的光心、以及眼鏡片的瞳孔距離。學童因睫狀肌常過度收縮，易產生「偏向近視」的結果，視力檢查時應點「睫狀肌鬆弛劑」，以獲得較準確的結果（林志聖，1990，6頁）。

二、遠距視力（Distance vision）

遠距視力檢查的測量距離爲五米或五米以外，在此距離，從物體來之光束接近平行，就正視眼而言，睫狀肌鬆弛，無需調節即可集中焦點，視標可在視網膜上結成淸晰的物像，此亦可稱靜態屈光性視力。

常用的視力表有「史耐倫氏表」，俗稱 E 字表（Snellen chart）與「蘭多氏表」，俗稱 C 字環或萬國式（Landolt chart）兩種，如圖2－4。標準測量距離，E 字表爲六米，C 字環爲五米。Landolt 是法國的眼科醫師。

美國採用 Snellen 視力表，以英文字母 E 作不同大小及方向的排列。在特定距離，字母 E 的大小爲5分角所對弦長的大小，而 E 的每一小部分則對向一分角。最大的字母 E 係在200呎距離（60米）所對5分角的弦長（圖2－5

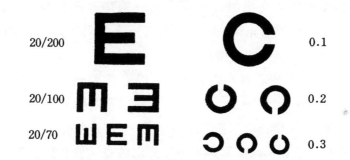

圖2－4　Snellen E 字表和 Landolt C 字表

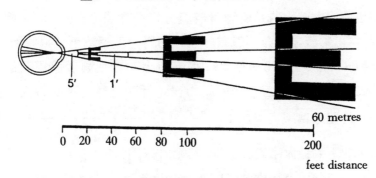

圖2－5　不同距離下五分角所對弦長的大小

資料來源：Slide Atlas of Ophthalmology, Fig. 1.5, Fig. 1.10, Fig. 1.11.

＊經徵詢英國 Gower Medical Publishing Limited 同意。

）。通常受測者站在視力表前20呎（6米）作檢查，左右眼分別檢查。視力值由兩個數目表示，例如最大字體20/200，20呎是受測者與目標之距離，200呎是目標大小在5分角所對弦長的距離（表示該字體正常眼應看清的距離），20/200即為其視力值。根據美國法定（Legal）的定義，盲（Blind）係指「優眼視力值經最佳矯正後在20/200以下或視野限制在20度以下者」，低視力（Partially seeing）係指「優眼視力值經最佳矯正後，優於20/200，但少於20/70者」，以上視力值係以 Snellen 視力表測得。若受測者連頂端的最大字體20/200都看不清，則須朝視力表走近至 X 呎看，並計下其視力值為 X/200（亦有特別的400呎距離大目標視力表）；若仍無法看清，則以在 X 呎距離數手指數目表示視力（FC；Finger counting），例如30cm/CF；再其次為在 X 呎距離辨別手掌移動表示視力（HM；Hand movement）；若連手移動都無法察覺，則以光投射，若能指出光線來源則有光感（LP；Light perception）；若不能辨別光線來源，則為無光感（NLP）。理論上所謂全盲（Totally blind）是指無光之辨識而言。

　　我國採用 Landolt 視力表（萬國式），以 C 字環表示。在特定距離，字母 C 的大小為5分角所對弦長的大小，而 C 缺口環則對向一分角。通常受測者站在視力表前五米作檢查，把視力表的亮度定為500勒克斯（照明的單位），以遮眼板或試鏡框遮蓋單眼，兩眼分別檢查。檢查兒童視力時，可讓其持 C 環或缺口模型作答，由頂端的最大字體0.1往下讀至最小字體2.0，並記錄所能讀出的視力值。若受測者可辨讀五米所形成之5分角的字體，其視力為1.0，此為正常眼之視力，但有許多人的視力可超越正常眼達到1.2甚至1.5。視力值1.0－2表示1.0一行有二字未讀出。若受測者連頂端最大字體0.1都未能讀出，則令其縮短距離朝視力表走近至能辨別頂端最大字體的開口為止。視力的記錄為視力 $= 0.1 \times \dfrac{受測者與視力表間的距離（m）}{5}$。例如走至一米處看，能看到最大字體0.1，則其視力值為 $0.1 \times \dfrac{1}{5} = 0.02$。若受測者在一米距離尚無法讀出最大字體，則令其算主測者之手指數，並記以某特定距離之數手指；再依序測其手動、光感。我國對視覺障礙學生的鑑定基準（教育部，1999）係視力經最佳矯正後，依萬國式視力表所測定優眼視力未

達○・三或視野在二十度以內者。

三、近距視力（Near vision）

　　近距視力的測量距離為35厘米（14in），但可適當改變距離，以看清為限度（記錄距離）。測試符號仍為不同距離下5分角所對弦長之大小。自35厘米發出的發散光，對正視眼而言，必須使用調節方能使其在視網膜上結成清晰的物像，故近距視力亦稱為調節性視力或移動性屈光視力。近距視力表最早由耶格（Jaeger）所設計，以J1至J15表示，數字越大，視力越差（圖2-6-1）。正常無老視者可辨讀J3字體；若有老視、白內障、黃斑部退化等眼疾者，可能只能辨讀J7、J9字體，或更差。

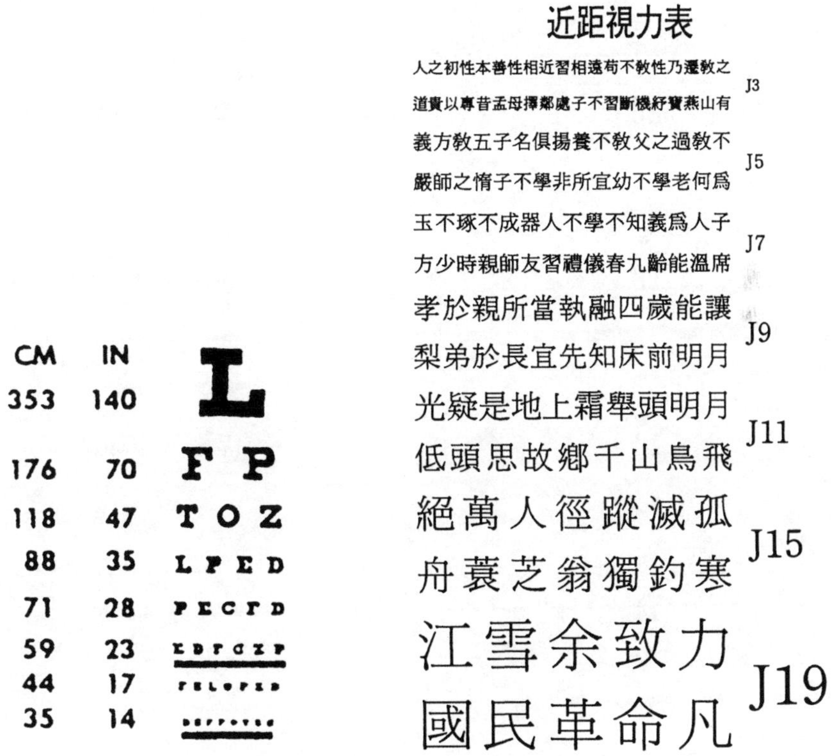

近距視力表

人之初性本善性相近習相遠苟不教性乃遷教之　　J3
道貴以專昔孟母擇鄰處子不習斷機紆竇燕山有
義方敎五子名俱揚養不敎父之過敎不　　J5
嚴師之惰子不學非所宜幼不學老何為
玉不琢不成器人不學不知義為人子　　J7
方少時親師友習禮儀春九齡能溫席
孝於親所當執融四歲能讓　　J9
梨弟於長宜先知床前明月
光疑是地上霜舉頭明月　　J11
低頭思故鄉千山鳥飛
絕萬人徑蹤滅孤　　J15
舟蓑芝翁獨釣寒
江雪余致力　　J19
國民革命凡

CM	IN
353	140
176	70
118	47
88	35
71	28
59	23
44	17
35	14

圖2-6-1　近距視力表

資料來源：許紋銘，1993，封底。

圖2-6-2為不同字體的近距視力表，可用來評估低視生的閱讀字體。

字體	測驗內容
36	國家衛生
24	結業證書
20	就業門路
18	培訓的科目
16	呈現多樣化
14	加入 這個組織
12	九萬六千人

圖2-6-2　近距視力表

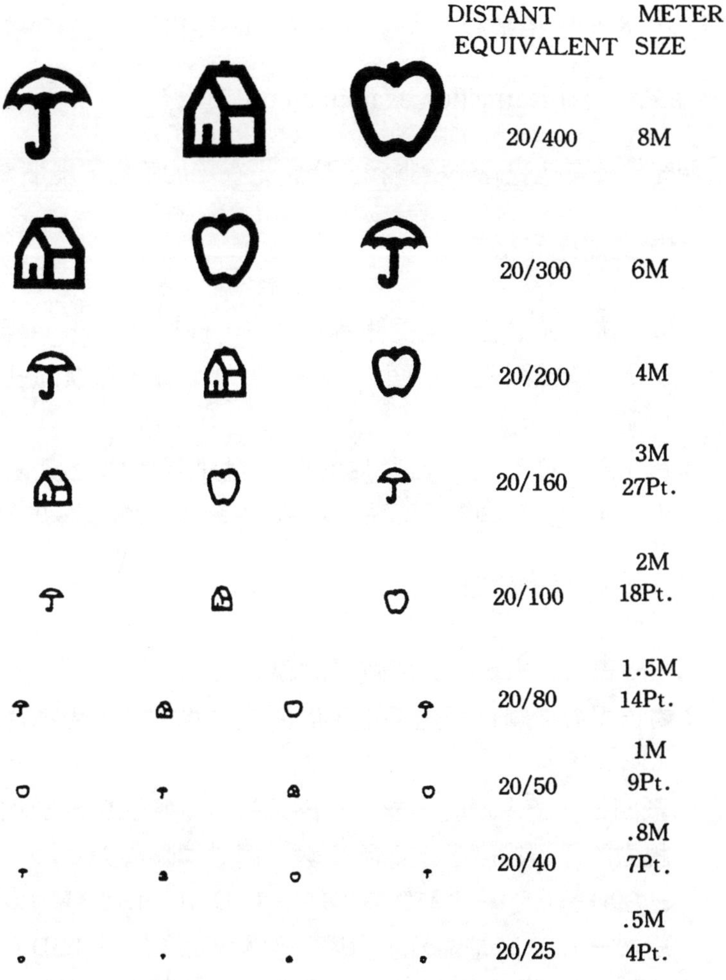

			DISTANT EQUIVALENT	METER SIZE
			20/400	8M
			20/300	6M
			20/200	4M
			20/160	3M 27Pt.
			20/100	2M 18Pt.
			20/80	1.5M 14Pt.
			20/50	1M 9Pt.
			20/40	.8M 7Pt.
			20/25	.5M 4Pt.

圖 2-6-3　圖案近距視力表（Near vision test）

學齡前兒童適用（Symbol for children）

資料來源：The Lighthouse Low Vision Services，1990．

對於不識字的學齡前兒童可採用「圖案近距視力表」,如圖 2-6-3。此表測定距離爲 40 厘米（16in.）。7 Point（7 pt.）相當於「報紙字體」,9 Point 相當於「雜誌字體」,14 Point 相當於「一般書籍字體」或「4-7 年級教科書字體」,18 Point 相當於「大字體」或「1-3 年級教科書字體」。

貳、屈光檢查（Refraction examination）

屈光檢查有他覺屈光檢查和自覺屈光查（加藤格・奧畑ミッエ,1998）；

一、他覺屈光檢查

1. 檢影法：在暗室,讓受測者看遠方,檢查者自 50cm 處以檢影器（視網膜鏡）或檢眼鏡（平面鏡）將光對準瞳孔,觀察瞳孔區影的動向（圖 2-7）。
2. 屈光計：亦有電腦自動屈光計。對兒童作屈光檢查時,可點阿托平（atropine）等調節麻痺藥,鬆弛調節,以獲較正確的結果（圖 2-8）。

二、自覺屈光檢查

1. 裸視視力：未戴眼鏡所測定的視力。
2. 矯正視力：矯正屈光不正後而測定的視力。可用插片法矯正視力檢查（圖 2-9）。
(1) 戴凹鏡檢查,若視力變好,即爲近視。將凹鏡度數加大,把得到最佳視力的最小鏡度數定爲其度數。例如裸眼視力 0.3,－0.5D 時是 0.3,－1.0D 是 0.5,－1.25D 是 0.8,－1.5D 和－1.75D 是 1.0,－2.0D 是 1.2。對於－1.5D 時是 1.0 的近視記錄爲 0.3（1.2×－1.5D）。
(2) 戴凸鏡檢查,若視力變好,即爲遠視。將凸鏡度數加大,把得到最佳視力的鏡片度數定爲其度數。例如裸視視力 0.7,用＋0.5D 是 1.0,用＋0.75D 和＋1.0D 是 1.2,而用＋1.25D 是 1.0,記錄爲＋1.0D 遠視,0.7（1.2×1.0D）。

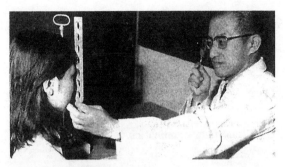

圖2-7　檢影法

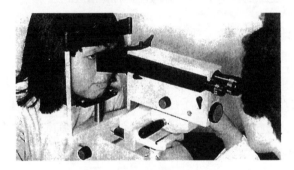

圖2-8　屈光計

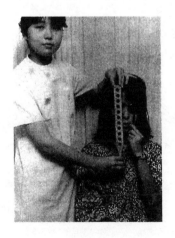

圖2-9　以插片法矯正視力

Source: Reprinted, by permission of the publisher, from Medical Publishers, Tokyo, Japan, 加藤格，奧
　　畑ミッエ編『眼疾患患者の看護』第2版，1998。

＊經日本醫學書院同意。

(3)戴圓柱鏡檢查，若視力變好，即爲散光。將圓柱鏡的度數加大，把得到最好視力的圓柱鏡度數定爲散光的度數。例如裸視視力0.2，將-2.0D的凹球面鏡和-1.0D的凹圓柱鏡放到180°軸，若能矯正到1.2，即爲近視性散光，記錄爲0.2（1.2×-2.0◯cyl.-1.0D 180°）。

參、視野檢查（Visual field examination）

一、正常的視野（Normal full visual field）

視野是指眼球不移動時所能看到的範圍，及看到範圍內的敏感度。

正常周邊視野的範圍如圖2-10所示（左眼）：鼻側（Nasal side）約60度，顳側（Temporal side）約90度，上側（Superior）約50度，下側（Inferior）約70度。正常中心視野（如圖2-11）在中心注視點顳側有Mariotte盲點，爲眼底視神經乳頭的投射部位，無視細胞，未能成像。Mariotte是法國的物理學家。圖2-12爲最小正常視野（最小法律視野）。

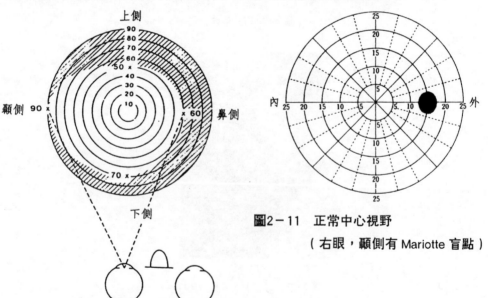

圖2-11　正常中心視野
（右眼，顳側有Mariotte盲點）

圖2-10　正常周邊視野（左眼）

資料來源：Jose, 1983, p.98.

　　Mariotte 盲點（Blind spot）繪於視野圖顳側，以下是找出自己生理盲點的簡易方法：請舉起本頁置於眼前10英吋的距離，若要找出右眼盲點，請蓋住左眼，固視「×」符號，將本頁緩慢向前或向後移動，即可發現「○」符號消失；同樣，要找出左眼盲點，請蓋住右眼，固視「○」符號，稍加移動即可發現「×」符號消失（Jose, 1983, p.99）。

×   **○**

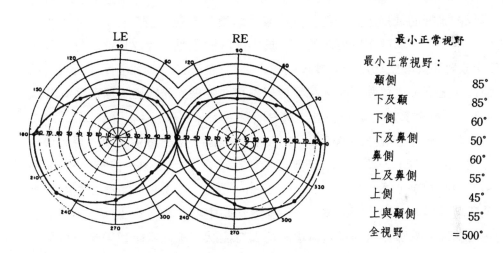

最小正常視野	
最小正常視野：	
顳側	85°
下及顳	85°
下側	60°
下及鼻側	50°
鼻側	60°
上及鼻側	55°
上側	45°
上與顳側	55°
全視野	＝500°

圖2－12　最小正常視野（最小法律視野）

資料來源：侯平康等，1984，560頁。

二、視野檢查（Visual field screening）

　　視野檢查包括中心視野檢查和周邊視野檢查，有助於青光眼、視神經炎、黃斑病變、詐病、歇斯底里、腦瘤等疾病之診斷。粗略的檢查可由「對診法」測得（如偏盲），精確的檢查須靠「視野計」。視野計檢查法分為平面視野計檢查法、弧形視野計檢查法和靜態視野計檢查法。新型視野計配合電腦程式，可自動調整視標和自動記錄。中心視野檢查較周邊視野檢查更具診斷及臨床上的重要性。

　　早期醫學對視野的描述是「黑暗大海中的視力島嶼」，可繪成三度空間的立體山丘圖，山丘上高度越高的地方對光線敏感度越高。而視野計是用來評估視野的儀器，它是在背景照明下，測量網膜上不同位置對於不同強度光線刺激的敏感度。視野計的主要功能是發現異常的視野，作為追蹤及治療的指標（謝瑞玟，2004）。

1.平面視野計檢查法（中心視野檢查）

　　(1)正切屏（Tangent screen）：正切屏是中心視野計，主要在檢視固視點30度以內視野的缺損，此乃網膜最易發生病變的部位（圖2-13-2）。正切屏係二米平方之黑絨布所製成的屏，屏中央為注視點，標以白亮視標，每隔5度作放射狀圓圈至30度或40度，視標大小約1至5mm。受測者距正切屏一至二公尺前坐下，注視固視點，視標自周邊移向中央。先標出生理盲點（Blind spot），再檢查其中心視野，查出異常暗點（Scotomas）等視野缺損。

　　(2)Amsler 格子（The Amsler Gride）：Amsler 格子可檢視中心視野缺損（近點10度左右），並可判斷有無視物變形或變小。Amsler 格子含有400個方格（20×20），每一方格約5mm×5mm（圖2-13）。受測者在良好的照明及閱讀距離，兩眼分別測試。令受測者注視中心黑點，指出消失的格子或彎曲的線條。線條變彎曲是黃斑水腫的獨特症狀，線條中斷或變暗亦可診斷出黃斑部病變。

2.弧形視野計檢查法（周邊視野檢查）

　　弧形視野計主要是檢查周邊視野，用一半圓弧形金屬板，板的背面刻有度數，從中央0°到板的兩端各90°，半徑為33cm。注視點位於弧的轉動軸心上，即弧的0°處。距板中央33cm 的對側處設有下頜托架。此方法較陳舊。

3.靜態視野計檢查法

　　利用不移動的光點做視標，分散且突然地出現在背景的不同部位，要受

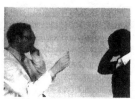

圖2-13-1　對診法

（正切屏）

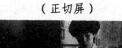
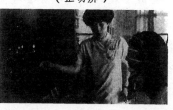
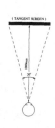

（Amsler 格子）

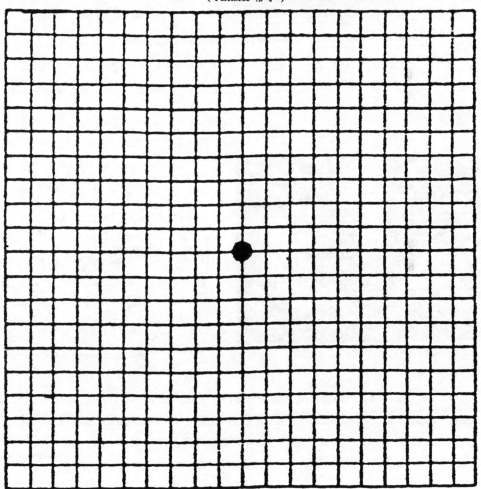

圖2-13-2　平面視野計檢查法（中心視野檢查）

資料來源：Jose, 1983, p.99, p.152.

測者指認有或沒有，藉以測定視野的缺損，故稱靜態視野檢查法。

　　臨床上使用的視野計主要有手動式和自動式兩大類：

　　⑴手動視野計：以Goldmann古德曼視野計，為較典型的代表（圖2-14）。檢查者以不同強度及大小的光點測試受檢者。檢查易有誤差產生，已為電腦自動視野計所取代。

　　⑵自動靜態式視野計：是目前應用最廣的視野計（圖2-15-1），用計算機（電腦）來控制視野計，使視野檢查自動化。檢查方法，在碗狀視野計中的不同位置，給予受檢者不同強度的刺激，來測試各個位置的視網膜敏感度。

　　另有「短波自動視野計」，簡稱 SWAP，只測量錐細胞和神經元對短波光線（藍光）的敏感度，可在青光眼的早期即測出短波錐細胞敏感度的改變（謝瑞玟，2004）。

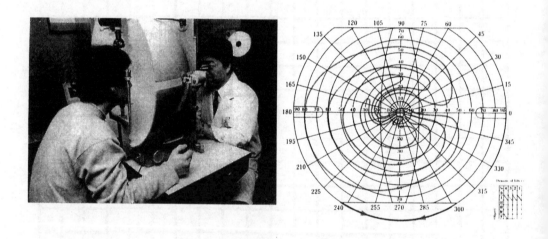

圖2-14　Goldmann 古德曼視野計（手動視野計）

Source：Reprinted, by permission of the publisher, from Medical Publishers, Tokyo, Japan,
　　　　加藤格・奧畑ミツエ編『眼疾患患者の看護』第2版，1998。

＊經日本醫學書院同意。

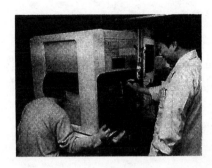
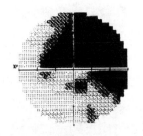

Förster 自動視野計
（和圖2－14同一人視野時，檢查結果相同）

圖2－15－1　自動靜態式視野計（電腦自動視野計）

Source：Reprinted, by permission of the publisher, from Medical Publishers, Tokyo, Japan,
加藤格・奧畑ミツエ編『眼疾患患者の看護』第2版，1998。

＊經日本醫學書院同意。

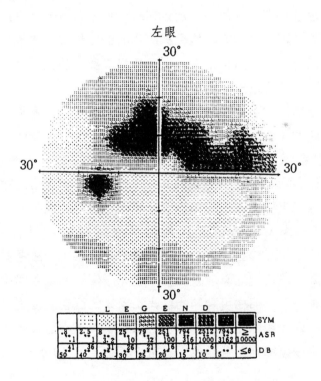

圖2－15－2　自動定量視野計灰度圖（青光眼弧形暗點）

資料來源：李鳳鳴等，1996，777頁。

電腦自動視野計會自動記錄光點亮度的敏感度；若光點亮度增至最大，而受測者仍看不見或未按鈕回應，則計算機將此點敏感度記作"0"。兩次光點出現相隔約 1～3 秒。檢查完畢，視野結果可立即打印出來。一般結果包括數字圖、灰度圖和曲線圖。某檢查點所需的亮度越強，則視敏感度越低，在數字圖上其對應的數字越小，在灰度圖上對應的灰度越暗，故除顯示視野缺損的部位和範圍外，尚可顯示視野缺損的程度。

肆、色覺檢查（Color vision testing）

色覺是視網膜錐細胞對各種顏色的功能。在明亮處，視網膜黃斑部中心凹的色覺敏銳度最高；離黃斑部越遠，錐細胞越少，色覺的敏感度越低。因錐細胞的感光色素異常或不全而造成的色覺異常（色覺障礙），即為色盲，常見為紅、綠色盲和紅、綠色弱，藍色盲較少見（愈自萍等，1998）。色覺檢查可用來評估錐細胞變性或其他視網膜中心凹之障礙。先天性色覺障礙是性染色體隱性遺傳病，視力正常；後天性色覺障礙可能因視神經、黃斑部等疾病而引起，除色覺異常外，還有視力障礙。

色覺檢查通常採用「色盲檢查圖」、「色盤」或「色盲檢查鏡」，以測試分辨顏色的能力（圖2-16）。色盲檢查圖即「假同色表法」，利用各種色覺異常者容易混淆的色斑，構成各種文字或圖形，若有色盲（Color blindness）或色彩感受缺陷（Color deficient），將無法辨認此數字。色盤是一系列有色的圖或方塊，以不同順序置於盤內。檢查時讓受測者按照顏色相似的順序排列出來，可鑑定正常或色覺異常程度。另有色盲檢查鏡（Anomaloscope）可鑑別出正常、色弱或色盲，例如 Nagel 色覺鏡是根據紅光與綠光適當混合成黃光的原理設計的一種光譜儀器。從目鏡中所見圓形視野，其下部為黃光，上部為可調節的紅光和綠光的混合。檢查方法即是要受測者調節上半部紅光和綠光的比率，使之混合成與下半部黃光的顏色和亮度完全相同，然後按標準判斷各類色覺異常（李美玉等，1995）。

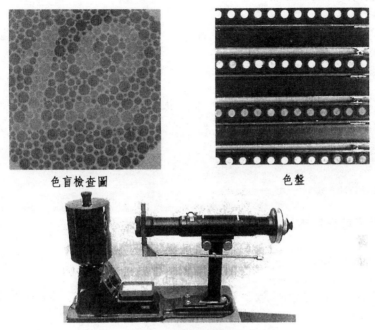

色盲檢查圖　　　　　　　色盤

色盲檢查鏡

圖2-16　色覺檢查

Source：Reprinted，by permission of the publisher，from Medical Publishers，Tokyo，Japan，

　　　加藤格・奥畑ミツエ編『眼疾患患者の看護』第2版，1998。

＊經日本醫學書院同意。

伍、光覺檢查（Light sense；Light perception testing）

一、光覺測驗

　　光覺是視網膜對光的感覺能力。視網膜的感光細胞含有不同的光化學物質，桿細胞含有視紫紅（感弱光與無色視覺），錐細胞含有視紫藍（感強光及色視覺）。光覺測驗主要是測量暗適應與明適應的能力：

　　1.暗適應（Dark adaption）

　　是視網膜適應暗處的情況，和桿細胞的視紫有密切的關係，適應時間約需半小時至一小時。暗光視力（Scotopic vision）是指在暗適應狀態下眼的敏

感度。

2.明適應（Light adaption）

是視網膜對明亮光的適應，適應過程較短，約在一分鐘內完成。明適應是錐細胞的作用，此時視紫被染白，瞳孔縮小。明光視力（Photopic vision）是指在光適應狀態下眼的敏感度。

二、光覺障礙

光覺障礙可分為：

1.暗適應障礙

光覺減弱或暗適應遲緩，夜盲症（Night blindness；Hemeralopia）即是。

2.畫盲（Day blindness；Nyctalopia）

在暗處視力良好，但在明亮處視力反而不好。

三、光覺檢查法

光覺檢查法包括對比檢查、夜光表檢查（以檢查者作對照判斷）及暗適應計，如 Forster 光覺計、Nagel 暗適應計（圖2－17－1）及較精確之 Gold-mann－Weeker 半球形暗適應計（圖2－17－2）。一般暗適應檢查，是讓受測者在暗室中看明亮物，達明適應後，關燈成黑暗狀態。將1小時內所測定的感光值記錄點連成曲線，即為暗適應曲線。以暗適應計檢查的方法是開亮儀器燈光，要受測者注視儀器中乳白色玻璃板5分鐘，達到明適應，然後關燈，將乳白色板換成黑白線條相間的玻璃板，逐漸增強板上的光亮度，直到受測者看見黑白線條，開始在暗適應表上記錄，重複一小時後將各點連成曲線。若有光覺障礙，則會有不正確的暗適應曲線（李美玉，1995）。

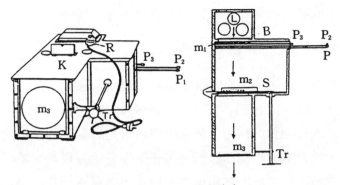

L：電燈，B：藍玻璃，m_1, m_2, m_3：乳白玻璃，

P_1, P_2, P_3：減光板的柄，S：Aubert 光圈的刻度，

Tr：開閉 Aubert 光圈的手把，R：開關，K：閱讀 S 的刻度（用紅色光照明）的窗蓋。

圖2-17-1　Nagel 暗適應計

資料來源：劉佩芬譯，1993，59頁。

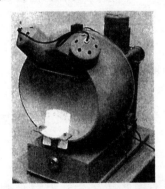

圖2-17-2　半球形暗適應計

Source：Reprinted, by permission of the publisher, from Medical Publishers, Tokyo, Japan,

加藤格·奧畑ミツエ編『眼疾患患者の看護』第2版，1998。

＊經日本醫學書院同意。

陸、立體視覺檢查

　　立體視覺即體視，是視覺器官對周圍物體三維空間的視知覺；即對物體的遠近、深淺、凹凸、高低的分辨能力。此乃大腦視覺中樞對雙眼物像綜

合、分析、融合成具有三維空間的物體（李美玉等，1995）。

一、同視機和大型弱視鏡檢查法

立體視覺檢查採同視機（Synoptophore）和大型弱視鏡（Amblyoscope）檢查法，如圖2－18。這類儀器是利用光學系統使兩眼分別觀看成對的圖片，通過三稜鏡或反光鏡的作用，使兩眼的注視處於看遠的平行狀態。又通過凸透鏡作用，使眼處於不調節狀態。檢查結果表示看遠的立體視覺。本儀器是診斷、治療斜視和弱視的常用儀器。檢查包括同時知覺、融合和立體視三方面：

1.同時知覺（一級立體視）；Simultaneous perception：使用同時知覺圖片檢查同時知覺、重合點、交替現象、單眼抑制及斜視角。例如正常者的大腦皮層能將一眼看到的獅子圖片與另一眼看到的籠子圖片融合成爲獅子在籠子的一幅完整圖像。不正常者，兩張圖像不能融合或一個圖像被抑制，看不見（圖2－18－1）。

2.融合（二級立體視）；Fusion：使用融合圖片測定融合功能和融合範圍。例如正常者的大腦皮層能將一眼看到不完整的兔子（缺尾巴，手上捧著一束花），與另一眼看到不完整的兔子（有尾巴，手上沒捧花），融合成爲一隻完整的兔子，同時兔子手上捧著一束花，有一定的融合範圍（圖2－18－2）。

3.立體視（三級立體視）；Stereoscopic vision：使用立體圖片測定有無立體視，及立體視的範圍。立體圖片是由兩張完全相同，但有一定視差角的圖像構成（圖2－18－3）。正常者的大腦皮層能將這兩張圖像融合成一張完整的立體圖像，並有一定的立體範圍。

二、電腦化隨機亂點圖立體感檢查

電腦化隨機亂點圖立體感檢查（Computerized Random－Dot Stereopsis Examination），目的是將立體感檢查電腦化並自動化。方法是使用加強花紋化之隨機亂點立體圖使之自動的顯示於個人電腦並進行自動測試。南雅眼科診所（林純益，2000），以亂點立體圖測試120名包含已知是弱視的23名學

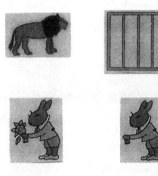

圖2－18－1　同時知覺

圖2－18－2　融合

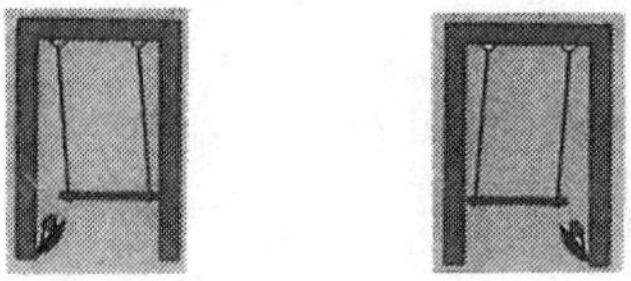

圖2－18－3　立體視

Maddox test→麥多克士氏測驗（測隱斜視）

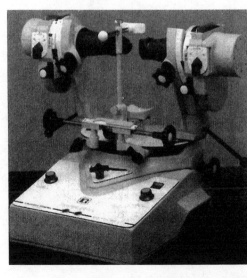

1.診斷及矯正斜視、弱視
2.視軸矯正（正視、直視）
　（Orthoptics）
3.雙眼視覺
　（Binocular vision）

圖2－18　同視機（大型弱視鏡）（Synoptophore）
資料來源：Clement Clarke International Ltd., 2000.

童，及未知是否弱視的97名學童，結果已知弱視者皆無法通過測試，而未知是否弱視的學童中亦有5名未能通過測試。因電腦已越普及，故隨機亂點圖立體圖用於電腦自動化檢查有其價值性及可行性。亂點立體圖亦為1999年台灣省21縣市學前幼兒視力篩檢初檢之篩檢工具之一。

柒、調節力的測量

眼球看近時由水晶體增加屈光能力的現象稱為調節力，常用 Duane 視標法、Scheiner 法、動態檢影法等方法來找近點，再計算被檢眼的調節力。

檢查方法是在亮室內，用近點計（如圖2−19）測定能看清視標的近點距離。調節力＝100/近點距離（cm）。若是正視眼，近點距離為20cm，調節力即100/20＝5D。若是近視眼，則用5D減其屈光度。若是遠視，即用5D加其屈光度。例如−2D 的近視者，其調節力為5−2＝3D；＋2D 的遠視者，其調節力為5＋2＝7D；D 為屈光度（Diopler）的縮寫，是鏡的度數單位，1D 即焦距1m 的透鏡。

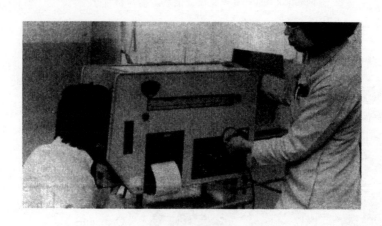

圖2−19　近點計

Source：Reprinted, by permission of the publisher, from Medical Publishers, Tokyo, Japan,
加藤格・奧畑ミツエ編『眼疾患患者の看護』第2版，1998。
＊經日本醫學書院同意。

捌、眼位檢查（斜視的檢查）

一、遮蓋法

令受測者注視前方33厘米處目標，檢查者以擋眼板遮蓋試驗外顯斜後，進一步交替遮蓋患者雙眼，觀察雙眼在去除遮蓋的瞬間的運動情形。若雙眼完全不動爲正位視，由外向內轉動爲外隱斜，反之爲內隱斜（如表2－1）。

表2－1　遮揭試驗

```
                        遮蓋右眼，觀察左眼
                  ┌──────────────┴──────────────┐
              左眼移位                      左眼無移位
                  │                    ┌────────┴────────┐
                  │                遮蓋左眼，觀察右眼
                  │              ┌────────┴────────┐
                  │          右眼移位          右眼無移位
                  │              │                  │
                斜視            斜視              無斜視
                  │              │                  │
          右眼去除遮蓋，   左眼除去遮蓋，   交替遮蓋右眼，
          觀察雙眼        觀察雙眼        再蓋左眼，
                  │              │        觀察無遮蓋眼
          ┌───────┴──┐   ┌──────┴──────┐   ┌──────┴──────┐
      雙眼皆      無移位   雙眼皆     無移位   移位        無移位
      移位                移位
        │          │       │         │      │            │
      左眼單眼   交替性   右眼單眼   交替性   隱斜視      正視
      斜視       斜視     斜視       斜視
```

資料來源：林和鳴，1988，375頁。

二、正切尺及 Maddox 桿檢查法

正切尺（正切定標器）是中央附有小燈的十字型木尺，上面刻有供5米檢查時用的大數字刻度（隱斜檢查），及供1米檢查時用的小數字刻度（斜視檢查），如圖2－20－1。

Maddox 是英國眼科醫師，Maddox 桿檢查法是讓受測者在5米遠處看正切尺的小燈（隱斜檢查），在一眼加上 Maddox 桿（如圖2－20－2），檢查其所能看到紅線的位置，若小燈和線一致，即爲正位眼，若偏斜即爲隱斜。

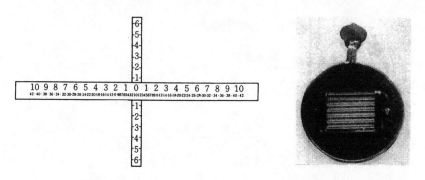

圖2－20－1　正切尺　　　　圖2－20－2　Maddox 桿

圖2－20　眼位檢查（斜視的檢查）

Source：Reprinted，by permission of the publisher，from Medical Publishers，Tokyo，Japan，
加藤格・奧畑ミツエ編『眼疾患患者の看護』第2版，1998。

＊經日本醫學書院同意。

三、角膜反射法及斜視角檢查

1.角膜反射法

令受測者注視前方33厘米處的點狀光源，檢查者與受測者對面而坐，觀察光點映在角膜的部位。若光點落在兩眼角膜中心表示無顯斜；若光點落在瞳孔中心的鼻側爲外斜，落在瞳孔中心的顳側、下方及上方的位置，則可判斷爲內斜、上斜及下斜，同時可粗測斜視的度數。

2.斜視角檢查

以稜鏡（prism）或大型弱視鏡檢查，如圖2－21。斜視的程度（由角度表示），由角膜反射的位置即可知其斜視角。

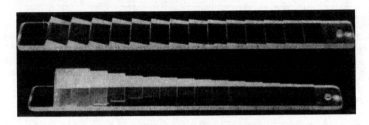

圖2－21　稜鏡（眼位檢查、斜視的檢查）

Source：Reprinted，by permission of the publisher，from Medical Publishers，Tokyo，Japan，
　　　加藤格・奧畑ミツ工編『眼疾患患者の看護』第2版，1998。
＊經日本醫學書院同意。

玖、眼球運動（複視、集合力）的檢查

一、複視的檢查

1.Hess 屏檢查

若眼肌麻痺，眼球即會因運動障礙而發生偏位，而可自覺複視。眼球偏位嚴重時，由外觀可看出，偏位輕微時則要透過遮蓋試驗、大型弱視鏡、Hess紅綠線試驗（Hess 屏檢查法）（如圖2－22），進行定量檢查方可確定。Hess 是瑞士的生理學家。

2.紅玻璃檢查法

中國大陸的複視檢查採「紅玻璃檢查法」：在暗室中，置一紅色玻璃於眼前，頭部固定不動，令受測者注視前方1米遠的燭光，分別於六個主要注視方位檢查，觀察紅、白兩個燭光的位置關係，是否有左右或上下分離，分離開多大，有無傾斜等，由此來分析何眼或何條肌麻痺（陳彼得、羅興中

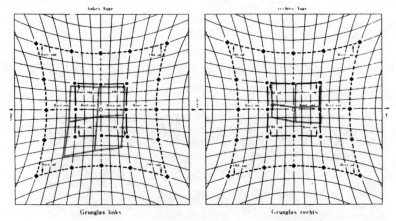

圖2－22　Hess 紅綠線試驗（Hess 屏檢查法）

Source：Reprinted, by permission of the publisher, from Medical Publishers, Tokyo, Japan, 加藤格·奧畑ミツ工編『眼疾患患者の看護』第2版，1998。

＊經日本醫學書院同意。

等，1997，29－31頁）。

二、集合力的檢查

集合又稱輻輳、內聚，為雙眼看近物時，為保持雙眼單視而進行的兩眼軸向內轉反射。較簡單的方法，檢查者以食指或聚光燈為視標，置於受測者眼前30厘米之外的遠處，再將視標徐徐移近病人鼻根部，觀察兩眼，至其中一眼突然移位，此時試標與受測者眼的距離即為集合近點，正常人集合近點可到7厘米。表2－2為最大調節力、近點距離和老視度。

表2－2　最大調節力、近點距離和老視度

年齡（歲）	10	15	20	25	30	35	40	45	50	55	60	65	70	75
調節力（D）	14	12	10	8.5	7	5.5	4.5	3.5	2.5	1.5	1.0	0.75	0.25	0
近點距離(cm)	7.1	8.3	10	11.8	14.3	18.2	28.5	32.2	40	66.7	100	133	400	∞
老視度（D）	－	－	－	－	－	－	0.75	1.5	2	2.5	3	3.25	3.5	3.5

資料來源：李志輝等，1995，403頁。

拾、雙眼視功能檢查

以大型弱視鏡和立體試驗（如圖2－23），可測知雙眼視功能，同圖2－18。

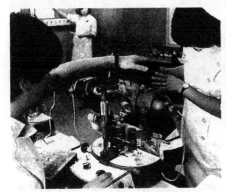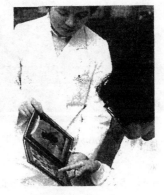

大型弱視鏡　　　　　　立體試驗

圖2－23　雙眼視功能檢查

Source：Reprinted, by permission of the publisher, from Medical Publishers, Tokyo, Japan,
　　加藤格・奧畑ミツ工編『眼疾患患者の看護』第2版，1998。

＊經日本醫學書院同意。

第三節　眼之理學檢查 (Physical examination of the eyes)

壹、他覺性檢查

醫師通常經由視診和觸診等他覺性檢查，對患者作外眼部檢查、前眼部檢查及眼底檢查，再連同功能性檢查結果（視力、視野、色覺等），作綜合研判，必要時須進一步作特殊檢查。

為檢查外眼部，醫師需以開眼法和翻轉法將瞼裂打開或將眼瞼翻轉。若患者外傷嚴重時，可使用 Desmarre 開瞼拉鉤將眼瞼上下拉開，如圖2－24。Desmarre 是法國眼科醫師。

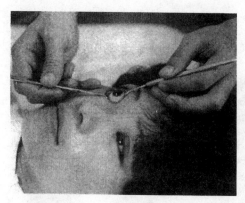
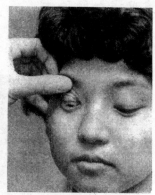

使用 Desmarre 開瞼拉鉤開眼　　　　　　上瞼翻轉法

圖2-24　開瞼法

Source：Reprinted, by permission of the publisher, from Medical Publishers, Tokyo, Japan,

加藤格・奧畑ミツ工編『眼疾患患者の看護』第2版，1998。

＊經日本醫學書院同意。

　　劉佩芬譯（1993）將他覺性檢查分為外眼部檢查、前眼部檢查、及眼底檢查如下：

㈠外眼部檢查

　1.眼瞼：姿勢與位置（眼瞼下垂、兔眼等），瘢痕、黏連、缺損、充血、腫脹、潰瘍，眼瞼緣的淚點與睫毛狀態。

　2.結膜：有無充血、腫脹、異物、濾泡、分泌物、瘢痕、潰瘍、黏連。包括球結膜與瞼結膜。

　3.淚器：淚腺部、淚囊部（觸診研判有無腫脹），淚點是否流出濃汁（慢性淚囊炎）。淚點的形狀、外置、開口狀態、淚分泌量。

　4.外眼肌：眼球的位置（斜位、斜視，以遮蔽法檢查），眼球的運動狀態。

5.眼窩：眼窩的狀態與眼球突出度。可使用突眼計（Exophthalmometer）量法測定法、X光攝影、眼瞼上聽診等。

6.鞏膜：注意色調、形狀，有無充血、壓痛。

7.角膜：形狀、直徑、透明度、彎曲度、表面光澤，若有病變須注意其色調、範圍、深度、形狀、內層沈著物。

㈡前眼部檢查

1.前房：深度、房水是否混濁、有無異物。

2.前房隅角：使用隅角鏡或細隙燈顯微鏡檢查前房的閉鎖、狹窄或開放。

3.瞳孔：大小、形狀、對光反射（注意左右眼的差異）。

4.虹膜：色調、表面構造，有無缺損、有無虹膜振盪，有無虹膜後黏連（與晶狀體黏連）、虹膜前黏連（與角膜黏連）。

5.水晶體：檢查色調、透明性、形狀、位置、有無振盪。使用斜照法、徹照法、細隙燈顯微鏡檢查。

㈢眼底檢查

1.眼底：(1)視盤的顏色、形狀、境界、陷凹、血管等；(2)黃斑部的顏色、有無混濁、有無腫脹、中心窩反射的狀態；(3)周邊部；血管的口徑、反射線、有無交叉現象、網膜的顏色。眼底檢查是用倒像法（間接眼底鏡）及正像法（直接眼底鏡），或細隙燈顯微鏡附加透鏡。

2.視徑路、視覺中樞：依視野檢查的結果了解有無間接性的病變。

資料來源：劉佩芬譯，小眼科學，1993，17-19頁。

貳、特殊檢查

一、裂隙燈顯微鏡檢查法（Biomicroscopy or Slit lamp）

　　來自光源的光通過裂隙變成細光照射眼部，再以雙目顯微鏡放大進行立體診視（如圖2-25），此儀器包括：

　　1.燈源部分，可發出如「光線刀」般的細隙光源，對眼組織作如「活體切片」似的截面檢查。

　　2.雙目顯微鏡，可將檢查部位放大10至20倍。

　　此儀器常用來檢查前眼部，包括眼瞼、結膜、鞏膜、角膜、前房、虹膜、水晶體和玻璃體前部。若配上其他附件則可檢查前房角、玻璃體和眼底、視神經，並可測量角膜厚度、前房深度以及眼壓等。亦可以螢光試紙作角膜染色檢查，查出角膜上皮的缺損。

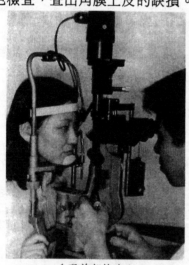 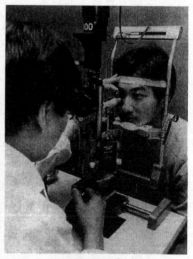

（眼前部檢查）　　　　　　　（眼底檢查）

圖2-25-1　裂隙燈顯微鏡

Source：Reprinted, by permission of the publisher, from Medical Publishers, Tokyo, Japan, 加藤格・奧畑ミツ工編『眼疾患患者の看護』第2版，1998。

＊經日本醫學書院同意。

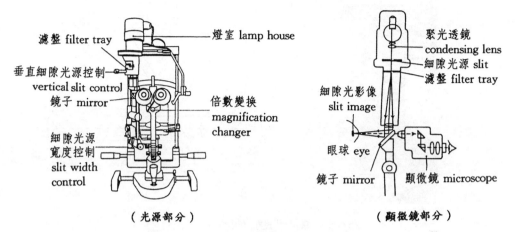

（光源部分）　　　　　　　　（顯微鏡部分）

圖2−25−2　裂隙燈顯微鏡檢查法圖解

資料來源：Slide Atlas of Ophthalmology，Fig. 1.24.

＊經徵詢英國 Gower Medical Publishing Limited 同意。

二、眼底檢查；眼底鏡法（Ophthalmoscopy）

　　檢查眼底除採用裂隙燈顯微鏡附加特殊接觸鏡片外，亦可使用眼底鏡法（圖2−26），包括直接眼底鏡（Direct ophthalmoscopy）和間接眼底鏡（Indirect ophthalmoscopy），其功能及技術之比較如表2−3。檢查眼底時應在暗房中檢查，並以散瞳劑將瞳孔散大，以獲較大的檢視區域。直接眼底鏡最廣泛用來檢查視神經盤（觀察大小、凹陷及蒼白變化），但只能單眼檢查，立體感較差，仍需其他輔助檢查。

表2−3　直接眼底鏡與間接眼底鏡之比較

功能/技術	直接眼底鏡	間接眼底鏡
放大倍數	15倍	5倍
檢視範圍	1/2眼底	全部眼底
映像	直立（正像）	倒立實像（倒像）
最大解像力	70μ	200μ
使用透鏡	＋10D	＋14D 至 ＋30D
患者姿勢	坐姿	臥（坐）姿
檢查方法	檢查者以右手持鏡檢查患者右眼，在20公分處將檢眼鏡的光投射入患者眼內，而得一紅色視網膜反射。	利用雙目眼底鏡將光投射入患者眼內，再利用透鏡觀察反射出來的光線所形成的影響。

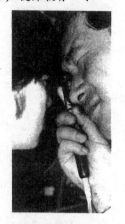

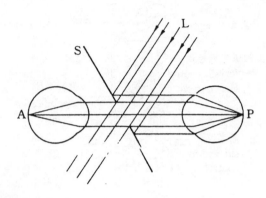

圖2－26－1　直接眼底鏡（正像）

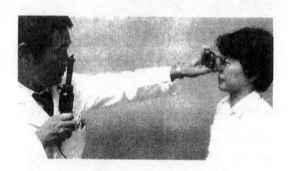

圖2－26－2　間接眼底鏡（倒像眼底檢查）

鏡子 mirror

倒立實像
inverted real
image of eye

燈室
lamp house

＋20D 聚光透鏡
＋20D condensing
lens

病人眼睛
patient's
eye

間接眼底鏡（倒像）

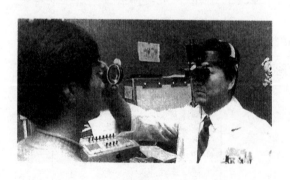

圖2－26－3　立體雙眼倒像眼底檢查

圖2－26　眼底檢查（眼底鏡法）

資料來源：Slide Atlas of Opthalmology，Fig.1.39.

＊經徵詢英國 Gower Medical Publishing Limited 同意。

三、隅角鏡檢查（Gonioscopy）

前房隅角是虹膜與角膜形成的夾角，此角度若小於二十度爲隅角閉鎖，若大於四十度則稱爲隅角開放（呂大文，2004）。隅角鏡檢查係將隅角鏡（角膜接觸鏡）放置在角膜上，可判定前房隅角是開放或閉鎖，及其他異常狀況，以作爲治療之依據。任何疑有青光眼者均需作此檢查。以 Goldmann 三稜鏡（3-mirror contact lens）或＋90D 鏡配合裂隙燈或間接檢眼鏡照明並放大，可檢查玻璃體和眼底（視網膜），如圖2－27。Goldmann係瑞士眼科醫師，研發許多眼科儀器。

四、角膜弧度檢查法（Examination of the corneal curvature）

角膜弧度儀或角膜計（keratometer），如圖2－28－1，可測量角膜的弧度，即角膜曲率半徑，可知角膜的彎曲度及散光，以供配製隱形眼鏡弧度之參考，並可診斷角膜疾病，如圓錐角膜（keratoconus）。此外，亦有助於人工晶體的度數測量。圖2－28－2是新型電腦眼前部分析系統，不但可測出角膜前屈度，更可測出後角膜之高低地形圖、角膜厚度、眼前房深度，可檢測角膜移植或角膜受傷或雷射近視手術患者，給予較精確的診斷治療，健保有給付。另有 Placido 圓盤（圖2－28－3）、散光表（圖2－28－4）及透鏡度數儀（圖2－28－5）等。

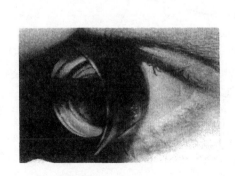 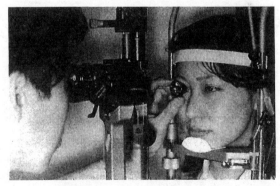

圖2－27－1　隅角鏡檢查

Source：Reprinted，by permission of the publisher，from Medical Publishers，Tokyo，Japan，
　　　加藤格・奥畑ミツ工編『眼疾患患者の看護』第2版，1998。

＊經日本醫學書院同意。

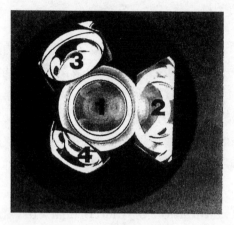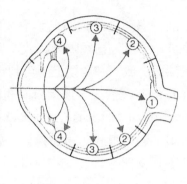

圖2－27－2　Goldmann 三稜鏡

圖2－27　前房角鏡法

資料來源：Slide Atlas of Ophthalmology, Fig. 1.35, 1.42.

＊經徵詢英國 Gower Medical Publishing Limited 同意。

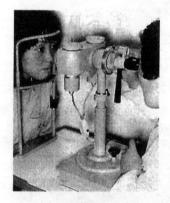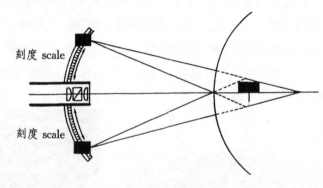

刻度 scale

刻度 scale

（角膜弧度儀）　　　　　　　　（ Schiotz 型角膜計 ）

圖2－28－1　角膜弧度儀或角膜計（屈光計）

Source：Reprinted, by permission of the publisher, from Medical Publishers, Tokyo, Japan,

加藤格・奧畑ミツエ編『眼疾患患者の看護』第2版，1998。

＊經日本醫學書院同意。

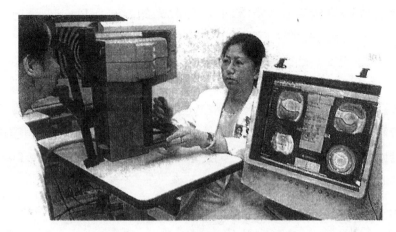

圖2－28－2　電腦眼前部分析系統

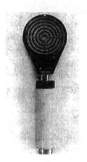

角膜彎曲度正常　　　角膜有規則散光　　　角膜有不規則散光

圖2－28－3　Placido 角膜盤

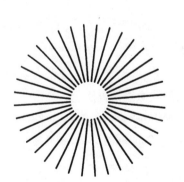
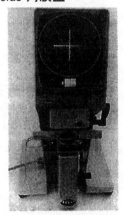

圖2－28－4　散光表　　　圖2－28－5　透鏡度數儀

圖2－28　角膜弧度檢查法

資料來源：李美玉等，1995，275頁。

　　Placido 圓盤檢查法：用於不規則散光的檢查。Placido 圓是一個帶柄的，直徑20厘米的圓板，板面繪有黑白相間的同心粗環，中央有一圓孔，孔內有一個6屈光度的凸透鏡。檢查時，受測者背光而坐，檢查者距受測者約0.5米，一手分開受測者的瞼裂，另一手持圓盤放在自己的一隻眼前，透過盤中央孔，觀察受測者角膜上的黑白同心環的影像。若同心環影像清晰而規則，表示角膜弧度正常，表面光滑；若同心環呈橢圓形，表示角膜有規則散光；若同心環扭曲、邊緣不清，則為不規則散光，表面不光滑。Placido 是葡萄牙的眼科醫師。

五、反射顯微鏡檢查法（Specular microscope）

　　反射顯微鏡（圖2－29）是利用反射光線並以顯微鏡放大200倍以觀察角膜的內皮細胞，可測知角膜內皮細胞的密度是否正常。通常用在角膜移植、近視手術及眼內手術前後之觀察。

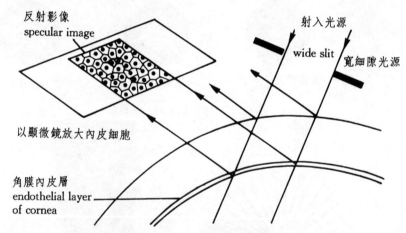

圖2－29　反射顯微鏡檢查法

資料來源：Slide Atlas of Ophthalmology，Fig，1.28.

＊經徵詢英國 Gower Medical Publishing Limited 同意。

六、角膜染色法（Corneal staining）

即螢光素溶液染色法，將消毒玻璃棒的一端蘸1%～2%無菌的螢光素

（Fluorescein）溶液或濾紙滴入或放在結膜囊內，瞬目數次後，滴入數滴生理鹽水沖洗結膜囊。正常角膜不被染色；當角膜上皮有缺損、潰瘍等病變時，病變區會被染成亮綠色。角膜染色常用來診斷角膜異物、角膜外傷、發炎、其他角膜疾病，或青光眼手術後的濾過泡漏。

七、螢光血管攝影術與眼底攝影（Fluorescein angiography）

1. 螢光血管攝影術

利用靜脈注射螢光物質，再作眼底鏡照相，可診斷眼部的血管病變，如圖2-30-1。

將10％的水性螢光劑（Sodium fluorescein）約5ml注射到上臂之靜脈。注射10多秒後，螢光劑即可填充於視網膜血管，一種特製的相機可閃出藍光到眼內，將視網膜的血管及血流情況連續拍攝記錄在底片上。若視網膜的血管有病變，則螢光劑將會滲漏到視網膜，或血管染色延遲，或血管阻塞無法染色，這些變化可由攝影圖片研判出來。螢光劑的注射過程會有噁心、灼熱感或皮膚過敏的現象；螢光劑於隨後的48小時內由尿中排泄。

老年性黃斑部病變的病患若伴有隱藏性脈絡膜新生血管，視網膜色素層剝離時，眼底螢光攝影有無法偵測到的盲點，台中榮總潘世強醫師（2000）建議可利用ICG（IndocyanineGreen Angiography）染劑來檢查，經由靜脈注射入人體，再由眼底照相機來偵測眼部脈絡膜有無病灶，再施予更有效的雷射治療，以挽救病患視力。主要原理是ICG分子的吸收和發射波長均在近紅外線區域，較少被眼睛的色素細胞或血塊所吸收掉，因具此特性，脈絡膜如有病變，則可由眼底照相機得到更精確的訊息，輔助偵測出一般眼底螢光攝影所無法偵測到的盲點，找出更精確的病灶所在。

2. 眼底攝影（Fundus photo picture）

為記錄眼底狀況，可在暗室以眼底照相機或視網膜攝影機（Retinal camera）及彩色或黑白膠片，對眼底進行拍照，如圖2-30-2。

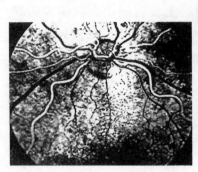
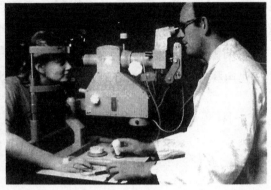

圖2－30－1　螢光血管攝影術

資料來源：Slide Atlas of Ophthalmology，Fig. 13.14，Fig. 13.16.
＊經徵詢英國 Gower Medical Publishing Limited 同意。

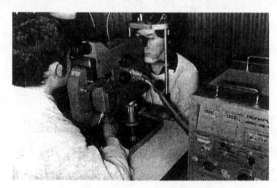

圖2－30－2　眼底攝影

Source：Reprinted，by permission of the publisher，from Medical Publishers，Tokyo，Japan，
　　加藤格・奧畑ミツ工編『眼疾患患者の看護』第2版，1998。
＊經日本醫學書院同意。

八、眼壓計法（Tonometry）

　　眼壓計是用來檢查眼壓，即眼球內壓（Intraocular pressure）。正常的眼壓約為10～20mmHg（毫米汞柱）。眼壓極度上升時，若以食指交替在上眼瞼壓迫眼球（指壓法；觸診法）按診，可感覺眼球較硬。

　　角膜厚度已被證實為影響眼壓的重要因子，所以眼壓測量有疑問時，可

進一步作角膜厚度檢查。若患者角膜較厚，其測量的眼壓會較實際的眼壓爲高（呂大文，2004）。

　　常用的眼壓計有三種：氣動式眼壓計（最簡便，適合初步檢查診斷）、壓平式眼壓計（最準確，須有經驗，點麻藥、螢光素）、壓凹式眼壓計（最不精確，屬古董級），如圖 2-31。

1. 氣動式眼壓計法（Penuma tonometry）

　　讓患者坐在儀器前，此儀器不直接觸眼角膜（非接觸型眼壓計），較衛生，最常用來篩檢青光眼病患。其原理係利用高壓氣體噴到角膜，將角膜壓平，並以其壓平的距離及所需的時間，換算成眼壓的高低，由電腦讀出眼壓，並立即列印。施測時患者可感覺到一股「氣」壓在角膜上。

2. 壓平眼壓計法（Applanation tonometry）

　　讓患者坐在Goldmann古德曼式眼壓計（接觸式眼壓計）前，（附在一台裂隙燈顯微鏡上），將眼壓計接觸眼角膜，藉著壓平特定大小之角膜表層所需之力量，在裂隙燈顯微鏡下測計壓平的表面。壓平角膜表層所需之力量直接關連其眼球內壓。以壓平眼壓計所測得的眼壓值較準確，但操作者需具經驗且儀器較昂貴。缺點是必須接觸患者的眼睛，因此有感染眼疾的機會。

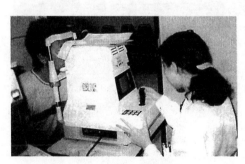

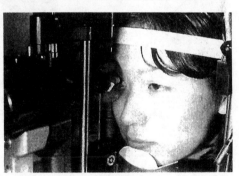

圖 2-31-1　氣動式氣眼壓計　　　　　　圖 2-31-2　古德曼式眼壓計

資料來源：萬明美攝，2000（左圖）。

Source：Reprinted, by permission of the publisher, from Medical Publishers, Tokyo, Japan,
　　　　加藤格・奧畑ミツエ編『眼疾患者の看護』第2版，1998。

＊經日本醫學書院同意。

3.壓凹式眼壓計法（Schiotz tonometry）

是早期的眼壓計，現已淘汰。讓患者平躺，將希氏眼壓計接觸眼角膜，藉著施予一定重量的法碼造成角膜上的凹陷，再以儀器量其凹陷程度，讀取刻度，而後依據圖表將刻度值換算成 mmHg 的眼球內壓值。Schiotz 是挪威的眼科醫師。

另有眼壓筆，利用積體電路方式，將壓力轉換成數字，直接放在患者的角膜上，便利無法下床就診的患者檢查。

九、斜照法與徹照法

1.斜照法（Obilique illumination）

斜照法主要是檢查外眼部（角膜、眼瞼緣、淚點、結膜）和前眼部（前房、虹膜、瞳孔、晶狀體前面）。檢查時在暗室，將光源（暗室燈）置於患者左前方或右前方。檢查者以右手持約14D 的集光透鏡，靠凸鏡匯聚的光線，從傾斜方向照射眼睛而進行診視，如圖2－32。

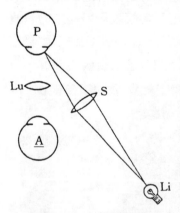

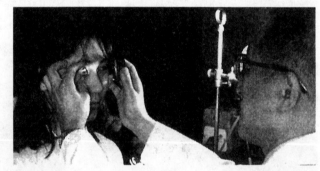

A：檢者，P：患者，Li：光源，
S：集光透鏡，Lu：擴大鏡

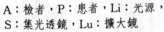

圖2－32　斜照法

資料來源：劉佩芬譯，1993，25頁（左圖）。

Source：Reprinted, by permission of the publisher, from Medical Publishers, Tokyo, Japan,
　　　　加藤格・奧畑ミツエ編『眼疾患患者の看護』第2版，1998。

＊經日本醫學書院同意。

2.徹照法（Transillumination）

徹照法可檢查斜照法看不見的部分，如水晶體和玻璃體，對眼內腫瘤之診斷很有幫助。檢查時須在暗室，兩眼點麻醉液，把檢眼鏡的光對準瞳孔，觀察晶狀體、玻璃體，徹照法之原理乃是在鞏膜施予強烈光束，透照眼內而從瞳孔見到紅色反射。若有混濁或腫瘤，則會遮斷光源，產生黑色陰影，如圖2-33。

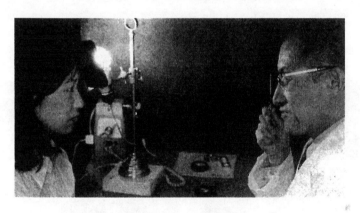

圖2-33　徹照法

Source：Reprinted，by permission of the publisher，from Medical Publishers，Tokyo，Japan，
　　加藤格・奧畑ミツエ編『眼疾患患者の看護』第2版，1998。

＊經日本醫學書院同意。

十、淚液分泌及排流試驗

1.眼淚分泌試驗

淚液分泌的含量可經由許默氏試驗（Schirmer）測定。當患者主訴眼球乾燥或有刺激感時，可以 Schirmer 濾紙放在患者的下瞼結膜穹窿約5分鐘，依濾紙潤濕程度（即長度）測其淚液含量，可診斷是否有「乾眼症」。正常值是10-15mm，如圖2-34-1。Schirmer 是法國的眼科醫師。

2.淚液排流試驗

淚液排流試驗是以淚囊（道）清洗試驗、淚道探針及淚囊攝影檢查等方法診斷淚液排流的阻塞部位。

(1)淚囊清洗：先點眼麻醉，在裝有生理食鹽水的注射器裝上淚囊清洗針，由淚小點注入淚小管沖洗。若鼻淚管有阻塞，清洗液即會從另一淚小點排出；若無阻塞，清洗液會流到口腔內。如圖2－34－2。

(2)淚道探針：先點眼麻醉，將探針由淚小點通過淚小管、淚囊、鼻淚管穿刺到鼻腔，如圖2－34－3。

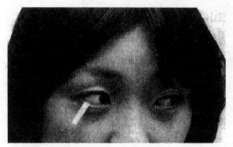
圖2－34－1　淚液分泌試驗

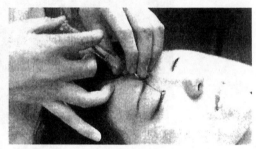
圖2－34－2　淚囊清洗試驗

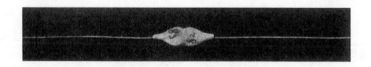

圖2－34－3　淚道探針

圖2－34　淚液分析及排流試驗

Source：Reprinted，by permission of the publisher，from Medical Publishers，Tokyo，Japan，

加藤格・奧畑ミツエ編『眼疾患患者の看護』第2版，1998。

＊經日本醫學書院同意。

十一、眼球突出度檢查

以 Hertel 眼球突出計，可測定眼球突出的程度，如圖2－35。眼球凸出度的正常值為11－16mm，平均為13mm。Hertel 是法國的眼科醫師。

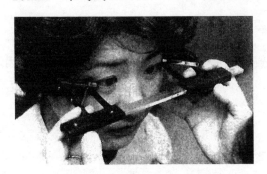

圖2－35　眼球突出度檢查

Source：Reprinted，by permission of the publisher，from Medical Publishers，Tokyo，Japan，
　　加藤格・奧畑ミツエ編『眼疾患患者の看護』第2版，1998。

＊經日本醫學書院同意。

十二、瞳孔檢查

以 Haab 瞳孔計或紅外線瞳孔計，可測定瞳孔的形狀、大小、對光反應、調節、輻輳反應等，如圖2－36。Haab 是瑞士的眼科醫師。

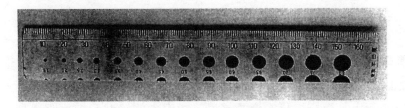

圖2－36　Habb 瞳孔計

Source：Reprinted，by permission of the publisher，from Medical Publishers，Tokyo，Japan，
　　加藤格・奧畑ミツエ編『眼疾患患者の看護』第2版，1998。

＊經日本醫學書院同意。

十三、金屬定位器檢查

Berman 金屬定位器是一種電磁偵測儀器，可用來定位眼球內或眼窩內帶有磁性的金屬異物。

十四、超音波描法（Ultrasonography）

當眼球透光介質混濁而無法看到眼底的情況下，可利用超音波的影像將眼內病變或腫瘤顯現出來。超音波尚可測得眼軸長度，供近視研究及人工晶體度數測量之參考。

檢查方法是將一個探頭置於患者眼球上，以接受反射回來的音波而形成超音波圖。眼科通常採用頻率超過18,000H$_z$（Hertz）的音波。有 A 掃描和 B 掃描兩種檢查模式（圖2-37），A 掃描（A scan）以針形音波穿越組織，回音依時間在水平線上產生波形，依波幅大小可知音量的改變程度。B 掃描（B scan）可作成所有組織的截面，以二度空間的形式畫出病變的形狀及位置。

超音波描法對視網膜剝離、出血、腫瘤，玻璃體出血、混濁，脈絡膜剝離、腫瘤，眼球內異物，眼窩腫瘤、視神經病變等之診斷，均有很高的參考價值。

十五、放射線診斷──電腦斷層攝影、磁振攝影及 X 光攝影檢查

1.電腦斷層攝影檢查（Computerized Tomography；CT）

電腦斷層攝影對於眼內腫瘤、眼窩骨折、眼眶病變等病症之診斷很有幫助。檢查時在患者頭蓋骨作一掃描，晶狀體偵查器產生的信號經電腦分析可產生精確的圖片，由於組織密度的差異，故眼內的情況可被比照出來。檢查時可在靜脈注射對比劑以增強效果。

2.磁振攝影檢查（Nuclear Magnetic Resonance；NMR）

磁振攝影NMR（核磁共振成像MRI）對於眼內和眼眶腫瘤、視神經病

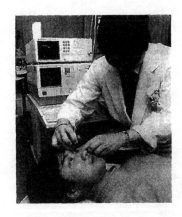

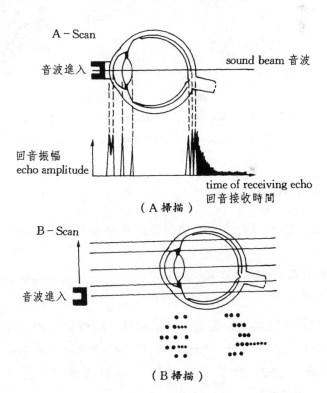

圖2-37　超音波描法

資料來源：Slide Atlas of Ophthalmology, Fig. 1.56, Fig. 1.58.

＊經徵詢英國 Gower Medical Publishing Limited 同意。

症、眼球突出、顱內疾病、腦神經之診斷有參考價值；但眼球內或眼窩內鐵
磁異物不可採用磁振攝影。檢查時將患者置於強力磁場，給予射頻線圈
（Radiofrequency coil）的間歇性刺激；所轉換的訊號可製成電腦影像；由眼
睛及眼眶的影像即可診斷眼之病變，如圖2－38。

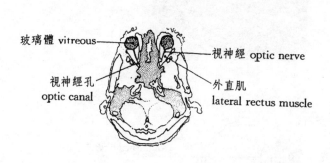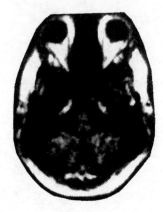

玻璃體 vitreous

視神經 optic nerve

視神經孔
optic canal

外直肌
lateral rectus muscle

圖2－38　磁振攝影檢查

資料來源：Slide Atlas of Ophthalmology, 1984, Fig. 1.60.

＊經徵詢英國 Gower Medical Publishing Limited 同意。

3.X 光攝影檢查

X 光線攝影常用於診斷眼球內異物、腫瘤、眼眶骨折等。

十六、視覺電生理檢查（Electrical tests of retinal function）

正常的視網膜見光會產生一些電位差。視覺電生理檢查即是利用電位的
理論，將視覺功能電位化，以表示視覺功能的狀況，常用於視網膜及視神經
疾患之檢查（圖2－39），檢查項目有眼電圖（EOG）、視網膜電圖
（ERG）、視覺誘發反應（VER）等。

1.眼電圖（Electro－oculogram；EOG）

眼電圖是記錄暗、明適應條件下視網膜靜電位的變化，可反應視網膜色

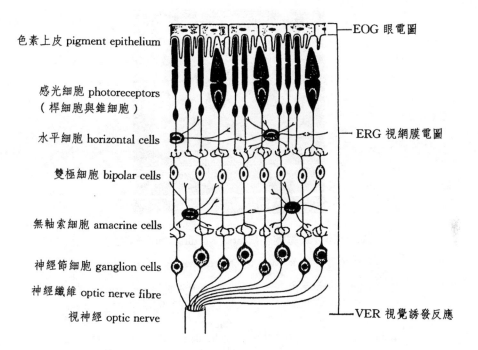

色素上皮 pigment epithelium ——— EOG 眼電圖

感光細胞 photoreceptors
（桿細胞與錐細胞）

水平細胞 horizontal cells ——— ERG 視網膜電圖

雙極細胞 bipolar cells

無軸索細胞 amacrine cells

神經節細胞 ganglion cells
神經纖維 optic nerve fibre
視神經 optic nerve ——— VER 視覺誘發反應

圖2-39　視覺電生理檢查

資料來源：Slide Atlas of Ophthalmology，Fig. 1.46.

＊經徵詢英國 Gower Medical Publishing Limited 同意。

素上皮和光感受器的功能。眼的靜電位持續存在於眼的前後極部之間，將兩個電極安置於眼的雙側，當眼球轉動一個固定角度時便可記錄到眼的靜電位，如圖2-40。檢查時患者須能配合活動，此方法尤其適合於不能配戴接觸鏡，不能作 ERG 檢查者（李鳳鳴等，1996，85頁）。圖2-41是正常眼的 EOG 和色素性視網膜炎患者的 EOG 比較圖。色素性視網膜炎（桿細胞缺損）在暗處燈光未亮時，呈現極低的反應。

2.視網膜電圖（Electro-retinogram；ERG）

視網膜電圖是視網膜受光刺激時從角膜電極記錄到的電位變化，其中神經節細胞層和神經纖維層不參與ERG的形成。所記錄的ERG圖代表角膜隱

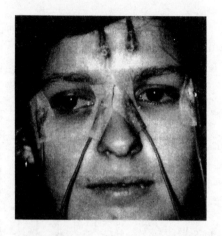

圖2－40　眼電圖（Electro－oculogram；EOG）

資料來源：Slide Atlas of Ophthalmology，Fig．1.48.

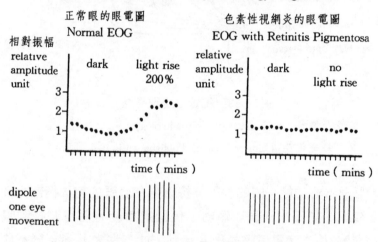

圖2－41　眼電圖（EOG）比較圖

資料來源：Slide Atlas of Ophthalmology，Fig．1.51.

＊經徵詢英國 Gower Medical Publishing Limited 同意。

形眼鏡上電極和前額電極之間的電位差。

　　ERG 由 A 波（感光細胞層）、B 波（雙極細胞層）、C 波（色素上皮層）、D 波（Off 反應）等四波形成，但臨床上是以 A 波及 B 波爲對象。光刺激後會產生起始負電反應（A 波），隨後有一較大的正性折波頂峰（B

波）。圖2-42顯示，波的形式隨刺激的改變而有所不同，在微暗的藍光下僅有暗適應 B 波（Scotopic B wave）被記錄；在微暗的紅光，可見 A 波、暗適應 B 及光適應 B 波（Photopic B wave）的頂峰；強烈的亮白光在上行的 B 波產生振動的電位（Oscillatory potentials）；在80 cycles/second 的白光（閃光）下，呈現較離散的反應。

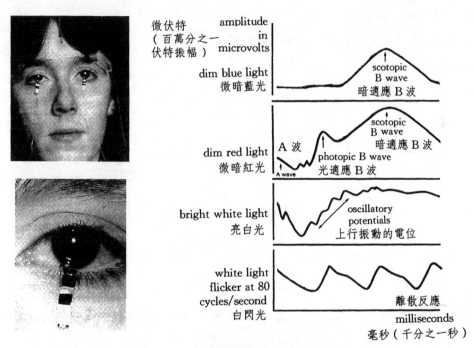

圖2-42　視網膜電圖（ERG）

資料來源：Slide Atlas of Ophthalmology, Fig. 1.52, Fig. 1.53.

＊經徵詢英國 Gower Medical Publishing Limited 同意。

　　利用 ERG 可診斷視網膜的病患。圖2-43是比較錐細胞失養症（cone dystrophy）與色素性視網膜炎（Retinitis pigmentosa）患者的 ERG 圖。錐細胞失養症的暗適應 B 波（Scotopic B wave）的振幅是正常的；但光適應 B 波（Photopic B wave）卻消除（微暗紅光）；對亮光的反應雖呈現，但卻減少且延遲；而且對白閃光的離散反應並未產生。反之，色素性視網膜炎（桿細胞缺陷）的暗適應 B 波未出現；光適應反應雖呈現，但振幅減少；對閃光的

離散反應則被保持。

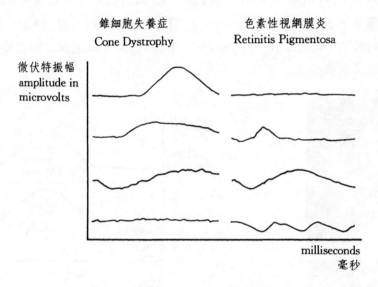

圖2－43　ERG 比較圖

資料來源：Slide Atlas of Ophthalmology，Fig. 1.54.

＊經徵詢英國 Gower Medical Publishing Limited 同意。

3.視覺誘發反應（ Visual evoked response；VER ）或視覺激發電位（ Visual evoked potential；VEP ）

　　視覺誘發反應是重複以光或圖形刺激視網膜，通過視路傳遞，在枕葉視皮質誘發的電活動（腦波圖）。它反映了從視網膜神經節細胞到視皮層的功能狀態，是對視路功能的客觀檢查。

　　檢查和記錄的方法是在患者枕部的頭皮放置電極，再反覆以亮閃光（ Flash VER ）刺激患者眼睛，或觀看黑白交替的方格板（ Pattern VER ），然後由電腦平均化作用（ Computer averaging ）分析重複的反應，並測量上反折波的波幅和潛伏期（ PI peak ）。圖2－44是正常眼的 VER 和球後神經炎（ Retrobulbar neuritis ）患者的 VER 比較圖。正常眼的上反折波的波幅較高，潛伏期約118 mesecs，而急性球後視神經炎患者的上反折波的波幅降

低，且潛伏期為 170msecs，較延緩。

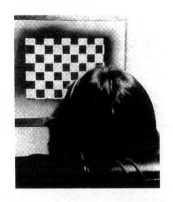
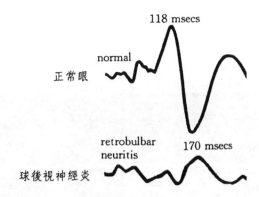

118 msecs

normal
正常眼

retrobulbar
neuritis
球後視神經炎

170 msecs

圖 2-44 視覺誘發反應（VER）比較圖

資料來源：Slide Atlas of Ophthalmology, Fig. 1.55.

＊經徵詢英國 Gower Medical Publishing Limited 同意。

4.視神經纖維分析（Nerve Fiber Analysis）

美國加州 Laser Diagnostic Technologies 於 1992-1999 年研發 GDx，Nerve Fiber Analyzer（視神經纖維分析儀），對於諸如青光眼所造成的視神經缺損狀況，可進一步作兩眼對稱分析（Symmetry analysis），及上側、下側、鼻側的比率分析。檢查方法是兩眼同時注視眼前的藍色光源（由施測者手持），列印出來的彩色圖片包括橘、藍色視神經影像、曲線圖和視神經分析的數據（如圖 2-45），可供醫師作診斷的參考。國內馬偕紀念醫院、高雄長庚、高醫等醫院眼科已於 2000 年引進使用。

十七、一般眼科檢查與治療項目

1.屈光、斜弱視檢查

(1)角膜曲度測定、(2)光覺測定、(3)斜視鏡檢查、(4)斜視檢查、(5)弱視檢查、(6)協調檢查、(7)三稜鏡檢查、(8)不等視檢查、(9)瞳孔散大、(10)屈折調節檢查（含視力矯正）。

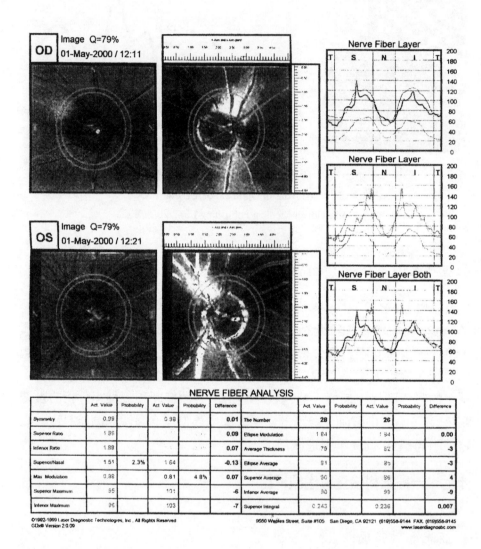

圖 2−45　視神經纖維分析儀（Nerve Fiber Analyzer）對稱分析（symmetry analysis）

資料來源：受測者提供，2000。

2.視網膜檢查

(1)色盲檢查、(2)15色度檢查、(3)100色度檢查、(4)裂隙燈顯微鏡檢查、(5)前房隅角鏡檢查、(6)角膜厚度檢查、(7)眼底檢查、(8)眼底彩色攝影、(9)超音波檢查（A、B掃描）、(10)螢光眼底血管攝影、(11)微細超音波檢查、(12)視網膜裂孔位置測定。

3.青光眼檢查

(1)眼壓測量（氣壓式、平壓式、Schiotz眼壓測定）、(2)眼壓電圖檢查、(3)青光眼點藥激發試驗、(4)暗房俯臥激發試驗、(5)飲水激發試驗、(6)眼壓晝夜差別檢查、(7)青光眼負荷試驗、(8)外眼攝影、(9)視野檢查、(10)視神經纖維分析（對稱分析 Symmetry analysis）。

4.其他檢查

(1)網膜中心血管壓測定（單純、複雜）、(2)眼球突出測定、(3)複視檢查、(4)淚液分泌機能檢查、(5)角膜活體螢光細胞染色檢查、(6)角膜活體細胞染色。

5.一般治療

(1)睫毛拔除術、(2)眼瞼膿瘍切開術、(3)眼瞼縫合、(4)拆線、(5)淚囊沖洗、(6)淚管探子、(7)結膜縫合、(8)角膜異物去除（單純、特殊）、(9)去除偽膜、(10)角膜藥物燒灼、(11)角膜電氣燒灼、(12)角膜縫合、(13)眼窩、膿瘍切開、(14)術後治療、(15)砂眼手術、壓碎或電燒、(16)淚囊探測術、(17)霰粒腫手術、(18)麥粒腫手術。

6.特殊治療

(1)白內障大術及人工晶體植入、(2)青光眼手術、(3)視網膜剝離手術、(4)糖尿病性視網膜病變手術、(5)眼球摘除手術及假眼安裝、(6)角膜移植手術、(7)斜視手術、(8)全身麻醉手術、(9)雷射屈光手術（資料來源：台南奇美醫

院，馬偕醫院，2000）。

十八、眼科慣用的縮寫與符號

縮寫與符號	外　文　名	中　譯　名
Ac	Anterior chamber	前房
ACC	Accommodation	調節
ARC	Anomalous Retinal Correspondence	異常視網膜對應
As	Astigmatism	散光
Ax	Axis	軸
C	Facility of outflow	房水流出率，C值
C.f.	Counting fingers	指數（視力）
CL	Contact Lens	接觸眼鏡
Collyr	Collyrium	眼藥水，洗眼劑
Cyl	Cylinder	圓柱鏡
D	Diopter	屈光度
dB	decibel	分貝
E	Emmetropia	正視眼
ECG	Electrocardiogram	心電圖
EEG	Electroencephalogram	腦電圖
EKG	Elektrokardiogram	心電圖
EMG	Electromyography	肌電圖
ENG	Electro – nystagmography	眼顫電流圖
EOG	Electro – Oculogram	眼球電位圖
ERDG	Electroretinodynamography	視網膜電流描記法
ERG	Electroretinogram	視網膜電流圖
ET	Esotropia	內斜視
F	Rate of flow	房水生成量
H	Hyperopia	遠視眼
hm	Hand movement	手動（視力）

縮寫與符號	外 文 名	中 譯 名
IOL	Intraocular Lens	人工晶體
IOP, T	intraocular pressure, Tesion	眼內壓
Kp	Keratic praecipitates	角膜後沉著物
L−, 1−	Levo−, Levorotatory	左旋的
L, LE	Left eye	左眼
Lp	Lentis praeciptates	晶體前囊沉著物
lp	light perception	光感
M	Myopia	近視眼
m.m.	Motus manus	動（視力）
nc	Vitra visum non corrigunt	矯正不能（視力）
Nd	Numerus digitarum	指數（視力）
NRC	Normal retinal correspondence	正常視網膜對應
Nv	Naked Vision	裸眼視力
Ny	Nystagmus	眼球震顫
OB	Ohne Befund	正常
Ocul	Oculentum	眼膏
OCV	Opacitas corporis Vitrei	玻璃體混濁
OD	Oculus dexter	右眼
Oint	Ointment	眼膏
OL	Oculus Laevus	左眼
OS	Oculus sinister	左眼
OU	Oculus uterque	兩眼
Pd	Interpupillary distance	瞳孔間距
P.d.	Papillary distance	視乳頭直徑
Pr	Presbyopia	老視眼
R, RE	Right eye	右眼
S, Sph	Spherical lens	球面鏡
SL	Sensus Luminis, Sense Light	光覺（視力）

縮寫與符號	外　文　名	中　譯　名
Tn	Normal intraocular tension	眼壓正常
V	Vein	靜脈
V	Vision	視力
VD	Vision Dexter	右眼視力
VEP	Visually evoked potential	視覺誘導電位
VER	Visually evoked response	視覺誘發反應
VF	Visual field	視野
Vp	Venous pressure	靜脈壓
VS	Vision sinister	左眼視力
XT	Exotropia	外斜視
ys	yellow spot	黃斑
+	Plus or Convex	加，凸面
−	Minus or Concave	減，凹面
⌒	Combined With	合併，聯合
⌣	Dentrad	向心度
▽	Prism Diopter	三稜鏡單位
△	male	男，雄
♂	female	女，雌
♀	foot	英尺，呎
'	minute	分（時間）
"	inch	英寸，吋
"	second	秒（時間）

資料來源：葉麗南編，眼科臨床藥物，357−362頁。

第三章
眼之疾病與傷害

第一節　眼外傷（Ocular injuries）

　　眼外傷是後天失明的主因之一。眼睛的構造精密複雜，但相當脆弱。透明的屈光系統（角膜、水晶體、玻璃體等）均是無血管的組織，抵抗力較低，受傷後易感染而混濁；葡萄膜含豐富的血管，受傷後易出血而影響視力，故輕微的眼外傷都可能引起嚴重的視力減退。有時一眼穿通性外傷亦可能引發交感性眼炎，波及健眼而造成雙目失明。因此，平時即應加強預防措施；受傷時除儘速送醫診治外，若能具備眼睛急救常識，先作初步處理（如沖水稀釋化學物質），將可減低傷害的程度。

壹、灼傷；燒傷（Burns）

一、化學性灼傷（Chemical burns）

　　酸、鹼或其他強刺激性物質濺入眼部而引起的眼球腐蝕（Corrosion）稱為眼之化學性灼傷。通常發生於實驗室、化工廠、農林畜牧所、醫療機構。一般家庭的衛浴廚房清潔劑，亦常造成傷害。嚴重的化學性灼傷會使角膜潰瘍、穿孔，或引起虹膜睫狀體炎、續發性青光眼，因而影響視力，甚至失明。損傷的程度和預後取決於化學物質的性質、濃度、溫度、滲透力及與眼接觸時間。緊急的處理原則，應即刻以大量清水沖洗眼睛（自來水、生理食鹽水、或任何可用之水均可）。可將臉浸於盛滿水的容器中，反覆瞬目動

作，或在水龍頭下張眼連續沖洗十五分鐘，沖掉或稀釋化學物質後，立即送眼科治療。

1.酸性灼傷

酸性物質如硫酸、鹽酸、硝酸，會產生酸作用而使眼球組織蛋白凝固壞死。但此凝固蛋白是屬於不溶性的，使酸性物質不易向深層滲透擴散，故酸性灼傷的腐蝕作用是瞬間性而非進行性的，受傷程度的極點立可判定，治療預後尚佳。但高濃度酸灼燒亦會造成視力嚴重損害。

新光吳火獅紀念醫院（李東昇、盧雪玉、胡朝乾，2000）報告三例蜂螫引起的眼部傷害，主要分為毒液化學性的傷害（含蟻酸、鹽酸、胺類、胜類等，後兩者會有穿透且持續性效果）及毒針的機械性傷害。此類病例的治療，除抑制炎症反應外，要特別注意角膜內皮細胞之損失。

2.鹼性灼傷

鹼性物質如氫氧化鈉、氫氧化鉀、石灰和氨水等，對組織作用所產生的凝固蛋白是屬於可溶性的，並會釋放氫氧離子，繼續滲透、擴散，侵入角膜深處及眼球內組織，破壞力強而持久，進行數天後才會顯現真正的傷害範圍和程度，可因角膜穿孔或其他合併症而失明，治療預後較差，比酸性灼傷嚴重。

二、物理性灼傷

物理性灼傷即輻射能傷害（Injuries by radiant energy）。眼球暴露於放射線、強光、紫外線、紅外線時，眼球組織會吸收此輻射能而造成傷害。放射線之波長及暴露時間，對眼球產生不同程度的傷害。

1.紫外線眼炎

紫外線照射眼部，多為「角膜」所吸收，照射約八小時即有畏光、流淚、疼痛、灼燒感、角膜炎、角膜上皮剝落、球結膜充血、水腫等症狀。(1)電光性眼炎（Photophthalmia）是暴露於短波紫外線的輻射傷，多見於金屬

焊接工人或水銀燈下電影工作者、使用紫外線消毒的醫護人員、血膽紅素過多使用光照療法之嬰兒，或照射太多的人工太陽燈者，工作時應使用防紫外線的護鏡保護；(2)日光性眼炎（ Heliophthalmia ）是暴露於波長較短的紫外線所引起，可見於雪地、冰川、沙漠、海洋、熱帶地區等眩目耀眼的環境中，反射光的紫外線一再增高，可使眼組織發生化學損害（李志輝等，1995，391頁）。

2.紅外線眼炎

紅外線由發熱物體產生，如太陽光、融化的玻璃等產生。紅外線無法為角膜所吸收，會穿透角膜和晶狀體，集焦點於眼球後段，造成水晶體和視網膜的傷害，例如玻璃工特有的白內障；觀察日蝕（日蝕性視網膜炎）或注視光凝固器，所放射的能量灼傷視網膜黃斑部，形成永久性的中心暗點。

3.電磁能傷害

長波電磁能（雷達）直射眼睛會傷害晶狀體（白內障），短波電磁能（倫琴射線，γ射線）亦會傷害眼球各部位。

三、熱灼傷（ Thermal burns ）

熱灼傷可分為火燒傷和接觸性燒傷（燙傷、接觸高溫液體致傷，如高溫鐵水、沸水、沸油、煤火星、高壓電或閃電電擊等），起因於火傷、熱油燙傷、開水燙傷、鍋爐爆炸、鞭炮爆炸、電擊等意外事故。瞬目反射的保護，可減低眼球的傷害；但眼瞼必然會受傷潰瘍、起水泡、壞死、收縮，甚至形成眼瞼外翻症。若是起因於瓦斯爆炸，則會使角膜、虹膜、睫狀體受到腐蝕傷。熱灼傷時應立即送醫治療，所形成的水泡不可弄破。為避免眼瞼收縮外翻，醫師常將患者的上下眼瞼縫合，並予無菌包紮。嚴重的熱灼傷常伴隨顏面燙傷，須會同整型醫師施行皮膚移植。

彰化基督教醫院（陳柏宏、鄭俊彥、黃峻峰，2000）報告兩例高壓電（一萬一仟伏特）電擊引發之眼部併發症，一例引發黃斑部裂孔及白內障，另一例引發視網膜剝離。

貳、機械性外傷（Mechanical Injuries）

眼球及其附屬器受外力或銳器、鈍器傷害，可造成眼球鈍性挫傷或眼球穿通傷。

一、眼球挫傷（Contusion）

眼球挫傷通常是受到鈍物的撞擊而引起的，例如拳擊、球類、橡皮帶、彈弓、機械工具等鈍物的碰撞，或車禍、摔傷、頭部震傷，都會造成眼球不同程度的損傷。嚴重的鈍傷，由撞擊處所發出之能量會迅速傳達至密閉器官各處，傷害深部組織，甚至使眼球破裂，而有交感性眼炎之危機。

致傷物的性質、大小、作用力的方向和速度，及受擊著力點的位置，會造成不同程度的眼球及眼附屬器官的挫傷或裂傷（角膜、鞏膜、虹膜、睫狀體、脈絡膜、視網膜、眼瞼、淚小管等損害）。嚴重的鈍挫傷（如拳擊或車禍碰撞），會造成眼眶骨折，若傷害視神經及眼動脈，會引起視覺喪失。

台南奇美醫院（郭淑純、蔡武甫，1999）報告11例（16眼）因汽車安全氣囊造成眼部傷害之病例。16眼皆有角膜之傷害，其中2眼傷及角膜內皮細胞，每平方毫米細胞密度小於500個；1眼隅角退縮而發生無法以藥物及雷射控制之高眼壓，須施予手術治療，其餘還有結膜囊炎、黃斑部網膜水腫、視網膜下出血、脈絡膜破裂、黃斑部局部滲漏、創傷性白內障等。汽車安全氣囊之使用雖可降低死亡率及臉部傷害嚴重性，但在眼科急診中，逐漸出現如同「汽車擋風玻璃造成眼部傷害」般的眼部傷害病例，如何因應防範有待進一步探討。

二、眼球穿通傷（Perforating injuries）與非穿通傷

眼球非穿通傷，如銳器的切傷，通常會先傷到眼瞼、淚小管、結膜及角膜。較危險的刺傷是眼球穿通傷，多因銳器或異物碎片擊破眼球，或強烈鈍傷震破眼球，可能引起下列三種嚴重的併發症，喪失眼球，甚至危及生命。

1.眼球內容物（水晶體、玻璃體、葡萄膜）脫出

2.眼內炎──細菌感染

細菌隨銳器或異物進入眼內，引起急性的化膿性全眼球炎，視力會迅速下降、失明。若細菌向顱內蔓延，併發腦膜炎、海綿竇血栓，甚至會危及生命。

3.交感性眼炎（Sympathetic ophthalmia）

一眼穿通外傷侵犯葡萄膜，經一定潛伏期（受傷或手術後兩週至兩個月內或更久），另一隻未受傷眼也發生相似的葡萄膜炎而喪失視力（可能與自體免疫過敏反應有關）。若受傷眼已無視力，且具危險性，則應予摘除，以免發生交感性眼炎，而雙眼失明。

參、眼球內異物（Foreign bodies）

異物滯留眼內，將引起出血、感染、毒害眼組織而影響視力；治療時須先診斷異物的大小、磁性、位置、組織反應。前眼部的異物可由裂隙燈顯微鏡直接觀察，並經顯微手術取出。眼球後半部的異物常因出血無法直接觀察，而須藉由放射線（X 光）、超音波檢查、檢鐵器檢查（Sideroscope）等方法詳細定位。異物嵌在角膜上，會伴隨流淚、畏光、疼痛、睫狀充血，以螢光劑作角膜染色，可定出異物位置，再以沖洗法或異物針、小鑷子移除角膜和結膜異物。異物可分為金屬與非金屬異物，毒性與非毒性異物。金屬異物易由 X 光檢查發現，毒性異物有嚴重的眼內反應，須及早取出。

一、非金屬異物

1.毒性異物（植物、毛髮、布、木片等）：是有機異物，會引起黴菌和細菌感染，併發化膿性全眼球炎，數天內即可能失明。

2.非毒性異物（玻璃、塑膠、石子等）：是不活動性物質，對眼球傷害較小。

二、金屬異物

1.毒性異物（鐵、銅、鋁、鎳、鉛、鋅）：鐵質異物進入眼組織後，受二氧化碳的作用及氧化結果會變爲氧化鐵（鐵鏽），與眼內組織的蛋白質結合，形成不可還原的鐵化合物（鐵質沈著症；Siderosis bulbi），對眼刺激引發葡萄膜炎，並會造成網膜變性萎縮，甚至失明。鐵質異物在眼內存留時間越長，眼球鐵質沈著數量越增加，應及早取出，以免失去搶救時機而失明（黃樹春，1995，94頁）。銅質異物長期存留眼內之損傷稱銅質沈著症（Chalcosis bulbi），除患葡萄膜炎外，尚可形成雪花狀白內障，引起視力減退，一般不致完成失明。

2.非毒性（金、銀、白金、鈦）：是不會氧化的金屬，對眼球傷害較小。

三軍總醫院（洪啓庭、蔡明霖、周秉義，2000）回溯過去五年內該院31例（共計31眼）之眼球內異物之案例。分析異物之種類以金屬類最多，占64.5%（20/31），包括戰車履帶、炮彈或鋼鐵碎片、鐵釘碎片等；其次爲石塊類（7例），包括使用割草機噴起之石塊、工地之水泥塊等，再其次爲玻璃類，包括汽車或門窗之玻璃碎片、眼鏡碎片等。發生原因以正從事敲擊工作時（51.6%，16/31）和使用割草機時（25.8%，8/31）最多，其次爲車禍（3例）、爆炸受傷（2例）、做家事（1例）及玩耍（1例）。異物最後之位置以在視網膜上最多，占54.8%（17/31），其次爲前房（5例）、角膜深層（3例）和玻璃體（3例）、水晶體（2例）、虹膜（1例），一旦受傷而發生眼球內異物時，約有64.5%的病人其視力小於6/10。眼球內異物之相關因子有異物進入的位置、最後停留的位置、異物性質、初步處理時效，及手術處理方式等。統計治療6個月後，仍有10例之視力未達6/60，其原因以發生增殖性玻璃體視網膜病變之比例最高（6例），占60%。故如何預防併發症之產生與其後續問題之處置，亦爲處理眼球內異物時之重要課題。

肆、撕裂傷（Lacerations）

孩童常被猛犬咬傷或抓傷，而造成嚴重的撕裂傷，需外科手術縫合。

一、眼瞼撕裂傷

1.淚小管撕裂，不斷溢淚。

2.眼輪匝肌撕裂，肌纖維拉開傷口。

3.眼上斜肌的滑車受傷，眼球內轉時無法向上。

二、角膜撕裂傷

1.嚴重的角膜和鞏膜撕裂傷，常使眼球內容物脫出。

2.角膜撕裂傷如同眼球穿通傷，會引起感染、外傷性白內障、續發性青光眼等併發症。

伍、搖晃嬰兒症候群（Shaken Baby Syndrome）

搖晃嬰兒症候群是嬰幼兒因受虐或意外地被過度搖晃，雖然缺乏直接的頭部外傷，但卻會產生顱內及眼球內出血的狀況。患者除因顱內出血而造成永久性的神經損傷及智力遲鈍外，亦會引起視力受損之後遺症。

中國醫藥學院附設醫院（黃瓊瑢、林慧茹、蔡三章、沈戊忠，1999）以回溯性研究分析該院過去三年17名（年齡2至11個月）因搖晃嬰兒症候群住院的病例。結果發現：(1)所有患者均發生硬腦膜下血腫，其中6人（35.3％）併發蜘蛛網膜下出血，6人中有4人合併大腦水腫。(2)眼底檢查發現有14人（82.4％）發生視網膜或眼球內出血。(3)追蹤2至24個月，眼球內出血均已消失，但有1人發生兩眼黃斑部結疤。(4)眼球內出血消失時之視力檢查顯示有4人（在發病期有腦水腫）仍無法凝視或隨物體移動，且VEP（視覺誘發電位檢查）均無反應。此時加作CT（或MRI）顯示4人均呈兩側枕葉梗塞及廣泛性腦萎縮。(5)其餘13人之視力均能作凝視及隨物體移動，其中1人VEP正常，另12人VEP呈現P_{100}延遲。(6)結論是眼球內出血在搖晃嬰兒症候群患者之發生率甚高，而患者視力之預後卻與腦部受創之嚴重度較有關係。VEP檢查似有助於追蹤較輕度視障的檢測，但仍須進一步研究加以確定。

第二節　屈光不正（Errors of refraction）

壹、正視（Emmetropia）

一、眼之屈折（Refraction by the eye）

　　光線穿透眼睛集中在視網膜上，稱之為屈光。眼之屈光系統係由多種不同彎曲度與屈折指數之表面所形成：光線自空氣射來（屈折率1.0）→角膜（1.33）→房水（1.33）→水晶體（1.42）→玻璃體（1.33）→若眼正常，且射入之光線與光軸平行，則焦點落在視網膜上。角膜（屈折力40D）和水晶體（屈折力共約19.3D）的主要功能是屈光（眼全屈折力約60D），光線通過後，產生折射現象而成像於視網膜，再經視神經傳遞而將影像傳至大腦視覺中樞。

　　理論上無限遠方來的光線才是平行光線，實際上六公尺或以上來的光線即可視為平行線，其焦點落在視網膜上，即眼之後主焦點。所謂「正視」是指在無調視狀態中，平行光線會在視網膜上呈像之屈折狀態；亦即調節放鬆時，遠物成像於視網上的現象。正視眼必須是眼睛前段之折射力和眼球軸長正確配合。圖3－1為正視眼的屈光。

二、調節（Accomodation）

　　離正視眼六公尺以內的光線並非平行，而是散開，越近眼球光線越散開，其焦點在視網膜之後，而致模糊之視網膜影像。調節作用乃是視近物時→睫狀肌之環肌收縮→拉緊睫狀突→Zinn 氏小帶放鬆（其纖維組織懸持水晶體於其囊）→水晶體囊因有彈性而使水晶體增加前彎曲度→使眼之屈折力較靜止時為大以增加光學力量→如此六公尺以內散開之光線可移焦點落在視網膜上。

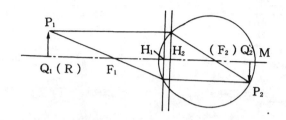

圖3－1　正視眼的屈光

注：圖中 P_1Q_1 為無限遠處的目標；F_1 為第一焦點；F_2 為第二焦點；H_1 為第一主點（物側）；H_2 為第二主點（象側）；$H_1 \sim F_1$ 為物側焦距；$H_2 \sim F_2$ 為象側焦距；M 為黃斑部中心凹；R 為遠點；$H_1 \sim R$ 為遠點距離；$H_2 \sim M$ 為第二主點至中心凹的距離。

資料來源：汪芳潤，1996，115頁。

三、老視（Presbyopia）

睫狀肌收縮使水晶體曲折力改變之調節作用以早年最大（5歲時調視幅度約14D），隨著年齡增長老化，水晶體的彈性遞減，調節力亦隨之減弱，至45～50歲時，調視幅度僅剩2.5D，稱之為老視。

老視主要症狀是近距離閱讀不清晰，須配戴老花眼鏡（凸透鏡）矯正。若尚需遠距離眼鏡，可配戴雙焦眼鏡（雙光眼鏡，Bifocal lens），或三焦點眼鏡，如此遠近工作時便不必換戴兩副眼鏡。

貳、非正視（Ametropia）

若角膜、水晶體的折射力和眼球軸長不能配合；光學的缺陷會使平行光線之焦點不能正確地落在視網膜上。所謂「非正視」或屈光不正（Refractive error）即是指在無調視狀態中，平行光線不會在網膜上呈像之屈折狀態，包括近視、遠視、散光（亂視），如圖3－2。屈光不正的度數有一定的範圍，超過此度數範圍稱之為高度近視或高度遠視，通常伴有其他眼症，而非單純性的屈光不正。一般而言，3D為輕度，3～6D為中度，6D以上為高度。

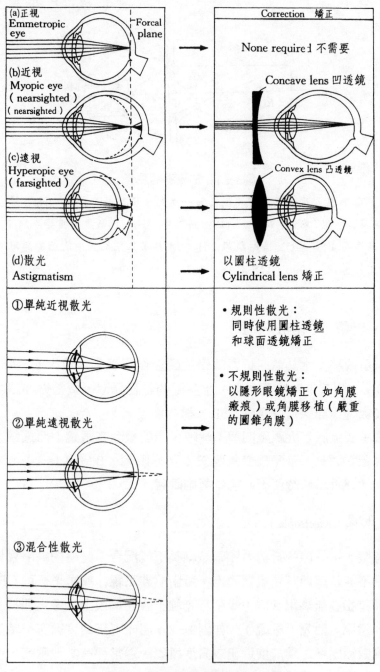

圖3-2　眼之屈折狀態與矯正

　　屈光不正包含近視、遠視和散光三種屈光異常狀態，可能和遺傳、環境、年齡及其他因素有關。

　　正常嬰兒出生時為「短眼」，其眼球前後徑（眼軸）僅為十五公釐左右，明顯短於成人，呈遠視眼狀態。生理性遠視隨年齡及眼軸增加而逐漸減少，至成年，大多數轉為正常屈光狀態。但有一小部分兒童，眼球大小未隨年齡及身體發育而相應發育，或增長較慢，仍處「短眼」階段，即為「軸性遠視」。另有一部分兒童，眼球增長速度太快，眼軸超長，形成軸性近視（金崇華、吳慈恩，2004）。

一、近視（Myopia）

1.成因

　　近視是指在無調視狀態中，從遠方來的平行光線在視網膜前面呈像的屈折狀態。近視和遺傳、發育因素有關，過份近距離工作亦會引起或加深近視。近視依成因可分為兩類：(1)生理性或發育性近視，係因眼軸過長或眼前部屈光系統屈折力過強所致，發育期由環境因素所引起的屈折力與眼軸不配合，此類近視在發育期完成後停止，近視度數不深；(2)病理性近視，係因眼部有器質性變化如眼底變性、鞏膜彈性改變使眼軸進行性變長，或角膜、水晶體的屈光半徑發生改變而引起的近視，以軸性近視居多。此類近視多進行不止，呈高度近視，多與遺傳基因有關。一般將近視分為軸性近視和屈折性近視兩類：

　　(1)軸性近視（Myopia axialis）：眼軸太長（27至36mm之間），眼球由
　　　　圓形變成橢圓形。單純性的近視，度數隨身體的成長而增加，青春期
　　　　的近視度數增加最快速，成年後度數穩定。一般近視多屬軸性近視。

　　(2)屈折性近視（Myopia refractoria）：角膜、水晶體的曲折力異常增
　　　　強。

　　台大醫院（張曉青、施永豐、林隆光，1999）發現年輕一代眼鏡族越來越多，曾撰文回顧三十年來一些近視研究學者為了解近視而作的一系列研究。

2.症狀

(1)近視主要症狀是遠距離視力不良。低中度近視不必矯正即可見近物，視網膜影像比正常大，可做細密工作；但高度近視因共軛點太近眼前，近距離工作會覺得不適，有外斜視之傾向。

(2)病理性之近視在檢眼鏡的檢查下可見眼底視網膜和脈絡膜有退化現象。嚴重的周邊視網膜近視性變性，易導致視網膜裂孔而造成視網膜剝離，高度近視應避免激烈的運動（如拳擊、足球、潛水等），防止視網膜剝離。

3.治療

(1)近視以凹透鏡矯正。低中度近視可全矯正，高度近視通常低於全矯正。高度近視或兩眼不等視時可配戴隱形眼鏡矯正。

(2)台灣學童假性近視相當多，因長期近距離作業致睫狀肌痙攣，水晶體韌帶鬆弛，水晶體變厚，造成近視，須先以睫狀肌鬆弛劑點眼治療。維護學童視力健康應注意以下原則：①注意閱讀距離，課桌椅高度應配合學童身高及坐高，以保持良好的閱讀姿勢；②注意讀物的字體及紙質，印刷字體太小或模糊不清，紙質反光度太強（如銅版紙）均易使視覺疲勞；③避免在行進中的車內閱讀或躺在床上看書；④注意適當照明，避免在光線太強、太弱或投射角度不當的環境下閱讀，以自然採光為佳（但避免在陽光下閱讀），室內光線不足時可輔以人工照明，主光線置左前方，40至60燭光為宜，燈管損壞時須即修護或更換；⑤看電視不可太靠近，觀看時須開燈，電視機置於視線稍下位，每觀賞半小時應略休息；⑥電腦及電視遊樂器（或掌上型電動玩具）須長時間專注使用，應予節制；⑦多作戶外運動，多接觸大自然，常凝視遠方，讓睫狀肌得有鬆弛機會；並應注重營養均衡攝取，保持身體健康。

二、遠視（Hyperopia；Hypermetropia）

1.成因

遠視是指在無調視狀態，從遠方來的平行光線在視網膜後方呈像的屈折狀態。原因是眼軸太短（眼前後徑太短），不能適合原有之折射力，或眼前段之折射力不能與眼球長度配合（角膜、水晶體的屈折力太弱）。

遠視可利用調節作用來補償，但若屈光不正無法為調節作用所中和，則會引起視力模糊、視覺疲勞；近距離工作引起之症狀較遠距離明顯。遠視的種類可分為軸性遠視和屈折性遠視兩類。

(1)軸性遠視（Hyperopia axialis）：眼軸太短，一般遠視多屬軸性遠視。初生嬰兒眼球較小，為生理性遠視，經過一個階段，眼軸逐漸加長趨向正視。若發育不完全，仍停留在遠視狀態，即是引起軸性遠視的原因。

(2)屈折性遠視（Hyperopia refractoria）：由於先天或後天的原因，使眼球屈光面的彎曲度變小（角膜、水晶體的屈折力不足），以先天性較多。

若以調視機能來區分，遠視可分為隱性遠視、顯性遠視及全遠視三種。

(1)隱性遠視（Latent hyperopia）：看遠方時仍須藉調視機能以彌補屈折力之不足，雖能維持正常視力，但調視緊張，遠視仍潛在。

(2)顯性遠視（Manifest hyeropia）：在調視機能正常下，用凸透鏡來矯正遠視之最大量。

(3)全遠視（Total hyperopia）：在調視機能停止下（點用睫狀肌麻痺劑）之遠視。

2.症狀

(1)低度遠視可藉由調節作用補償，不感覺症狀，但長期間近距離作業需另加調節，易覺字跡模糊、疲勞、頭痛。

(2)高度遠視須藉助凸透鏡矯正，但超過10D者即使以眼鏡矯正仍無法獲得正常視力。

(3)遠視者近距離作業時，爲中和遠視，一方面增加調節作用，同時也增加集合程度；過度集合作用常使兩眼向內傾斜，即爲調節性內斜視。

3.治療

(1)視力不清或過度集合，須以凸透鏡矯正。

(2)檢查遠視度數時，年齡45歲以下者須點用睫狀肌麻痺劑。

(3)年齡增長，調節機能衰退，遠視者仍需進一步矯正老視，可使用兩副眼鏡（遠距離用和閱讀用），或配戴雙焦點眼鏡或三焦點眼鏡。

三、散光（亂視，Astigmatism）

1.成因

散光是因眼屈光系統的屈折面不呈球面（通常是角膜彎曲度所引起），眼各子午線之屈光度不等，致平行光線無法集合成一焦點於視網膜上，無法在視網膜形成清晰之影像，大多是先天性的。

散光可分爲規則性散光與不規則性散光兩類：

(1)規則性散光（Regular astigmatism）：角膜表面互相垂直的兩個子午線曲率半徑不一致而形成的散光稱爲規則性散光，可分爲五種（李美玉等，1995，207頁）：

①單純近視散光：眼的一條子午線聚焦於視網膜上（正視），而與其垂直的另一子午線聚焦於視網膜前（近視）。例如-1.50柱$\times$180°，表示此眼的水平軸是正視，而垂直軸是$-1.50D$的散光。

②單純遠視散光：眼的一條子午線聚焦於視網膜上（正視），而與其垂直的另一子午線聚焦於視網膜後（遠視）。例如$+2.00$柱$\times$90°，表示此眼的垂直軸爲正視，而水平軸是$+2.00D$的散光。

③複性近視散光：眼的兩個互相垂直的子午線上的屈光狀態都是近視，但近視的度數不同。

④複性遠視散光：眼的兩個互相垂直的子午線上的屈光狀態都是遠
　視，但遠視的度數不同。

⑤混合性散光：眼的兩個互相垂直的子午線上的屈光狀態，一個爲遠
　視，另一個爲近視。

(2)不規則散光（Irregular astigmatism）：因角膜疾病（角膜炎、角膜瘢
　痕、圓錐角膜）等因素，造成角膜表面凹凸不平所引起，又稱不正亂
　視。

2.症狀

(1)低度散光的影像歪曲，任何距離若不戴眼鏡均無法獲得清晰之視力，
　需經常保持調節作用，易覺疲勞、頭痛。

(2)高度散光可使圓形視神經盤變成橢圓形。不規則散光可於角膜發現瘢
　痕或其他異常。

3.治療

(1)規則性散光可用圓柱透鏡（Cylindrical lens）來矯正。因散光通常伴
　有某種程度之近視或遠視，矯正時需同時使用球面透鏡和圓柱透鏡。

(2)不規則性散光可用隱形眼鏡矯正（如角膜瘢痕）；因角膜形狀或眼睛
　不適（如圓錐角膜），無法配戴隱形眼鏡者，若視力低下則可考慮作
　角膜移植。

台大醫院和嘉義基督教醫院（林隆光、施永豐、蔡文斌、洪伯廷，
2000）爲了解台灣學童散光之分佈狀態，乃以回溯性研究分析1995年全國學
童調查資料，計11,178名學童（男5,676名，女5,502名）。結果發現(1)
42.5％的學童有散光，其中88.3％是規則性散光，11.7％是不規則性散光。
(2)59.9％的散光學童是近視性，13.6％是混合性，26.5％是遠視性散光。(3)
79.9％的散光在1.0D或以下，14.3％介於1.0至2.0D。(4)近視性散光的速率
隨年齡而增加；反之，遠視性和混合性散光的速率隨年齡而減少。(5)結論是
近視性和規則性散光在台灣學童中是相當普遍的。

參、屈光矯正術

一、角膜塑形術（Ortho-K）

1.原理：採用高透氣、夜戴型的硬式隱形眼鏡片（角膜塑形鏡片），鏡片中心屈度較平坦，長期配戴，將角膜的中央部分逐漸壓平，藉以改變角膜弧度，使影像焦點回復集中在視網膜上，得以暫時減低近視和散光度數。
2.特點：①隨配戴時間的累積而逐漸降低近視度數，最佳療效可減少近視度數三百至五百度；②只需在夜間睡眠時配戴；③不需開刀傷害角膜，即可矯正近視；④新一代角膜塑形片含水量和透氧氣已改良，可一片到底；矯正完成後，不必配戴眼鏡，以後只需隔天配戴角膜塑形鏡片，即可維持效果（張朝凱，2004）。
3.缺點：①停戴一段時間後，近視度數仍會逐漸回復；②配戴方式爲夜間睡眠時配戴，角膜長期處於缺氧狀態，易感染、發炎，產生角膜病變。已有不少醫師陸續接獲發炎個案，輕者眼睛潮紅、有異物感，嚴重者角膜破損、角膜水腫或視力模糊，對視力造成嚴重傷害。③適用族群以青少年、兒童爲主，但其又易疏於清潔、保養，造成感染、發炎；④過敏性結膜炎、慢性結膜炎、乾眼症、青光眼等不適合配戴；⑤「角膜塑形術」在台灣逐漸盛行，國中、小學生的家長爲孩子配戴的意願最高，一副隱形眼鏡鏡片將近四萬元台幣，具市場利益，有些眼科醫師和眼鏡行成爲積極的推動者。⑥眼科醫學會與衛生署多次研商後，衛生署公告「角膜塑形術」屬醫療行爲，必須由眼科醫師執行，以確保安全。部分眼科醫師認爲，在未有嚴謹的醫學證明無負面效果之前，他們對此降低近視度數的療法仍持保留態度。

二、植入式隱形眼鏡

1.原理：將一片有度數的鏡片植入水晶體的前方，以矯正近視或遠視。
2.特點：植入式隱形眼鏡，適用高度近視族。
3.名稱：植入式隱形眼鏡「Implantable Contact Lens」（ICL），或可稱「Phakic IOL」，意爲「未摘除本身水晶體而植入人工隱形眼鏡」（張朝凱，2004）。

三、雷射屈光矯正手術

屈光矯正手術是改變角膜弧度（在角膜上適當切割，以減少角膜屈光度），而使光學焦點後移落在視網膜上，以達到矯正或降低近視度數的目的。一般用來治療高度不等視或因特殊職業需要而無法戴眼鏡或隱形眼鏡者。屈光矯正手術最早是以鑽石刀進行近視手術，採「RK放射狀角膜切割術」，漸改進成「ALK 層狀角膜整形術」，演進至目前的「準分子雷射屈光手術」（PRK 及 LASIK）。

LASIK 較 PRK 的穩定性高、較不疼痛、傷口癒合情況較好、安全性較高，因此使用較普遍，漸已取代 PRK。（林丕容，2002；馬偕醫院，2004；張朝凱，2004）。「PRK 準分子雷射角膜屈光術」（photorefractive keratectomy）是先將角膜上皮刮除，再用準分子雷射（Excimer Laser）照射中心角膜皮質層進行切割，治療的度數有限（600 度），且術後有角膜混濁及疼痛的後遺症，幾乎已由 LASKIC 取代。

1. LASIC 準分子雷射角膜層狀切除屈光術（Laser in situ keratomileusis）

⑴原理：先將角膜上皮掀起，形成約 0.16 公分厚度的角膜瓣後，再將準分子雷射照射在下面的角膜皮質層進行切割（八百度近視約照射四十秒，氣化掉約 0.1 公分的厚度），待雷射處理完畢後，再將上皮瓣膜蓋回。如此未破壞角膜上皮與皮質之間的 Bowman's membrane，較不會產生術後的斑痕組織增生；又因上皮未遭破壞，術後較不感到疼痛，視力恢復較 PRK 快。LASIK 可矯正的範圍較 PRK 大，近視從 100 度到 2500 度，散光從 50 度到 600 度皆可矯正。

⑵缺點：①「準分子雷射近視手術」仍有一些後遺症，如術後疼痛、眩光、角膜斑痕、角膜上皮癒合不良而影響到視力的恢復、有些狀況術後仍需要戴眼鏡（老花眼、過度矯正等）；②近視本身原本就是視網膜裂孔及視網膜剝離的高危險群，而高度近視亦可能伴隨視網膜退化等問題，「準分子雷射手術」雖可減低近視度數，但並不能改善視網膜病變的問題。③不宜手術者包括：孕婦、十八歲以下、罹患自體免疫及結締組織疾病（如風濕關節炎、紅斑性狼瘡，癒合組織能力不

佳）、有眼睛疾病及曾接受過眼部手術者皆不宜；④通常近視度數愈深，雷射氣化掉的角膜厚度愈多。一般角膜厚度約 0.5-0.6 公分，雷射手術後，必須至少保留 0.4 公分以上的角膜厚度，方能承受大氣壓力的調節。對於高度近視，而角膜厚度不足者，雷射術後二年內，可能因角膜太薄，防土牆不夠，而造成殘餘角膜不可逆的前凸，而使視力逐步降低，嚴重時必須換角膜；而患者可能在登高山、潛水或坐飛機時使病情惡化而不自知（張朝凱，2004）

2.高層次雷射視力矯正

LASIK 的瓶頸是，只能達到術前最佳的矯正視力，或因偏差而達不到。主因是眼球的屈光不正分為基本和高層次兩種，而 LASIK 只能矯正所謂基本的屈光不正，即可使用電腦驗光儀或角膜表面圖形分析儀等測量出的資料，包括近視、遠視、散光等（即眼鏡度數）；對於高層次的屈光不正，則無能為力，即來自角膜前後面、水晶體、玻璃體、視網膜等構成部分，不能用自動驗光儀測量出，包括不規則散光、球面像差等光的干擾因素（邱子宏，2000；張松柏，2000）。雷射屈光矯正手術另一創新發展，是配合高科技輔助系統——前導波掃描儀（WAVEFRONT），掃描個人的屈光狀態，再利用雷射達到精準矯正之效能（邱子宏，2003）。

張朝凱（2004）進而指出，若要達到二・〇至三・〇的超級視力（鷹視視力），則必須採用「高層次屈光不正」矯正手術，透過精密輔助測量儀，將此部分影響屈光的測量數值告知準分子雷射，在執行角膜照射時做高層次同步修正（Ablation）。新一代的智慧式（Smart Beam）雷射治療系統，乃結合 70% 的大光斑（Broad Beam）做初步的照射，再用 30% 掃描式（Flying Spots）飛點雷射來進一步修整，以達到更精準的氣化削切。並利用「角膜地圖儀」、「紅外線眼球自動追蹤儀」、「高層次像差檢查儀」等儀器，再改良角膜瓣製造的方法（例如高脈衝的水刀 water jet），「超級視力、超級視野、美麗新視界」的願景，五到十年內達到應不是夢想，但超級視力的實用性有多少仍值得探討。

第三節　眼球運動異常

壹、眼球震顫（Nystagmus）

眼球震顫係眼球不自主的、節律性的往復振動，以雙側性的居多。

一、分類

病理性眼球震顫常是視覺的、神經的、或前庭機能失調的表現，可分為眼性、耳性、中樞性和其他眼球震顫（羅興中等，1997，344頁）：

1.眼性眼球震顫

(1)眼球先天發育不良、白化症、全色盲、角膜白斑、白內障、黃斑病變等。眼震多為水平擺動型，振幅較大。

(2)某些職業（如礦工），由於光線不足，用眼不當，久而久之，黃斑錐細胞處於抑制狀態，中心視力失去固視能力而發生眼震。

2.耳性眼球震顫

為前庭功能紊亂所致，常見於慢性中耳炎、美尼爾（Meniere）氏綜合症、急性迷路炎（Labyrinthitis）等疾病，易伴有眩暈（Vertigo）、耳鳴（Tinnitus）等症狀，常為突發性發作。眼震呈水平性或旋轉性，有節律，有快、慢之分。

3.中樞性眼球震顫

常見於腦幹、小腦疾病，眼震有時為混合性，幅度較大。

4.其他眼球震顫

(1)先天性眼球震顫：原因不明，常有家庭史，視力尚好。

(2)中毒性眼球震顫：酒精、巴比妥等藥物中毒或急性傳染病時，亦可發生眼震。

二、運動的樣式

眼球震顫依運動的樣式可分爲鐘擺型眼球震顫和急動型眼球震顫兩種。

1.鐘擺型眼球震顫（Pendular nystagmus）

眼球向兩邊擺動的幅度及速度均相等。眼性眼球震顫多爲鐘擺型震顫。常見的型式如下：

(1)視力障礙性眼球震顫：先天性或出生一歲以內發生視力障礙是鐘擺型眼球震顫最常見的原因；由於傳達至腦的視覺衝動不全或缺失，致正常之固定反射無法發展而產生眼球震顫，又稱弱視眼球震顫。與中心視力損害有關的疾病較易引發眼球震顫，如白化症、先天性白內障、黃斑部病灶、視神經萎縮、高度近視、高度散光等。

(2)點頭痙攣（Spasmus nutans）：發生於四個月至二歲的嬰兒，眼球小振幅快速震盪，常伴有斜頸及點頭動作，原因不明，可爲雙側性或單側性（是單側眼球震顫最常見的原因），通常於數個月至二年內自然消失。

(3)礦工眼球震顫（Miner's nystagmus）：長久在坑道內工作的礦工，易產生細小的眼球震動。移至明亮的居住環境，可獲改善。

2.急動型眼球震顫（Jerky nystagmus）

眼球朝某一方向緩慢運動，接著朝反方向快速矯正運動。依其原因可分爲生理的或病理的兩種。耳性、中樞性眼球震顫多爲急動型震顫。常見的型式如下：

(1)眼動性眼球震顫（Optokinetic nystagmus）或鐵軌眼球震顫（Railroad nystagmus）：生理性眼球震顫，乃注視一連續移動的物體而引起的急動型眼球震顫。常用的試驗是注視轉動的繪有黑白條紋的鼓，可誘發生理性的眼球震顫，此乃正常生理系統的過份刺激。藉此試驗可判斷迷路與前庭神經之作用。由於人不能隨意控制眼球運動，故可依此試驗檢查嬰兒及兒童的視力。

(2)前庭眼球震顫（Vestibular nystagmus）：病理性眼球震顫，由前庭器半規管傳來的刺激，會引起緩慢的眼球運動；為回復到本來的眼位，遂產生快速的矯正運動，是屬於急動型眼球震顫。病理的前庭眼球震顫發生於末稍器官、核及中樞神經系統連接處的疾病。引起末稍損害的疾病常見的有迷路炎和 Meniere 氏疾病。當眼球注視前方時有急動型眼球震顫，表示前庭功能異常（耳性眼球震顫）；若注視其他方向亦出現急動型眼球震顫，表示腦幹小腦異常（中樞性眼球震顫）或藥物影響。

(3)潛伏性眼球震顫（Latent nystagmus）：是一種罕見的水平急動型眼球震顫。可由覆蓋一眼，或讓兩眼的視網膜影像清晰度不相當而誘發。眼球震顫的緩慢運動趨向被覆蓋之眼，快速運動則趨向睜開之眼。此症常伴有斜視。

三、運動的方向

眼球震顫依運動的方向可分為水平眼球震顫（Horizontal nystagmus）、垂直眼球震顫（Vertical nystagmus）、迴轉眼球震顫（Rotatory nystagmus）、及混合眼球震顫（Mixed nystagmus）。

四、運動的強度

眼球震顫的強度（Intensity）分為三級：

1.第一級：眼球震顫只發生於眼注視快速方向時。有時是生理性的。

2.第二級：不僅注視快速方向時發生眼球震顫，注視前方時亦會出現，屬病理性。

3.第三級：眼向緩慢方向注視時亦可看出眼球震顫，屬病理性。

五、治療方法

包括矯正屈光不正、三稜鏡矯正、弱視治療、手術治療、以藥物暫時抑制眼震等。

貳、斜視（Strabismus；Squint）

一、雙眼視覺

1.正視或正位（Orthophoria）

正常人的兩眼視物，應是正而平行的。當注視一個物體時，此物體的影像即分別落在兩眼視網膜的黃斑中心凹上（Fovea），再經過大腦的融像能力，使兩眼所見的影像合而爲一。兩眼的影像經由視神經路徑傳到枕部的大腦皮質，整合成單一影像，稱爲融合（Fusion），同時亦產立體感。中心凹在注視空間物體時有「直向前」的視線方向。兩眼中心凹具有共同的視線方向爲主要的「網膜相符點」；兩眼中心凹外區域亦有相同的視線方向，亦爲網膜相符點。因此，經由兩眼同時看、融合、立體感，會有「兩眼單一視」的最高視覺機能。當把融合機能去除，無論看遠處或近處，兩眼仍能同時有相同的固視點，稱爲「正視」或「正位」，正視眼固視遠處物體時，雙眼視軸呈平行；固視六公尺以內的物體時則需調節作用（Accomodation）和視軸集合作用（Convergence）。

2.隱斜視或斜位（Heterophoria；Phoria）

注視物的影像未同落於兩眼中心窩，但眼球偏移爲融合機能所矯正（即藉融合作用尚能保持雙眼視覺）；但若去除融合作用，兩眼則不平行而顯現出偏斜，稱爲「隱斜視」或「斜位」。去除融合作用後，視軸向內偏移爲內隱斜視（Esophoria），向外偏移爲外隱斜視（Exophoria），向上偏移爲上隱斜視（Hyperphoria）。

3.斜視（Strabismus）

斜視，係指兩眼視軸不正，有偏內、偏外或上、下不正的情形。斜視的患者因眼位不正，注視一個物體時，此物體影像，於正常眼落在視網膜中心凹上，於斜視眼則落在中心凹以外的位置。爲避免視物出現複視情形，一眼影像會受到抑制，因而喪失兩眼單一視機能與立體感。斜視除外觀不佳，亦

會造成視覺功能異常與弱視。

　　互相配合的肌肉失去平衡，注視物的影像未同落於兩眼中心凹，且眼球偏移無法為融合機能所矯正；即使利用融合機能兩眼仍無法具相同的遠處或近處固視點，眼睛無法發揮同時看的機能，無法融像，沒有立體感，故無「兩眼單一視」的視覺機能，稱為「斜視」。內斜視（Esotropia）是收斂性斜視，俗稱交叉眼（Cross eyes），乃非固視眼向內偏斜；外斜視（Exotropia）是發散性斜視，俗稱壁眼（Wall eyes），為非固視眼向外偏斜；上斜視（Heterotropia）為向上偏斜；迴轉斜視（Cyclotropia）則為向鼻側傾斜（內迴轉斜視）或向顳側傾斜（外迴轉斜視）。斜視可能是單眼偏移（同一眼偏移），亦可能是交替性的（每一眼均可偏移；當使用右眼固視，左眼即被抑制；反之亦然）。偏移角的測定可用遮一揭試驗（Cover-uncover test）區分隱斜視與斜視（見前表2－1），亦可以稜鏡片測得偏移角度（見前圖2－21）。

　　當一眼偏移時，同一物體在兩眼的結像就不能同在兩眼的中心凹，因而產生複視或視覺混淆。使用雙眼時，「抑制作用」會使偏移眼的黃斑部（Macula）及影像所落區域形成盲點（Scotoma），物體之影像將由優勢眼固定。幼兒在六歲前若單眼斜視未治療，抑制作用將加深，偏移眼的訊息不為大腦所接受，視力無法隨年齡發育，視力漸降低而形成「弱視」，即「懶視」。為達雙眼視覺的感覺，固定眼的中心凹與偏移眼的中心凹外區域會形成共同的視線方向，此為「異常網膜相符點」。

二、斜視的分類與治療

　　斜視一般分為內斜視、外斜視與上下斜視（如圖 3-3）。①內斜視，眼位向內偏斜。出生至一歲內發生者稱先天性內斜視，偏斜角度通常很大。後天性內斜視又分為調節性與非調節性，調節性內斜視常發生在2至3歲左右，通常伴有中高度遠視，或是異常的調節內聚力與調節比率；非調節性內斜視則和調節力與屈光狀態無關。②外斜視，眼位向外偏斜。間歇性外斜視，因患者有較好的融像能力，大部分的時間眼位可維持在正常的位置，只有偶而在陽光下或疲乏不經心時，才表現出外斜的眼位。偶而出現的間歇性外斜視，

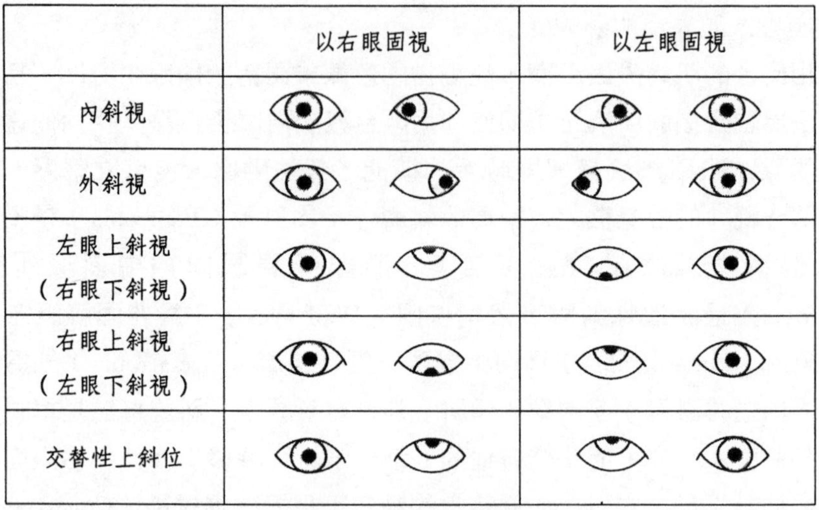

	以右眼固視	以左眼固視
內斜視		
外斜視		
左眼上斜視 （右眼下斜視）		
右眼上斜視 （左眼下斜視）		
交替性上斜位		

圖3-3　斜視的種類

Source：Reprinted, by permission of the publisher, from Medical Publishers, Tokyo, Japan, 加
藤格・奧畑ミツ工編『眼疾患者の看護』第2版，1998。

＊經日本醫學書院同意。

常會發展成終日持續的持續性外斜視。③上、下斜視，即眼位向上或向下偏斜，一般較少見，常併有頭部歪斜的情形（張朝凱，2004）。

　　斜視可大分類爲麻痺性斜視（非共慟性斜視）與非麻痺性斜視（共慟性斜視）：

1.麻痺性斜視（Paralytic strabismus）

　　由於一條或多條眼外肌發生麻痺，致眼球運動受限制，眼位向麻痺肌作用相反的方向偏斜（如外直肌麻痺呈現內斜，內直肌麻痺呈現外斜）。眼球無法朝向該肌肉之運動方向移動，又稱「非共慟性斜視」（Noncomitant strabismus）。通常第二偏位角（以壞眼固視，好眼偏斜的角度）大於第一偏位角（以好眼固視，壞眼偏斜的角度）。若發生於成年（發病前以雙眼固視者）則會有「複視」的自覺症狀；爲減輕複視的症狀常顯現「眼性斜頸」，頭位朝向麻痺肌作用方向偏斜。未曾以雙眼固視者不會有複視症狀。

　　麻痺性斜視可分爲先天性（先天發育異常）與後天性兩種。後天性眼外肌麻痺的病因包括腦血管病變（中風）、糖尿病、腦瘤、毒素（如鉛中毒、

一氧化碳中毒）、神經病毒（腦膜炎）、傳染病（麻疹、水痘、腮腺炎）、嚴重頭部外傷（頭顱骨折、出血）等等，均會損傷支配眼外肌的神經，而導致麻痺性斜視。

　　治療麻痺性斜視須先除去發病原因，以減輕神經和肌肉的損害；若麻痺肌肉仍無法恢復功能，則可考慮手術治療。

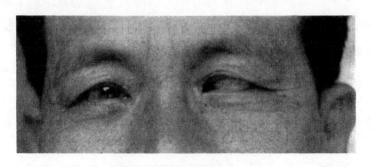

圖3－4　兩眼麻痺性內斜視

（右眼手術後，左眼等待手術）

資料來源：萬明美攝。

2.非麻痺性斜視（Nonparalytic strabismus）

　　無肌肉機能衰弱的現象，兩眼轉到任何方向，其偏斜角度均維持一定，故稱「共慟性斜視」（Concomitant strabismus）。主要為非麻痺性內斜視與外斜視，另有A或V型斜視，在向上或向下凝視時會有不同的偏斜角度。

(1)非麻痺性內斜視（Nonparalytic esotropia）：

①調節性內斜視（Accommodative esotropia）：眼肌調節過度以增強屈光力，因此雙眼湊合幅度增加，產生內斜視，通常發生於18個月至4歲的孩童，有家族性。初期為間歇性內斜視，漸發展成永久性內斜視，看近物較看遠物的偏移量大。

(a)屈光不正調節性內斜視（Refractive accommodative estropia）：係因未矯正遠視且融合機能不佳，為獲清晰的視網膜影像，需過度調節眼肌，導致過度集合運動而產生內斜視；若融合機能良好，則會形成內隱斜視。治療方法包括：ⓐ配鏡矯正遠視以減少偏移量。ⓑ看

近物較看遠物偏移量大時，可用雙焦點鏡片。ⓒ點用長效縮瞳劑，緩解調節（但可能引起虹膜併發症或全身中毒症狀，故少用）。ⓓ遮眼治療，覆蓋好眼，強迫弱視眼固視，配合弱視鏡的眼肌訓練，可消除感覺的異常抑制及異常網膜相符點，以達較佳之雙眼視覺。

(b) 非屈光不正調節性內斜視（ Nonrefractive accommodative esotropia ）：係因周邊眼肌調節過度，引起過度的集合作用；即調節作用（ Accommodation ）與集合作用（ Convergence ）不協調所致。治療方法須以手術矯正。斜視手術通常有兩種：ⓐ後移術，把眼外肌的附著點後移，削弱肌力，即是減弱太強的肌肉（ 退縮 Recession ）；ⓑ前移術，把眼外肌縮短或把附著點向前移，增加肌力，即是加強太弱的肌肉（ 切除 Resection ），使視軸平行並改善外觀，如圖3－4。

②非調節性內斜視（ Nonaccommodative esotropia ）：原因不詳，通常出生後即發現眼球偏移，常有斜視的家族史。眼球偏移可能是單眼斜視，亦可能是交替性斜視。單眼內斜視總是同一眼偏移，最易造成弱視，有明顯的不等視（ Anisometropia ）；交替性內斜視會產生交替性抑制及異常網膜相符點，但不是弱視，視力較不受影響。有些病症開始是交替固視，不久即轉爲單眼固視，偏斜角度保持一定。治療方法有遮蔽治療、手術治療、多鏡片治療（ 使中心窩視覺漸向直前位置 ）、配鏡（ 矯正不等視 ）、眼肌訓練等。

(2)非麻痺性外斜視（ Nonparalytic exotropia ）：

①隱外斜視→間歇性外斜視→外斜視：嬰幼兒的外斜視較內斜視爲少見，隨年齡增加有漸多的情形。最常見的是發散性斜視，看遠物比看近物的偏移量爲大（ 散開過度 ），發生於出生後至五歲間，有家族性；通常是由「 隱外斜視 」開始，隨生長轉變成「 間歇性外斜視 」，直至影像抑制後便演變成「 永久性外斜視 」，須以手術治療改善外觀及維持每一眼的良好視力。遮蔽治療可解除抑制，防止弱視。

②後天性外斜視：外斜視較少在成年才發生，後天性外斜視可能起因於單眼視力不良，由內斜視轉變而來，或因手術過份矯正內斜視，需以

手術療法矯正。

③調節性外斜視：主因是近視眼未矯正，近距離工作時所需的調節作用減少，致集合作用不足而使眼球外偏斜，無視覺異常現象，僅需配鏡矯正其屈光不正（近視）。

第四節　弱視（Amblyopia）

壹、定義

「弱視」是指在幼年時期，眼睛的視力發育不良，但通常並無器官構造的病變。如果單眼或兩眼的視力，無論如何都無法矯正至 0.8 以上，則可稱為「弱視」。因兩眼視力會相互競爭，通常只有一隻眼睛是弱視，約每一百人當中有三至四人（張朝凱，2004；馬偕醫院，2004）。

貳、原因

任何妨礙視覺系統發育之因素均可導致弱視；因無清晰之影像或光線刺激視覺神經系統的發育，而導致弱視。弱視最普遍的原因之一，是由斜視所引起，因兩眼分別朝向不同的方向，為避免複視，只得使用一眼，另一隻不常用的眼即成弱視。沒有斜視的小孩，雖是直視，但若是屈光不等或屈光不正，不常用的眼睛即可能形成弱視。遮蔽性的眼疾，如先天性白內障，因阻止光線在視網膜上形成清楚的影像，久而久之此病眼亦會形成弱視，某些遺傳因素亦會造成弱視。依其原因可分為：

1.斜視性弱視：偏移眼被抑制成單眼弱視。

2.屈光不等性弱視：不等視，兩眼視力差別太大，屈光不正較大之眼被抑制成單眼弱視。雙眼不等視易導致單眼弱視、損害雙眼單視功能、亦可能發展為單眼外斜視。

3.屈光不正性弱視：高度近視、遠視、散光長期未矯正，多為雙眼弱視。

4.遮蔽性弱視：嬰幼兒因先天性白內障、角膜混濁、眼皮下垂等遮光，視網膜未受足夠光刺激而影響視覺發育，導致弱視，預後不良。

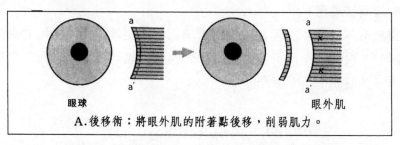

眼球　　　　　　　　　　　　　　　　　　眼外肌

A.後移術：將眼外肌的附著點後移，削弱肌力。

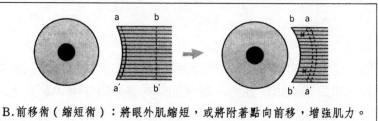

B.前移術（縮短術）：將眼外肌縮短，或將附著點向前移，增強肌力。

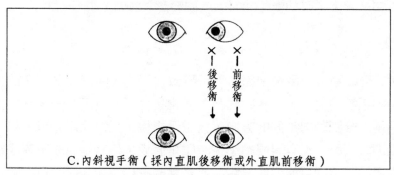

C.內斜視手術（採內直肌後移術或外直肌前移術）

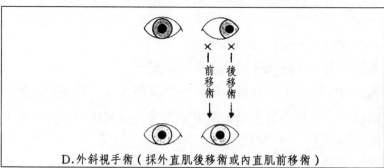

D.外斜視手術（採外直肌後移術或內直肌前移術）

圖3－5　斜視手術

Source：Reprinted, by permission of the publisher, from Medical Publishers, Tokyo, Japan, 加藤格・奧畑ミツ工編『眼疾患患者の看護』第2版，1998。

＊經日本醫學書院同意。

5.先天性弱視：嬰幼兒初生時即有視網膜或視路異常，影響視覺發育，導致弱視，預後不良，治療難以改善視力。

參、治療

一、治療原則

弱視的治療原則是消除抑制並消除異常網膜相符點，提高雙眼視覺功能。孩童的年齡越小，弱視的療效越佳。弱視治療的黃金時期是3～6歲，超過8～9歲以後便無法治療。然而若非有明顯的斜視或白內障等症狀，弱視常被疏忽，故孩童在4歲之前必須作一次詳細的視力檢查。

弱視若未治療會衍生一些問題：(1)視力差，就學就業易有挫折及自卑感；(2)若正常眼受傷或有眼疾時，弱視眼是無法取代正常眼功能的；(3)無法建立「立體感」及「深度感」，例如開車時無法準確判斷車距、無法從事精密的工作，生活上易有困擾。

二、治療方法

須先確定弱視的類型，再針對原因作有效的治療。屈光性弱視須配戴眼鏡矯正；斜視性弱視依斜視情形施予手術或眼鏡矯正；遮蔽性斜視須以手術摘除白內障或矯正眼瞼下垂；單眼性弱視施予遮眼療法，以眼罩遮住健眼，強迫弱視眼使用；另可以弱視訓練儀激發弱視眼，使其恢復視力。

1.配戴眼鏡：依醫師處方，矯正遠視、近視、散光（如圖3－6）。

2.點眼藥水：縮瞳劑，緩解調節。

3.遮眼治療：以不透光的遮眼貼布，將正常眼遮蓋，並強迫弱視眼固視，以刺激視覺神經系統的發育。(1)遮眼時如要看電視、看書，儘量用弱視眼看；(2)進行遮眼治療後視力仍需持續追蹤，4歲以上一個月一次，3歲以下每3週追蹤一次；(3)遮眼治療後，視力已達正常者，需採「漸進式」的停止方法，不要立即停止遮眼（如圖3－7）。

4.弱視訓練：以弱視訓練儀（如圖3－8）或大弱視鏡刺激視網膜的中心點，提高弱視眼視力，增進融合機能。

5.手術治療：有些斜視、先天性白內障、眼瞼下垂等需開刀矯正。

台中榮民總醫院及台灣省婦幼衛生研究所（沈秉衡、黃春雄、吳穗華、徐葭美，1999）報告1999年台灣省21縣市總計232,762名學齡前幼兒的視力篩檢結果，所採用的篩檢工具爲標準視力表及 NTU300亂點立體圖。篩檢結果如下：(1)台灣省幼兒視力異常比例爲 10%。(2)斜視弱視的罹患率爲 2.95%。(3)複檢醫師建議，26.4%需戴眼鏡；弱視需接受遮眼治療的比率爲 35.17%（1944/5528 人）。

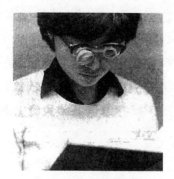

圖3－6　弱視眼鏡

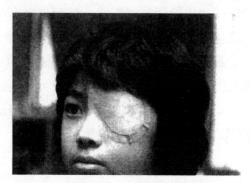

圖3－7　遮眼治療

Source：Reprinted, by permission of the publisher, from Medical Publishers, Tokyo, Japan, 加藤格・奥畑ミツエ編『眼疾患患者の看護』第2版，1998。

＊經日本醫學書院同意。

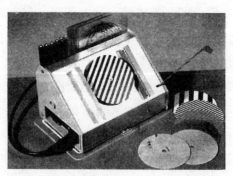

圖3－8　弱視訓練儀 CAM 視覺刺激儀

CAM Vision – Stimulator

資料來源：Clement clarke Inc.，2000.

第五節　結膜疾病與角膜疾病

壹、結膜疾病（Conjunctival Disease）

一、細菌性結膜炎

1.急性卡他性結膜炎（Acute catarrhal conjunctivitis）

(1)病因：由細菌感染引起，如 Koch-Weeks 氏桿菌、肺炎雙球菌、Marax-Axenfeld 雙桿菌、葡萄球菌、鏈球菌等。

(2)症狀：急性結膜充血、腫脹、黏液性或膿性分泌物。自覺異物感、刺癢、灼熱、畏光。

(3)治療：本症具有流行性，傳染性強，主要為接觸傳染，故患者的日常用品如毛巾、玩具等均須予消毒。患者結膜囊內的分泌物可以沖洗劑清洗，另作分泌物塗片或結膜刮片檢查，確定致病細菌再選擇有效的抗菌藥物。急性卡他性結膜炎若未完全治癒，可能轉為慢性卡他性結膜炎。

2.淋病性結膜炎（Gonococcal conjunctivitis）

(1)病因：由奈瑟氏（Neisser）淋球菌引起，依感染途徑可分為三種：①成人淋病性膿漏眼，由淋病性尿道炎經由手或衣物傳染到眼部；②新生兒淋病性膿漏眼，經母體產道感染，由患有淋病性尿道炎的母體分泌物所傳染，又稱新生兒眼炎（Ophthalmia neonatorum），除淋病奈瑟球菌感染外，尚有包涵體性結膜炎；③移轉性淋病性結膜炎，淋球菌通過血液循環轉移到眼部，通常合併有淋病性關節炎。

(2)症狀：①成人淋病性膿漏眼：ⓐ潛伏期為數小時至二日不等，ⓑ浸潤期眼瞼腫脹、結膜充血、有稀薄漿液，ⓒ膿漏期黃色濃液狀的眼分泌物增多，ⓓ恢復期瞼結膜仍充血、肥厚。淋菌球會引起角膜潰瘍、角

膜穿孔、甚至全眼球炎，導致失明。②新生兒淋病性膿漏眼的潛伏期為一至三日，多為雙眼受感染；轉移性淋病性結膜炎亦多為雙眼感染，兩者的症狀均類似成人淋病性膿漏眼，但對角膜危害性較小。

(3)治療：淋病性結膜炎是接觸傳染性疾病，應嚴加消毒與隔離，並用全身或局部抗生素加以治療。新生兒淋病性膿漏眼之預防法，是在剛出生的嬰兒兩眼各滴一滴1％硝酸銀（Cred'e 預防法；Cred'e prophylaxis）。另點用紅黴素及四環黴素藥膏可預防新生兒包涵體性結膜炎（此症無法以硝酸銀預防）。

新生兒眼睛常有較多的分泌物，以發生時間略可判斷是何種細菌感染，例如出生後二十四至七十二小時發生，大半是化學性（硝酸銀）或淋菌感染，後者會導致角膜潰瘍造成日後的失明，須注意防範及治療。若是在出生後五至七天發生，則可能是葡萄球菌及肺炎球菌感染，可給予硫胺眼藥水、四環黴素或甲黴素點眼，約三週可治癒（馬偕紀念醫院，2000）。

二、病毒性結膜炎

1.急性咽結膜熱（Acute pharyngo conjunctival fever；PCF）

(1)病因：由腺病毒（Adenovirus）第3型及第7型所引起。
(2)症狀：咽頭炎、發燒、耳前淋巴節腫脹等全身性症狀，及急性濾泡性結膜炎是本病特點，常發生於小兒，有高度傳染性。
(3)治療：小孩較成人易患此症，易流行於夏天游泳池畔，病程約十天左右，病毒性結膜炎會自行轉好，預後佳，無須特別治療。藥物治療是為減輕症狀，防止併發症發生。

2.流行性角結膜炎（Epidemic keratoconjunctivitis；EKC）

(1)病因：主要由腺病毒第8型所感染。是傳染性強的眼疾，曾引起世界性流行。
(2)症狀：本症特點為結膜大量濾泡及偽膜形成，刺激症狀顯著，有異物感、刺癢、燒灼感及水樣分泌物。當波及角膜時，有明顯的畏光、流

淚和視力模糊。本症潛伏期平均約8日，常為雙側，先後發病。本症易造成角膜上皮損害，上皮下混濁斑集中於角膜中心（角膜上皮下點狀角膜炎），持續數個月後逐漸消失，但痊癒後不會結疤，視力多可恢復正常。

(3)治療：流行性角結膜炎是接觸傳染性疾病，洗臉用具及患眼應嚴加消毒與隔離。眼藥水滴管或眼壓計亦可成為感染的媒介，使用前須加以消毒。本症無特效藥，藥物治療是為減輕症狀，防止併發感染。

3.急性出血性結膜炎（ Acute Hemorrhagic Conjunctivitis；AHC ）

(1)病因：主要由腸道病毒70型（ Enterovirus 70型 ）所引起，又稱流行性出血性結膜炎（ Epidemic hemorrhagic conjunctivitis；EHC ）。最早於1969年爆發流行於西非的迦納（ Ghana ）及奈及利亞，時值太空船阿波羅11號登陸月球之年，故本症被稱為阿波羅11號結膜炎。本症由非洲迅速蔓延至新加坡、馬來西亞、日本、印度、中國等亞洲國家及一些歐美國家。本症為接觸傳染，主要傳染途徑為患眼—水—健眼，或患眼—手或物—健眼。多數人對此症有普遍的易感性，感染後形成的免疫力時間很短，故容易導致重複感染。

(2)症狀：潛伏期短，約一至二日，急速發作，有劇烈異物感、眼痛、畏光、流淚、眼瞼腫脹、有漿液性或黏液膿性分泌，常伴有結膜出血。發病初期常發生角膜上皮點狀剝落，亦可見眼瞼濾泡增生，耳前淋巴節腫脹壓痛。

(3)治療：本症傳染性極強，須嚴格消毒隔離，控制傳染源。本症病發一週後會自然痊癒，治療重點在於減輕症狀，防止併發感染。

台北榮民總醫院和陽明醫學院眼科（邱士華、陳永樺、王永衛、翁文松、張由美、劉榮宏，1998）自愛滋病患者結膜刮取物中培養出活的巨細胞病毒（ cytomagalovirus；CMV ），為愛滋病（ Acquired immunodeficiency syndrome；AIDS ）常見的機緣性感染病毒之一，當感染眼部時，常會引起巨細胞病毒視網膜炎（ Cytomegalovirus retinitis ）。該報告提醒眼科醫師，日後在檢查愛滋病患者眼部時，應使用隔離手套，以避免由眼分泌物造成感染

之可能。

三、衣原體性結膜炎

1.砂眼（Trachoma）

(1)病因：由砂眼衣原體（Chlamydia trachomatis）所引起的傳染性結膜炎。衣原體是介於細菌與病毒間的微生物。砂眼的發病可爲急性或亞急性，再轉爲慢性期，通常是兩側性的。

(2)症狀：砂眼潛伏期約五至十四天，急性或亞急性發病初期之症狀類似細菌性結膜炎，畏光、流淚、疼痛、刺癢、黏液性或膿性分泌物；漸顯出濾泡性結膜炎的症狀，耳前淋巴節腫脹、壓痛；結膜刮片檢查可見上皮細胞質包涵體（Prowazek 小體）。數週後急性症狀消退，移行至慢性期，可反復感染，延續數年。慢性砂眼的症狀包括：①結膜混濁、肥厚，②乳頭增生（瞼結膜粗糙不平），③濾泡形成，④角膜出現血管翳（Pannus），⑤結膜瘢痕組織形成。輕症的砂眼治癒後，結膜即使留下瘢痕也不致影響視力；重症的砂眼會產生下列併發症，嚴重影響視力，甚至失明：ⓐ瞼內翻症，ⓑ倒睫或睫毛亂生症，ⓒ角膜浸潤、潰瘍、混濁，ⓓ實質性結角膜乾燥症，ⓔ眼瞼下垂，ⓕ鼻淚管阻塞及淚囊炎。

(3)治療：砂眼常發生於衛生環境較差的地方，患者的眼分泌物含衣原體，傳染性極強，須改善整體環境衛生，實施社區性預防治療。局部點用四環素（Tetracyclin）、紅黴素（Erythromycin）及磺胺劑（Sulfonamides）對砂眼衣原體有抑制作用。嚴重的砂眼成人患者，除局部點藥外，可口服四環素（孕婦及兒童忌用）或磺胺劑。砂眼療程較長，須耐心用藥，方能見療效。眼瞼瘢痕、濾泡、倒睫、瞼內翻等併發症則須以手術治療。

2.包涵體性結膜炎（Inclusion conjunctivitis）

(1)病因：由砂眼衣原體屬中眼—生殖泌尿型衣原體所感染之急性結膜

炎。新生兒是經由產道所感染，潛伏五至十四天後，產生黏液化膿性結膜炎，稱為包涵體性膿漏眼（Inclusion blenorrhea）。成人是經由性接觸傳染，感染眼部的途徑為尿道、生殖道分泌物感染。

(2)症狀：成人包涵體性結膜炎是由生殖泌尿系統感染到眼（性傳染病）有別於砂眼（眼傳眼），不會結疤或產生血管翳；主要症狀是急性濾泡結膜炎，合併耳前淋巴腺腫大、點狀角膜炎。新生兒的症狀是乳頭狀突性結膜炎，偶有偽性膜而導致結疤（扁平形）；但新生兒的結膜基質在六週之前，並無淋巴組織，故不會有濾泡形成，直至結膜炎持續二至三個月後，才會出現如同成人的濾泡和症狀。

(3)治療：成人患者及其性伴侶均須全身治療，以口服紅霉素或磺胺制劑治療。新生兒服用琥珀酸乙酯紅霉素（Erythromycin ethylsuccinate）。局部可塗用紅霉素眼藥膏（李鳳鳴等，1996，1310頁）。

四、異位性結膜炎（過敏性結膜炎）

1.春季結膜炎（Vernal conjunctivitis）

(1)病因：與第一型過敏反應有關，過敏物質可能是花粉、塵埃、毛髮、食物、陽光等。通常於溫暖的季節（春夏季）發病惡化，至秋冬即減輕，是一種反覆發生的兩側性結膜炎，常見於兒童及青春期的男孩。

(2)症狀：自覺症狀為雙眼奇癢、流淚、畏光、薄而黏的分泌物。結膜刮除物可見嗜酸性白細胞。臨床上分為瞼結膜型（如鵝卵石似的乳頭增殖）、球結膜型（角膜緣型，可見褐色的膠樣隆起小結瘤）、混合型三種，如圖3-9。

(3)治療：局部點用皮質類固醇眼藥水可減輕症狀，但會再復發，無法根治。長期點類固醇藥水會引起續發性青光眼，應予注意。遷移至涼爽的地區居住可消退或減輕此症。

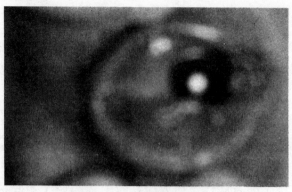

圖3－9　春季結膜炎
資料來源：萬明美攝。

2.枯草熱（Hay fever）

(1)病因：與第一型過敏反應有關，爲復發性及季節性的過敏性結膜炎。
　　過敏原爲正在開放的草花或花粉，經空氣傳播。

(2)症狀：結膜及咽喉奇癢、眼瞼水腫、白色黏稠分泌物、流淚，並同時
　　伴有呼吸道黏膜上皮細胞的過敏反應，包括過敏性鼻炎、打噴嚏、流
　　鼻水、鼻塞、哮喘等。

(3)治療：遠離過敏原（如花粉）可消退或減輕此症。冰敷可減輕癢感。
　　針對特殊過敏原作脫敏治療，包括口服抗組織胺藥物及抗過敏藥物、
　　局部點皮質類固醇或含血管收縮劑的眼藥水。

五、其他結膜病變

1.翼狀胬肉；翼狀贅片（Pterigium）：

(1)病因：可能是長期在戶外工作，受紫外線、風沙刺激引起的結膜下結
　　締組織病變；結膜慢性炎症亦可能是刺激因素，較常發生在氣候溫暖
　　乾燥的地區。

(2)症狀：眼眥區域球結膜增殖肥厚，伴有三角形不正常翼狀纖維血管組
　　織，由瞼裂間的結膜向鼻側或顳側角膜中央侵入。可能使患者產生灼
　　熱、刺痛、流淚及異物感等慢性刺激症狀，嚴重的翼狀胬肉會造成散

光（亂視），若遮蓋瞳孔則會影響視力並影響外觀。靜止性翼狀胬肉到某程度即停止發展，無明顯充血，不會影響視力。

(3)治療：靜止性翼狀胬肉無需治療；進行性翼狀胬肉接近瞳孔之前應及早進行手術治療，以免影響視力。手術後的復發是翼狀胬肉治療上最大的隱憂。在使鞏膜裸露的簡單切除之外，不斷地有許多附加治療方式被提出，例如 Mitomycin C 術中的單次使用、Thio－tepa 術後點藥、自體結膜移植等。馬偕紀念醫院（鄭惠川、汪正光，1998）的研究發現，對於復發性的翼狀贅片術中單次使用 Mitomycin C 與結膜瓣移植的效果並無差異；而對於原發性翼狀贅片術中單次使用 Mitomycin C 則較 Thio－tepa 術後點眼有效。

2.結膜炎除細菌性、病毒性、衣原體性、異位性結膜炎外，尚有黴菌性、寄生蟲性、化學性刺激及物理性刺激等結膜炎。

3.其他結膜病變包括瞼裂斑（Pinguecula）、結膜結石、瞼球黏連、眼球結合膜黃斑、異常色素沈著、鱗狀細胞癌、良性黑色素病、惡性黑色素瘤等等。

4.球結膜覆蓋在鞏膜上，鞏膜的發炎常伴有類風濕性關節炎、帶狀疱疹、紅斑性狼瘡、皮膚肌炎（屬膠原病），原因不明，可能與過敏及自身免疫有關。上鞏膜炎（Episcleritis）分為結節狀及瀰漫性兩型；鞏膜炎（Scleritis）依病變部位分為前鞏膜炎及後鞏膜炎兩種。

5.眼瞼膿腫，如圖3－10。

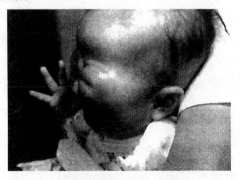

圖3－10　眼瞼膿腫

資料來源：萬明美攝。

貳、角膜疾病（Corneal disease）

角膜疾病包括角膜先天異常、營養障礙性角膜炎、病毒性角膜炎、過敏性角膜炎等。

一、角膜先失異常

1. 無角膜（Absence of cornea）

胚胎早期視杯發育時，外胚葉異常而形成先天性無角膜、無前房、無水晶體。

2. 小角膜（Microcornea）

角膜先天異常，直徑小於 10mm，常合併高度遠視、虹膜缺損、脈絡膜缺損、先天性白內障等，易發展成青光眼。由超音波眼軸測定可鑑別出小角膜。

3. 巨角膜（Megalocornea）

角膜先天異常，直徑大於 14mm，常併發高度近視。巨角膜的眼壓、視功能正常，有別於先天性青光眼（牛眼 Buphthalmos）。

4. 圓錐角膜（Keratoconus）

角膜弧度增加，前突成圓錐狀，使角膜中央區變薄，造成嚴重散光，致視力減退。後彈力層（Descement's membrance）破裂後，房水進入基質，出現急性角膜積水及水腫，可導致視力急遽減退。本症爲雙側性，女性較多。治療初期可用隱形眼鏡改善視力；若矯正後的視力仍不敷使用，則須進行角膜移植手術。

5. 先天性角膜混濁（Congenital corneal opacities）

此症常伴有其他眼異常，如虹膜、脈絡膜缺損、白內障、小眼球等。另

先天性角膜白斑（Congenital corneal leucoma）亦常見於胚胎發育異常。角膜中央混濁嚴重者，需行角膜移植手術。

二、營養障礙性角膜炎

缺少維生素 A，除暗適應能力減退（夜盲）外，尚會造成角膜白斑、角膜潰瘍穿孔的角膜軟化症（Keratomalacia）；缺乏維生素 B_1，除造成腳氣病（Beriberi）外，會導致彌漫性淺層點狀角膜炎；缺乏維生素 B_2，會造成核黃素缺乏病（Ariboflavinosis），除全身皮膚和黏膜炎症外，角膜常呈現典型的酒糟鼻性角膜炎，角膜因新生血管侵襲而混濁、常有畏光、異物感、視力減退等症狀；缺乏維生素 C，會造成壞血病（Scurvy），除皮膚常有瘀斑、牙齦易出血外，角膜常見彌漫性點狀浸潤、反覆發生角膜上皮脫落、角膜外傷時創口癒合遲緩（李鳳鳴等，1995，1426－1428頁）。此外支配角膜的三叉神經受損會導致神經營養障礙性角膜炎（神經麻痺性角膜炎，Neuroparalytic keratitis）；瞼裂閉合功能障礙、角膜暴露會導致暴露性角膜炎（Exposure keratitis）。

三、感染性角膜疾病

1.細菌性角膜炎

(1)匍行性角膜潰瘍（Serpiginous corneal ulcer）：角膜上皮損傷後，細菌侵入所致的潰瘍性角膜炎。常見的致病菌為金黃色葡萄球菌、肺炎鏈球菌、淋球菌等，常伴有慢性淚囊炎和前房膿膿。

(2)綠膿桿菌性角膜潰瘍（Pseudomonas corneal ulcer）：是由綠膿桿菌引起的角膜化膿性感染。多發生在角膜外傷處或治療不當所致，如挑取角膜異物後，或戴用不潔之角膜接觸鏡，或點用受污染的點眼液或螢光素染色劑而導致感染。角膜上皮損傷後，病程快速，造成角膜廣泛性破壞，一天內患眼急性發作，劇痛、畏光、流淚、視力下降；重症病例在2－3日內，甚至24小時內即可導致角膜穿孔，毀壞整個眼球。本症多有重度虹膜睫狀體炎症反應。

感染性角膜潰瘍常導致遮蔽性疤痕及不規則性散光，通常需要角膜移植來重建視力。對於非活動性角膜疤痕，全層角膜移植是常用且效果良好之視力重建方式。台南奇美醫院（葉啓淸、江元弘、蔡武甫，1999）報告兩例戴隱形眼鏡引起綠膿桿菌性角膜炎（Pseudomonas aeruginosa keratitis）感染及視力重建的手術治療經驗：(1)病例一爲18歲女性病患，感染後遺留6mm 直徑之輕度疤痕，中心角膜呈現10D 以上之遠視性變化，同時出現次發性白內障。經施行白內障摘除術（Clear lens extraction；CLE）及人工晶體植入手術（Phakic intraocular lens insertion）後，裸視力達0.7，可矯正至1.0，但夜間有眩光反應。(2)病例二爲27歲女性病患，感染後遺留3.5mm 直徑之淺層實質疤痕。經施以準分子雷射治療性角膜切除（Phototherapeutic keratectomy；PTK）消除疤痕及不規則性散光，但出現高度遠視及＋2度角膜混濁，裸視力0.3，可矯正至0.7。針對術後殘留之高度不等視，可考慮對側眼施行角膜屈光手術或戴隱形眼鏡以達雙眼視力重建。角膜移植手術通常是做爲最後之選擇。

2.眞菌性角膜炎

是眞菌侵害角膜所致，在炎熱、潮溼地區的夏季，全身或局部創傷或免疫力低下時較易感染。常見的致病菌爲念珠、鐮刀菌等。

3.病毒性角膜炎

(1)單純疱疹性角膜炎（Herpes simplex keratitis）：是由單純疱疹1型病毒感染。原發感染多發生於兒童期，病毒長期潛伏在體內，在發熱、創傷、勞累、精神壓力，或免疫力低下時活化，引起角膜炎症，同一眼會反覆復發。樹枝狀角膜炎（Herpes simplex dendritic keratitis）是疱疹病毒感染之主要症狀，其他單純疱疹性角膜炎尙包括地圖狀角膜炎（Herpes simplex geographic keratitis）、盤狀角膜炎（Herpes simplex disciform keratitis）等。

(2)腺病毒性點狀角膜炎（Adenovirus punctate keratitis）：是腺病毒第8型感染所致的流行性角結膜炎，即流行性角結膜炎 EKC。本症主要是

通過人與人之間的接觸、游泳池或水源污染而傳播。

(3)帶狀疱疹性角膜炎（Herpes zoster keratitis）：由水痘、帶狀疱疹病毒感染所致，多伴有額部及皮膚帶狀疱疹，常侵及角膜上皮、基質或形成潰瘍。

四、過敏性角膜炎

1.角膜基質炎（Parenchymatous keratitis）

(1)梅毒性角膜基質炎（Syphilitic parenchymatous keratitis）：是角膜對梅毒螺旋體（treponema pallidum）的過敏反應所致基質彌漫性炎症，臨床上分爲先天性（5－20歲之間發病）和後天性（年齡較大）。

(2)結核性角膜基質炎（Tuberculous parenchymatous keratitis）：是結核桿菌（mycobacterium tuberculosis）侵犯角膜，或角膜對結核菌素的過敏反應而致角膜基質炎症。

2.泡性角膜炎（Phlyctenular keratitis）

是角膜對異性蛋白過敏，如對結核桿菌蛋白過敏或對腸寄生蟲蛋白過敏，多見於營養失調兒童（羅興中等，1997，141頁）。

五、角膜移植手術

角膜的疾病和病變常使角膜由透明而變混濁，由光滑而呈凹凸不平，由一定彎曲度而變形，導致嚴重視力障礙。角膜移植術（keratoplasty；Corneal transplant）是將有瘢痕或變形的角膜組織切除而置換他人透明的角膜，如圖3－11。手術方法有二（李鳳鳴等，1996，1482頁）：

1.板層角膜移植術（Lamellar keratoplasty）

只切除角膜前面的病變組織，留下底層組織，作爲移植床。適合角膜病變未侵犯角膜實質深層或後彈力層，且內皮細胞功能正常者。

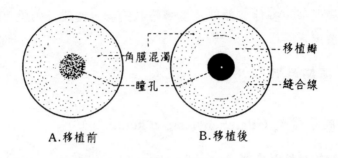

角膜混濁
瞳孔
移植瓣
縫合線

A.移植前　　　　　　　　B.移植後

圖 3-11　角膜移植手術

Source: Reprinted, by permission of the publisher, from Medical Publishers, Tokyo, Japan, 加藤格‧奧
　　畑ミツエ編『眼疾患患者の看護』第 2 版，1998。

*經日本醫學書院同意。

2. 穿透性角膜移植術（Penetrating keratoplasty）

穿透性角膜的適應症包括圓錐角膜、角膜瘢痕、角膜炎、角膜營養不良、
角膜內皮細胞功能衰竭等。按手術的目的可分爲四類：(1)光學性角膜移植，
治療角膜混濁，增加視力；(2)成形性角膜移植，恢復角膜變薄、穿孔的組織
結構；(3)治療性角膜移植，治療藥物處理失敗的角膜潰瘍、穿孔或其他角膜
病變；(4)美容性角膜移植，已無視功能，角膜混濁，手術改善外觀。

目前角膜移植手術皆是利用捐贈的死屍角膜組織進行，對於無數角膜缺
乏幹細胞的病患，仍無濟於事。幹細胞的作用是把角膜組織和病患的眼部活
組織連接起來；早在 1986 年，我國旅美生物細胞學家孫同天教授即發現，輪
部組織的幹細胞可不斷供應角膜表皮所需的細胞，藉以阻隔鞏膜的血管及組
織進到角膜，使角膜保持透明，免於因血管組織侵入增生而造成角膜混濁、
視力受損或失明，此發現爲國際眼科醫學注入新的治療觀念。台北長庚醫院
（蔡瑞芳等，2000）曾以人體羊膜培養眼球輪部幹細胞移植，取代角膜移
植，臨床治療了九十多位患者，有六十位病患改善視力。其中自體移植有四
十二位，成功率達百分之百；異體移植成功率爲百分之五十四。美國加州大

學研究人員亦已成功地在實驗室中培育出首批附有幹細胞的完整人類角膜表層組織，並以此組織爲六位角膜缺乏幹細胞的失明者作移植手術，其中有五人恢復部分視力（國際新聞中心，2000）。

國人對傳統全屍的觀念尙盛，器官捐贈風氣未普及，所以角膜來源取得不易，而有越來越多的病患需施行角膜移植以改善視力，爲有較充分的時間作各項傳染性疾病的篩檢及計畫的評估，故角膜若能較長期間保存，將可提高角膜移植手術的安全性。高雄醫學院（林昌平、李弘志，1998）指出角膜保存期限可分爲三類，即：

(1)短期保存（含密閉濕室法、EP 及 EPⅡ溶液和 MK medium）；

(2)中長期保存（含 K－Sol, CSM, Dexsol, Optisol 等溶液及器官培養法）；

(3)長期保存（含冷凍保存方法）。

以上各種角膜保存方式各有優點及缺點。未來如何研發一種完美的保存液，可完整地保存角膜內皮細胞之活性，使角膜於保存期間不腫脹，保存及運送方法簡便，保存時間長久，角膜免受感染，或可迅速偵測出感染，皆是未來努力的方向。

第六節　葡萄膜疾病

壹、葡萄膜炎（Uveitis）

一、病因

1.外因性葡萄膜炎

細菌經由外傷或手術創口感染眼球，引起化膿性葡萄膜炎。

2.內因性葡萄膜炎

由身體其他部位的感染病灶轉移而來，例如鏈球菌感染（免疫因素）、

梅毒、結核、麻瘋、淋病、肺炎等傳染病感染，引起化膿性葡萄膜炎，進而形成全眼球炎的症狀，稱爲轉移性眼炎。

二、症狀

1.前葡萄膜炎（虹膜炎、睫狀體炎、虹膜睫狀體炎）

自覺症狀包括疼痛、流淚、畏光（沿三叉神經分佈刺激）、視力減退、視野缺損。他覺症狀包括睫狀體充血、角膜混濁、房水混濁、瞳孔縮小、虹膜變色。前葡萄膜炎會使眼壓產生變化，虹膜後黏著，併發續發性青光眼，嚴重時會造成眼球萎縮，視力完全喪失。

2.後葡萄膜炎（脈絡膜炎）

自覺症狀包括光視、變視，但不會疼痛。脈絡膜炎性滲出物侵入視網膜，兩者呈現相似的水腫與混濁，病灶境界不清，故又稱脈絡膜視網膜炎。

3.交感性眼炎（Sympathetic ophthalmia）

本病是一種特殊類型的眼炎，爲眼外傷嚴重之後果。當一眼穿通受傷（或手術）後，呈現慢性色素膜炎時，而於日後在另一眼引起同樣性質的炎症，稱爲交感性眼炎。一般在傷後2週～8個月發生，最危險期在4～8週，但可早至數天，晚至10年以上。病因不明，可能因眼球穿通傷提供眼內抗原（病毒）到達局部淋巴結（結膜）的機會，而引起自體免疫反應（羅興中等，1997，170頁）。

三、治療

葡萄膜炎的治療須對症下藥，例如散瞳劑（阿托平 Atropine）可將虹膜後黏連剝離，預防續發性青光眼，並可舒緩虹膜括約肌，故常用來治療虹膜睫狀體炎。皮質類固醇類藥物可防止炎症對眼組織的破壞，對葡萄膜炎有一定的療效，但須謹慎用藥，以免產生副作用。

貳、葡萄膜先天異常

一、白化症（白子；Albinism）

1.病因

本病是遺傳性黑色素代謝障礙，係因先天缺少一些酵素（酪氨基酸酶）（Tyrosinase），致由「酪氨基酸」（Tyrosin）合成黑色素（Melanin）受阻，形成黑色素稀少或缺失。可單獨侵犯眼、皮膚、毛髮（局部性白化症），亦有三者色素均缺損者（泛發性白化症）。

2.症狀

虹膜淡而透明，可見脈絡膜血管網（脈絡膜及網膜缺乏色素）。畏光、眼球震顫、視力障礙為主要特徵。

3.治療

本病具有家族性，是隱性遺傳疾病；若父母雙方都有白化隱性基因，即可能出現白化症子女，而子女中可能連續出現白化症者，亦可能有正常髮膚眼者；省立台中啓明學校即有白化症兄妹就讀同校之案例，故須提供患者遺傳諮商。本病尚無有效療法，配戴遮光眼鏡或有色隱形眼鏡稍可減輕畏光的症狀。台灣自1987年起即成立有「白化症者聯誼會」，目的在凝聚成員力量，輔導白化症者建立自信的生活，並加強宣導社會大眾對白化症的認識，由了解而接納。

二、虹膜異色（Heterochromia iridis）

1.病因

虹膜異色即兩眼虹膜顏色異常，可能是體染色體顯性遺傳。若伴有耳

聾、內眥移位、鼻橋寬厚、前額白髮，則稱爲瓦登伯革症候群（Waadenburg-Klein Syndrome），見本書彩圖。台中啓聰學校曾有數名虹膜異色的聾生，其中有三位是兄妹，有的呈現兩眼藍色虹膜，有的呈現一眼藍色一眼棕色虹膜，視力均爲正常。

2.症狀

若是屬 Waadenburg-Klein 症候群，虹膜顏色雖異常，但視力不受影響。若是睫狀體炎併有虹膜的脫色素，虹膜和睫狀體會顯現萎縮，有些個案會形成白內障，造成視力模糊。

3.治療

虹膜異色不會自行消失，亦無法治療。形成的白內障可以手術移除。對患有虹膜異色的聾者須提供其遺傳諮商。

板橋亞東紀念醫院（王璋驥、麥令琴、李耀輝，1999）報告三例瓦登伯革症候群，皆屬同一家庭：(1)第一例爲36歲母親，右眼虹彩全藍，左眼虹彩部分藍色，雙側全聾，內眥移位和雙側眼底色素變化；(2)第二例爲第一例11歲之大女兒，右眼虹彩全藍，雙側全聾，內眥移位和雙側眼底色素變化，左眼之裸視及矯正視力分別爲5/60及6/60；(3)第三例爲第一例9歲之小女兒，雙側虹彩全藍，雙側全聾，內眥移位和雙側眼底色素變化。

參、葡萄膜惡性黑色素瘤（The uveal malignant melanoma）

眼睛之惡性腫瘤（眼癌），依位置，可分爲眼內腫瘤及眼窩腫瘤兩大類。眼內腫瘤會快速影響視覺，而眼窩腫瘤會造成眼球凸出及疼痛，兩者之臨床症狀皆相當明顯，很容易及早發現，且應即早治療。這些腫瘤移轉速度均很慢，因此，治療上，多偏重利用腫瘤全切除、眼球剜除或放射線來治療，較少使用化學治療。眼內惡性腫瘤有脈絡膜黑色素細胞瘤（成人）、視網膜胚母細胞瘤（小孩）、眼皮上的惡性腫瘤、眼內轉移性腫瘤等（林嘉理，2002）。

葡萄膜惡性黑色素瘤是最常見的眼內惡性腫瘤，解剖位置以「脈絡膜」最多（80%），睫狀體（12%）及虹膜較少。脈絡膜惡性黑色素細胞瘤較常發

生於 50 至 60 歲的白種人，發生率約 6 人／百萬人／年。男性多於女性，藍色瞳孔多於褐色瞳孔，有色人種較少見。至於眼內轉移性惡性腫瘤，亦最常見於脈絡膜，男性以肺癌，女性以乳癌轉移最多。

基隆長庚紀念醫院及台大醫院（欒夢玲、彭曄，2000）回溯長庚醫院北院區眼科過去10年間，因葡萄膜惡性黑色素瘤接受眼球剜除術的19個病歷及病理切片。統計發現，病患平均年齡47.8歲，男女比例略等（9：10），腫瘤大小多為中等以上。解剖位置僅1例發生在睫狀體；1例未知；其餘皆由脈絡膜產生。3個病例發生肝轉移，其中2例已逝世；另有一病例於發病時同時檢測出直腸癌；一例於外院接受眼球內容物剜除術後，發生眼窩內轉移；未有肺臟轉移之病例；其餘病患術後穩定。肝轉移通常是此症致死病因，故術前術後詳細及定期的肝功能及肝臟超音波檢查是很重要的追蹤因子。

脈絡膜惡性黑色素細胞瘤，在腫瘤還小時，患者並無自覺症狀，僅視野周邊有暗影。長至某一程度後，侵犯視網膜中心黃斑部及視神經，或引起視網膜剝離，視力即嚴重受損。腫瘤大多發生於局部周邊組織的轉移，而全身性轉移的機會少且緩慢。因此，治療上，仍偏重於眼內腫瘤之雷射、冷凍或放射線照射治療（林嘉理，2002）。

第七節　視網膜疾病

壹、視網膜剝離（Retinal detachment）

一、病因

視網膜剝離是指視網膜內層（神經上皮層，共九層）與視網膜色素上皮層分離。在組織結構上，視網膜色素上皮層與脈絡膜緊黏著，而與視網膜內層之間存有潛在性空隙。主要是色素上皮層是由視杯外葉演變而成，而其他九層是由內葉分化而成，其後內、外葉由玻璃體壓迫而相互接觸形成視網膜，因此兩者間有潛在空間，一旦有外來因素或視網膜病變時，內層與外層

即分離。視網膜內層離開脈絡膜，掉入玻璃體腔，一方面失去脈絡膜所供應
的血液營養，另一方面失去正常位置而喪失功能，視力將急遽下降。視力減
退的程度與視網膜剝離的時間、部位、範圍有關——剝離越久，恢復正常機
能的可能性就越小；剝離部位越接近黃斑部，視力受損情形越大；剝離範圍
越大，視力障礙情形越嚴重，若全脫離時，視力可完全喪失，如圖3－12。

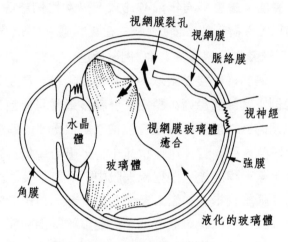

圖3－12　視網膜剝離模式圖
資料來源：西村哲哉，1996。

　　視網膜的周邊常因視網膜變性（如高度近視、年老）而變薄，漸演變成
裂孔，玻璃體液由裂孔滲入視網膜與脈絡膜之間，視網膜被滲入的玻璃體液
剝開，離開脈絡膜，掉入玻璃體腔，即形成視網膜剝離，依其病因可分爲原
發性與續發性兩類。

1.原發性視網膜剝離

(1)高度近視：多數視網膜剝離的病人有高度近視，由於近視眼的眼軸較
　　長，視網膜容易變性、變薄而造成視網膜裂孔，進而剝離。

(2)老年性病變或退化：年紀較大，視網膜較易產生格子狀變性、玻璃體液化、萎縮，因玻璃體牽引視網膜而造成牽引性視網膜剝離。

(3)家族性：視網膜剝離本病未必具有遺傳性，但誘發視網膜剝離的視網膜變性（如近視的遺傳）卻有家族性。

(4)眼球外傷：眼球挫傷及銳傷會造成視網膜裂孔，進而剝離。間接的外傷（如頭部、腹部）亦可能使視網膜剝離，高度近視者應避免激烈或危險的運動。

2.續發性視網膜剝離

(1)與全身性疾病有關：如糖尿病性牽引性網膜剝離、妊娠毒血症或尿毒症所引起的視網膜病變、白血球過多症等。

(2)與其他眼部障礙有關：如脈絡膜或眶部腫瘤、交感性眼炎、葡萄膜炎等。

(3)眼球內手術：白內障手術以後，尤其是囊內手術，視網膜剝離的危險性會增加。

二、症狀

1.一般症狀

(1)光視症（Flash vision）：出現閃光的視覺症狀，此乃變性的玻璃體對視網膜的機械性牽拉所致。

(2)飛蚊症（Spotted vision）：自覺眼前有黑點或漂浮物出現，如同蚊蟲飛動，此乃玻璃體混濁、網膜裂孔所致。

(3)變視症（Distorted vision）：視物變形，將物體看成偏歪、扭曲。

(4)視野缺損（Visual field defects）：眼前似有雲翳或黑幕遮蓋部分視野。

(5)視力降低（Visual loss）：視網膜剝離的部位若發生在黃斑部，中心視力會大為降低或喪失。

2.患者主述症狀（中途失明，全盲）

「我在高中時高度近視一千多度，大學期間視網膜裂孔，有明顯的飛蚊症，大小手術約十多次，開刀太多次，視網膜積水、玻璃體混濁摘除掉，又併發白內障，勉強撐到大學畢業，已全盲，無光覺。」（女性）

「一開始看到定點不動的小黑點，暗點，漸有閃光，光散開的現象，大概是視網膜裂孔，有時一個光散滑過去，有時出現一個光散，慢慢往周圍散開……光線出現時會有暫時性的失明，到後來越來越嚴重，出現視野缺損，範圍擴大……除周圍視野缺損外，黃斑部也有水腫的現象，看直線會扭曲、彎曲，看白色會有部分變成黃色……視網膜剝離一半，視力只剩光覺，漸漸就全盲了。」（女性）

「雖然已無光覺，但仍有視幻覺浮現在眼前而感到困擾……沒光覺，全黑，灰黑……但很累時，我睜著眼或閉著眼，意識清醒時，會看到很多人的形狀輪廓……是人，很詭異，會一直遠近移動，很多，幾十個，一個一個分很清楚，很密……一天出現一、二次，大部分是晚上，幾分鐘就消失，無法追蹤，有點困擾。」（男性）

三、治療

視網膜剝離須採用手術治療：(1)裂孔封閉手術──主要原理是利用電凝固、光凝固（圖3-13）、冷凍凝固，造成沾粘，封閉視網膜裂孔；再把視網膜與脈絡膜之間的液體抽乾；(2)促進復位手術──合併鞏膜扣壓術、鞏膜切除短縮術、鞏膜環紮術等，將已脫離的視網膜復位，期能恢復有用的視力，如圖3-14。

電凝固是利用透熱（diathermy）裝置（高頻電流，可使組織熱凝固）從鞏膜側凝固。冷凍凝固是利用冷凍手術裝置，從鞏膜側凝固。光凝固（即雷

射、激光）是將氫激光（argon laser）、氪激光（krypton laser）、氙激光（xenon）等強烈的光線照射到吸收的組織，使組織因熱作用而產生凝固的方法，從玻璃體側凝固。光凝固常用於視網膜剝離、糖尿病性視網膜病變、早產兒視網膜病變、視網膜或脈絡膜腫瘤、青光眼等等。另 YGA 激光治療則是利用激光的衝擊作用（非熱用），而將膜切開，常用於人工晶體植入手術後之續發白內障的治療。

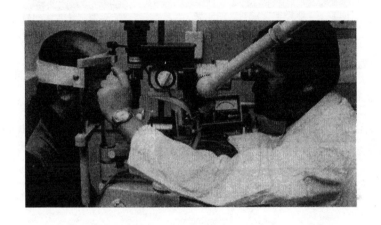

圖3－13　光凝固

Source：Reprinted, by permission of the publisher, from Medical Publishers, Tokyo, Japan, 加藤格・奧畑ミツ工編『眼疾患患者の看護』第2版，1998。

＊經日本醫學書院同意。

貳、早產兒視網膜症（Retinopathy of Prematurity; ROP）

一、病因

此症以往稱水晶體後纖維增殖症（Retrolental fibroplasia），後改稱早產兒視網膜症，為兩側性視網膜血管病變。病例通常是體重輕於1500gm，懷

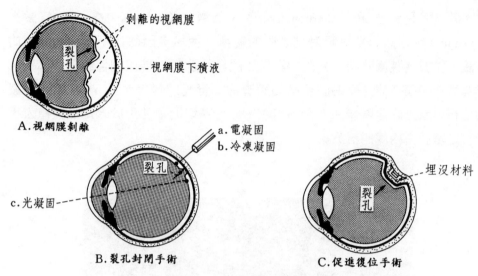

圖3－14　視網膜剝離手術

Source：Reprinted, by permission of the publisher, from Medical Publishers, Tokyo, Japan,
加藤格・奧畑ミツ工編『眼疾患患者の看護』第2版，1998。

＊經日本醫學書院同意。

胎三十週以下的早產兒。由於顳側周邊血管未成熟，加上保溫箱高濃度氧氣
的供應會使網膜血管收縮、閉塞、攣縮、出血，引起血管增殖性變化，牽引
視網膜剝離而致盲。剝離的視網膜和纖維化的玻璃體在水晶體後形成黃白色
的組織塊，而使瞳孔呈現白色，故稱為水晶體後纖維增殖症。

　　公元2000年就讀於國立台中啓明學校學前班的五名盲童中，有四名是早
產兒視網膜症，其中三名曾安置於保溫箱。家長多歸咎於氧氣治療，而有醫
療糾紛；醫師則認為體重輕、懷孕週期短的早產兒，其視網膜血管原先就發
育不成熟，易有早產兒視網膜病變，因而發生視網膜剝離而致盲，非氧氣治
療之過失。

早產兒除了視網膜病變外，視覺的發育亦較足月兒困難。馬偕紀念醫院（吳愛卿、藍郁文，1999）的研究發現，在該院189位早產兒中（體重小於1500克，懷孕週期小於36週），48.6％有弱視，32％有屈光不正，7.8％有不等視，10.5％有近視，25.5％有散光，22.1％有斜視。患有早產兒視網膜病變的程度越嚴重，則弱視、屈光不正、不等視、斜視的比例越高，故早產兒除應注意視網膜篩檢工作外，亦應注意視力、眼位和屈光狀態，以便早期發現異常，早期治療，使早產兒有健全的視覺發育。

二、分期

1.第一期：顳側周邊視網膜產生異常的新生血管。

2.第二期：新生血管與無血管區形成分隔的界限。

3.第三期：新生血管伸入玻璃體，玻璃體逐漸混濁，產生纖維血管增殖。

4.第四期：視網膜下滲出液及視網膜牽引造成視網膜剝離，若完全剝離則會致盲。

三、治療

早產兒須定期施行眼底檢查，氧氣治療應謹慎（間歇使用、減少氧含量或儘早停用）。新生血管及滲出物以光凝固法及冷凍凝固法治療；牽引性視網膜則須以鞏膜扣壓術治療。

馬偕紀念醫院（藍郁文、吳愛卿，1999）針對342位體重小於1500克或懷孕週期小於36週，繼續於該院追蹤且尚存活的早產兒，追溯其出生時之眼底視網膜檢查結果，以了解早產兒視網膜病變的發生率和臨床發展過程。結果發現：(1)53.8％有早產兒視網膜病變，11.7％達閾值需接受冷凍治療。(2)160位患有視網膜病變且追蹤記錄完整的早產兒中，28.8％有 plus sign，76.9％會自行消退，而23.1％達閾值需接受冷凍治療，其中83.8％於冷凍治療後不再惡化。(3)早產兒視網膜病變的發生率及嚴重程度，以體重輕及懷孕週期短者較高。(4)首次出現視網膜病變的時刻及視網膜病變最嚴重的時刻與

出生體重和懷孕期間有反比關係，即出生體重越小，懷孕週期越短者，視網膜病變於出生後越晚出現，且視網膜病變於出生後越晚開始消退。(5)整體而言，早產兒視網膜病變開始於出生後 6.3±2.4 週，最嚴重的時刻出現在出生後 7.9±3.6 週，因此於出生後 4-6 週開始進行眼底視網膜檢查，為合理的篩檢時刻。

參、視網膜胚母細胞瘤（Retinoblastoma）

一、病因

此症又稱視網膜膠細胞瘤（Glioma retinae），專犯出生二週至三歲的嬰幼兒，是僅次於脈絡膜惡性黑色素瘤之眼內腫瘤。此症與遺傳有關（體染色體顯性遺傳），亦有非遺傳性（發散性）或基因突變所致。

二、症狀

1. 貓眼期

在暗處可見瞳孔有黃白色光澤（貓眼），此乃腫瘤增生到玻璃體內。

2. 青光眼期

因眼內容物增加致眼壓上升，形成續發性青光眼，流淚、畏光、角膜擴大，此乃嬰兒型青光眼（牛眼）。

3. 轉移期

腫瘤增殖，沿視神經轉移到腦部，或隨血液循環移轉到骨骼、肝臟，此病可致命。

三、治療

本症可致命（如圖 3-15），早期發現與治療可保全性命。對兩眼腫瘤者通常只摘除較嚴重的一眼，較輕微的眼睛則施以放射線療法、光凝固法、

化學療法等方法，以保存眼球。若單眼或兩眼腫瘤體積均很小，則採較溫和的療法而不摘除眼球。

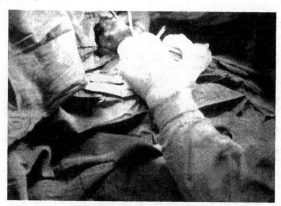

圖3-15　視網膜胚母細胞瘤（Retinoblastoma）手術中
（病患年僅三歲，手術後不幸死亡）

肆、視網膜色素變性（Retinitis pigmentosa）

一、病因

是遺傳性視網膜疾病，以體染色體隱性遺傳方式傳遞（亦有顯性遺傳或性連遺傳），桿細胞缺損，色素上皮萎縮。充滿上皮色素的細胞結集成骨針型的色素變性排列；網膜動脈及靜脈狹細；眼底混濁，散佈色素斑，視神經盤呈泛黃白色。常合併發生的眼疾為近視眼、白內障、青光眼。醫學上有一種Usher syndrome，有三種類型，其中第二類型在出生時即有重度聽障，而在青春期末期至二十多歲時逐漸顯現視網膜色素變性的症狀，夜盲、視野內縮、視力喪失，而形成「盲聾雙障」（Miner, 1997）。

二、症狀

1. 一般症狀

通常在十四、五歲發病，暗適應產生障礙，「夜盲」徐徐地進行，漸

「視野狹窄」內縮成「管狀視力」(Tunnel vision),到五十歲以後黃斑部視力喪失,即使白天也有嚴重的視力障礙。

2.患者主述症狀

「大約二十歲左右,夜晚視力變差,經常碰東碰西,剛開始以為光線不足,因為白天都還無所謂……越來越嚴重,暗適應很差,從屋外走入屋內,要很久才能適應,進電影院十多分鐘,還找不到座位……漸漸視野變窄,邊邊看不到,集中在眼前……,退化很快,現在已看不到影子,一眼還有光覺。」(男性)

「一出生聽力就不好,上大學才戴助聽器。十歲發現有夜盲,不知不覺視野縮窄,一點一滴隨年齡惡化,三十六歲時已看不到兩邊,漸漸又盲又聾,無法再工作。」(男性)

「我因視網膜色素變性失明,只殘留約一根手指頭的模糊視野,有光覺……整個感覺,視野像是一個五度空間的球體,像是彈珠,有些是透明,有些像毛玻璃,不是很清澈,粉紅色、黃色、網狀,各式各樣的形狀,小燈泡,一百燭光,不停在動,跑來跑去……靠邊邊,有橘紅色的火輪,不停的轉動……其他是白色光,像電影光學的效果,水波盪漾,起漣漪,一水波,一漩渦,七彩都有,藍色弧形……這樣的五度空間,一張開眼就跟著我,成為我生活的一部分,揮不掉。」(女性)

三、治療

無特殊的治療方法,需提供遺傳諮商以預防疾病的傳衍。

伍、糖尿病性視網膜症(Diabetic retinopathy)

一、病因

是糖尿病的併發症,乃因視網膜血管病變而引起血管內容物滲漏,造成視網膜組織傷害,致視物模糊,視力喪失,是成人失明的主因之一。此症可分為背景型視網膜症及增殖型視網膜症兩種型態。

1. 背景型視網膜症（Background retinopathy）

早期糖尿病視網膜病變使網膜細微血管變窄、閉塞，其餘微血管則擴張成囊狀。這些病態的微血管會滲漏血液，引起視網膜水腫或形成滲出物沈積於視網膜，但視力尚未受影響。若滲出物侵襲黃斑部引起黃斑水腫，視力則會減弱。

2. 增殖型視網膜症（Proliferative retinopathy）

糖尿病使視網膜組織因微血管病變而缺氧，導致滲出物——新生血管、出血等變化。由於新生血管的血管壁較脆弱，易破裂、出血流到玻璃體，使玻璃體混濁致視物模糊。另一方面，異常的新生血管會成為疤瘢組織，玻璃體也隨之纖維化（結疤）而收縮，牽拉視網膜使其掉入玻璃體腔，形成視網膜剝離。異常的新生血管尚會沿虹膜組織衍生，阻礙房水的排流而引起「新生血管性青光眼」，造成視力喪失。

二、症狀

1. 一般症狀

背景型視網膜症因視網膜水腫偶有眩光感的自覺症狀，但視力不受影響（若侵害黃斑部，視力則會減退）。增殖型視網膜症通常不會疼痛，但視力將遽減。

2. 患者主述症狀

「小時候就有糖尿病，二十八歲時網膜血管出血，眼睛視線有血液，還有囊狀的影子擋住視線⋯⋯檢查出是牽引性網膜剝離，手術和雷射各做三次，一年之間就連光覺都消失了。」（男性）

三、治療

除控制糖尿病穩定血糖外，可使用「外雷射光凝固」治療，封閉視網膜

滲漏的微血管並防止新生血管增生。

　　對出血混濁的玻璃體可採用「玻璃體切除術」，再以清澈之液體替代，視力可因而獲得改善。開刀時可使用眼內雷射（endo Laser）做光凝固療法，但須注意脈絡膜剝離之併發症。

　　新光吳火獅紀念醫院（林偉欣、鄭成國、盧雪王，1999）報告使用玻璃體切除術、鞏膜扣箍術並於眼內施行二極體雷射「泛視網膜光凝固術」治療糖尿病增殖性視網膜病變後，產生脈絡膜剝離及滲出性視網膜病變之臨床觀察經驗。總共病例28位（28眼），多數為牽引性視網膜剝離合併視網膜前纖維膜，結果病患的年齡、性別、高血壓有無及手術時間長短與術後併發症發生機率無關，但手術中光凝固術之雷射發數的多寡與術後脈絡膜剝離有關。

　　有鑑於近十年來國人之糖尿病罹病率增加，患病年齡年輕化，而糖尿病性視網膜症為糖尿病患者視力受損之重要因素，馬偕紀念醫院（謝瑞玟、韋熙、陳立仁、李以青，1999）乃試圖建立一套完整的、跨科別的轉診流程，使糖尿病患者自疾病早期即能定期接受眼科一般及視網膜檢查，早期發現，及早施行雷射治療，以有效降低糖尿病性視網膜症造成之視力損傷。完整有效的轉診流程運作有賴於各科別間密切合作，及患者之衛教，及醫護人員與患者間之互動等。

陸、黃斑變性（**Macular degeneration**）

一、病因

1.遺傳性黃斑變性（here – macular dystrophy）

是少見的眼病，相對可見的有：

(1)Best 氏病（Best′s disease）：又稱卵黃樣黃斑部變性（Vitelliform macular dystrophy），是一種少見的遺傳性原發性黃斑部變性，發病年齡大多在6～12歲之間。病因為原發於視網膜色素上皮層的常染色體顯性或隱性遺傳性疾病。

(2)Stargardt 氏病：大多在恆齒生長期間開始發病，又名少年型黃斑部變

性，是一種原發於視網膜色素上皮層的常染色體隱性遺傳病（黃叔仁、張曉峰，1994）。

2.老年性黃斑盤狀變性（Senile disciform macular degeneration）

是老年人失明的主因之一。病因不明，可能由於黃斑部脈絡膜毛細管缺血，繼發脈絡膜毛細血管新生，發生滲出和出血，最後在黃斑形成盤狀病變（李美玉，1994），亦可能由於遺傳、慢性光損害、營養不良、中毒、免疫性疾病、心血管系統及呼吸系統等全身性疾病有關，或多種因素綜合作用的結果（黃叔仁、張曉峰，1994）。

哈佛大學醫學院的研究人員正在設計一種電腦晶片視網膜，針對光感應錐細胞（如黃斑變性）和桿細胞（如視網膜色素變性）損傷，但與腦的聯繫正常者（美國報，2000）。此項裝置包括兩個晶片，一個功能類似太陽能板，特別玻璃上的雷射光射在板上，為第二個晶片提供電力，另一個小照相機樣的設備，把視覺影像轉成雷射影像，再由第二個晶片轉成傳送給大腦的信號，該研究群預期在五年內進行人體研究，希望在下個世紀幫助一些失明的人恢復視力。

二、症狀

1.一般症狀

中心視力損害，症狀為中心暗點（如圖3－16），視力漸減退，晚期可失明。

2.患者主述症狀

「國中以後視力開始退化，高中休學後在家，到了二十歲，中心視野就全被擋住……，旁邊視野稍有影像，可以行動，中間就都看不到。」（男性）

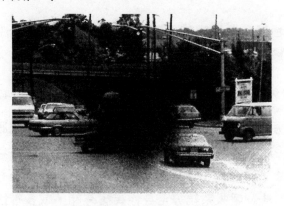

圖3－16　黃斑變性（ Macular degenration ）
（ 中心視力損害，呈現中心暗點 ）

第八節　水晶體疾病

水晶體疾病包括白內障、水晶體脫位、水晶體先失異常等。

壹、白內障（Cataract）

白內障係指眼球內的水晶體由清澈透明變爲混濁，阻擋部分或全部光線進入視網膜，造成視覺模糊。白內障的病因是多方面的，包含遺傳和先天因素、代謝障礙、年老和全身性疾病等內在因素及外傷、中毒、眼部疾病等外在因素等。

一、分類

白內障可分爲先天性白內障及後天性白內障兩大類，細分如下：（張朝凱2004；鄧美琴；1986）

1.先天性白內障（Congenital cataract）

意即在出生時即已出現。嬰兒可能因遺傳因素而發生白內障，或是在懷孕期間感染或發炎所造成。

又稱發育性白內障，是胎兒在發育過程中水晶體發育障礙所引起，見於嬰幼兒，於出生時或嬰幼兒期發生，雙眼性較多。發生原因有內源性和外源性兩種，內源性與染色體基因有關，有遺傳性；外源性是母體和胎兒的全身性疾病對水晶體造成損害。

(1)家族性遺傳：圖3-17是很特殊的案例，一家七口（父母及五位子女）皆是家族性遺傳的先天性白內障。

(2)基因突變；染色體變異。

(3)胎內感染，如孕婦妊娠前期（前三個月）感染病毒，如德國麻疹、水痘、腮腺炎，其出生嬰兒即有可能是先天性白內障。

(4)懷孕期間營養不良，如缺鈣、維生素、胎盤出血缺氧、或甲狀腺機能不足。

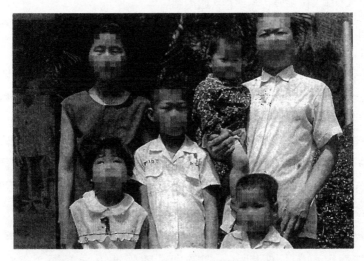

圖3-17　先天性白內障（Congenital Cataract）
家族性遺傳（父母及五位子女皆是白內障）
資料來源：萬明美攝。

2.後天性白內障（Acquired cataract）

(1)外傷性白內障（Traumatic cataract）：因眼球鈍挫傷、穿刺傷、切傷、高熱、電擊、化學物灼傷等，傷及水晶體，常伴隨水晶體脫位。

(2)中毒性白內障（Toxic cataract）；藥物引起的白內障（Drug induced cataract）：因長期使用皮質類固醇（俗稱美國仙丹）、毛果芸香等藥物，或接觸三硝基甲苯、汞等化學物質，影響水晶體代謝而導致不同程度的水晶體混濁。

(3)代謝性白內障（Metabolic cataract）：例如糖尿病性白內障（Diabetic cataract），糖尿病血液中糖分過高，使得眼球內水晶體滲透壓改變，造成水晶體蛋白質斷裂，破壞其原本規則之排列，水晶體因此變得混濁不清。

(4)併發性白內障（Complicated cataract）：因某些特定的感染、眼疾、眼部手術所造成。因其他眼疾致水晶體發生營養或代謝障礙而混濁，如青光眼、葡萄膜炎、視網膜剝離、視網膜色素變性、眼內腫瘤等。

(5)輻射性白內障（Radiating cataract）：因紅外線、X 光、伽瑪射線等輻射線之照射，導致水晶體蛋白質之變質。

(6)後發性白內障（After cataract）：白內障囊外摘除術後，或水晶體外傷後，常會發生繼發性白內障，殘留的皮質和脫落在水晶體前後囊下的上皮細胞增生，形成不透明的纖維細胞。

(7)老年性白內障（Senile cataract）：是最常見的白內障，是一種老年退化性眼疾，乃水晶體老化而變硬混濁所致。過度紫外線曝曬，亦會導致水晶體蛋白質氧化變性而混濁。常發生於 50 歲以上的老年人，呈漸進性、無痛的視力障礙。此型白內障未必發生於年紀很大者，最早在 40 歲即可能發生。

①皮質性白內障（Cortical cataract）：是老年性白內障最常見的類型，依病程可劃分四期——初發期、膨脹期（未熟期）、成熟期、過熟期。其中膨脹期易使前房變淺，過熟期易塞阻小梁網，均易併發青光眼，故不需等到白內障過熟時再進行手術，以免發生合併症。

②核性白內障（Nuclear cataract）：水晶體核心呈黃褐色混濁，越中央越深，視力減退。另一特點是水晶體核心硬化造成屈光指數增加，近視程度增加，但看近物卻不需老花眼鏡；隨著水晶體混濁進行，視力仍會下降。核性白內障發病較早，一般40歲左右開始，進展緩慢，常

持續數年至數十年。

③囊下白內障（Subcapsular cataract）：發生在前囊下和後囊下，呈斑狀混濁，漸會發展成皮質性混濁，形成完全性白內障，常見於糖尿病或長久使用激素的病患。

二、治療

1. 白內障摘除術

手術摘除混濁的水晶體是唯一有效的治療方法。迄今未有任何藥物療法被證實能有效防止或治好白內障，或許只能略為延緩白內障之進行。先天性白內障應早期手術，避免「弱視」產生。老年性白內障開刀的時機有三：

(1)白內障的進行導致青光眼發作。

(2)白內障影響視網膜疾患的檢查及治療。

(3)病患自行評估視力對日常需求的影響。

當水晶體混濁所引起的視覺障礙，嚴重到影響個人的工作及日常生活品質時，即是考慮摘除白內障的適當時機。

白內障的手術方法如下（如圖 3–18）：

(1)囊內摘除術（全摘除術）：將水晶體混濁的皮質及核，連同其囊，完整地摘除。易產生水晶體脫位、玻璃體脫出的併發症。

(2)囊外摘除術：先將水晶體前囊弄破，再把混濁的皮質及核摘除，而保持後囊，避免水晶體脫位。目前國內以「囊外白內障摘除併後房人工水晶體植入」為主流（張朝凱，2004）。

(3)超音波乳化術：此項手術的目的與一般白內障手術相同，亦是施行「囊外晶體摘除」，以便置放「後房人工水晶體」。藉一大小約三毫米的手術傷口，將超音波乳化器伸入眼球之水晶體，將白內障的晶體核乳糜化，再將其吸乾淨的手術，最後留下後囊，以便置入後房人工晶體。其優點是採用小切口，傷口小，復原快，術後散光的機率較低。但手術儀器昂貴、技術較難，併發症也不少；且由於軟式的人工晶體（矽質、壓克力人工晶體）雖已問世但尚在改良當中，所以晶體乳化術完全後，得將傷口擴大至五至六毫米，才能將人工晶體放進囊袋中。超音波乳

化術所需的時間、強度與水晶體核硬化程度有關，時間越久、越強，對角膜內皮的損失越明顯，所以針對硬核性白內障若改以行之多年的囊外摘除術，雖傷口需大些（約十毫米），但卻可避免許多併發症（馬偕紀念醫院，2000）。

2.人工晶體植入術

「囊外白內障摘除」併「後房人工水晶體植入」為目前國內白內障手術的主流。

以往白內障摘除後，需配戴一千度左右的遠視鏡矯正，其缺點是影像放大、視野變小、周遭影像扭曲變形。若單眼配鏡，則兩眼視網膜的影像不等，會因複視而暈眩。改戴隱形眼鏡雖可減輕症狀，但對老年人或小孩諸多不便。人工晶體的植入可解決上述缺點。其放置位置有二：

(1)後房人工晶體：在施行「超音波乳化術」或「囊外摘除」後，將人工晶體安置在後房的水晶體囊，即水晶體原來的生理位置。**囊外法較安全，日後發生視網膜剝離的機率較小。但因後囊仍在，易增生纖維而混濁，可用雷射光治療。**

由於白內障及青光眼常合併出現在老年病患，治療時須予合併考慮。

(2)前房人工晶體：在施行「囊內摘除」後，將人工晶體安置在前房，有較高的併發症發生率。因此，**最合乎生理的「後房人工晶體」已漸取代「前房人工晶體」。**

人工晶體是在手術進行當中植入眼球內，因此事先須以精密的儀器計算人工晶體的度數。人工晶體可永久置於後房，手術後遠距離免戴眼鏡，以往近距離仍需配戴雙光鏡或老花鏡矯正，但目前已有「雙光人工晶體」。白內障手術成功率相當高，95%以上的患者手術後可獲得有用視力，但仍應注意手術的併發症，例如續發性青光眼等。

張松柏（2000）指出，以往白內障手術的重點是放在如何安全且有效地清除白內障，避免不良之併發症產生，影響到日後之視力。新的做法是除了清除白內障植入人工晶體之外，還要同時解決散光的問題，免除術後戴散光眼鏡之困擾，達到白內障手術更高之境界。

A.囊外摘除術
①切開輪部的角鞏膜
②切開前囊
③將核摘除
④吸出皮質
B.超音波乳化術
①以超音波將核破壞
②將核及皮質吸出

人工晶體手術
①植入人工晶體
②後房人工晶體

後發性白內障手術
①手術後遺留後囊混濁，影響視力
②可利用 YAG 激光治療法進行切開

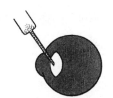

C.囊內摘除術
①全摘除術
②將水晶體及其囊全部摘除
③可採冷凍摘除法，將水晶體囊冷凍後再摘除。

吸引術
①吸出術
②幼兒的水晶體無核，可只進行水晶體體內容物的吸出。

人工晶體手術
①植入人工晶體
②前房人工晶體

圖3-18　白內障手術

Source：Reprinted，by permission of the publisher，from Medical Publishers，Tokyo，Japan，加藤格・奧畑ミツエ編『眼疾患患者の看護』第2版，1998。
＊經日本醫學書院同意。

　　張松柏（2000）進而於中華民國醫用超音波醫學會年會提出一篇報告，內容是備受歐美眼科醫師重視的「摩登超音波白內障乳化術」，不需注射麻醉針（僅點數滴麻醉藥水），可立即恢復視力的白內障手術。首先在角膜邊緣作一個零點三公分左右之迷你切口，再以超音波乳化術將白內障清除，之後再植入一個可折疊之軟式人工晶體。植入之後，人工晶體因具有彈性，可自動回復原來之形狀。因迷你切口小且構造特殊，因此不需縫合，切口亦無滲漏之虞，十分安全。然而國內許多眼科醫師對其安全性仍有疑慮（不必注射麻醉，不用縫合，恐會感染或產生併發症），是裹足不前的主因。該研究報告歷經三年，一千三百五十二例白內障手術結果，或可作為國內眼科醫師之參考。

貳、水晶體脫位（Dislocation of the Lens）

　　水晶體是藉由懸韌帶懸掛於睫狀體上而維持一定的位置。水晶體脫位，即異位，可分為水晶體全脫位和水晶體半脫位。原因有二：(1)外傷引起懸韌帶斷裂；(2)先天性懸韌帶發育不全或懸弛，與遺傳或基因突變有關。

參、水晶體先天異常

　　可發生在胚胎水晶體泡形成至出生的不同階段。水晶體先天異常除水晶體混濁、水晶體脫位外，常可包括水晶體形成異常（先天性無水晶體、水晶體形成不全、雙水晶體）及水晶體形態異常（球形水晶體，又名小水晶體、圓錐形水晶體、水晶體缺損）等。

第九節　玻璃體疾病

壹、導言

　　玻璃體位於水晶體之後視網膜之前，呈球狀構造，占眼球總體積 2/3 到 3/4。正常的玻璃體，有如雞蛋的蛋清，構造類似透明凝膠，故對外界的衝撞有良好的緩衝效果，具保護視網膜的功能。也因兩者關係緊密，不但視網膜產生疾患後會對玻璃體產生影響，玻璃體本身的病變亦可導致視網膜病變，兩者的病變有如「唇齒」之關係（張朝凱，2004）。

　　玻璃體變性（老性、近視）及先天胚胎組織殘遺，會引發「生理性的飛蚊症」，眼前出現點、線狀飄浮物，是自然退化的現象，較無關緊要。但少數「病理性的飛蚊症」，眼前出現大片黑影飄動，是嚴重疾病（如高血壓、糖尿病）的前兆及病發的症狀。「飛蚊症」、「光視症」及「視野缺損」則是「視網膜剝離」的症狀，聚集的黑點如墨汁狀，須立即處置，否則會嚴重影響視力，甚至惡化至失明。「光視症」是玻璃體凝膠摩擦或牽引視網膜時，所造成的閃光或閃電幻影。

貳、飛蚊症

　　正常的玻璃體是透明膠質，但在高度近視、眼球鈍傷或是年歲增長，玻璃體的膠質會有液體滲入，而逐漸退化。在膠質與液體的交界面，或是濃縮聚集的膠質會產生陰影，投射在視網膜上，形成飛蚊的症狀（廖士傑，2002）。

　　飛蚊症的醫學名稱爲「玻璃體混濁」或「玻璃體浮游物」。當正常清澈的玻璃體液化、發炎或出血後，形成混濁點，或局部混濁，光線將其投影在視網膜上，被自己的視網膜看見（內視現象），自己即會察覺到眼前的視野出現點狀、線、圓圈、面狀、或類似蜘蛛網狀的飄動影像，揮之不去，長期困擾。

　　多數的飛蚊症是起因於「玻璃體老化變性」，自然退化所造成，不需治療。但也有人在變性進行的過程中，玻璃體牽引視網膜，造成格狀視網膜病

變或視網膜裂孔，更進而發生視網膜剝離，嚴重惡化至失明地步。預防的方式是，一旦發現有飛蚊症，即應至眼科專科醫師處，進行散瞳視網膜檢查。蔡武甫（2004）建議，若視網膜無問題，則檢查玻璃體，「有局部混濁」影響視力或長期受困擾者，可施予「雅各雷射治療」；無局部混濁者，則予觀察。若視網膜有問題，對「視網膜裂孔」者，可施予「氬氣雷射光凝固治療」；對「視網膜剝離」者，施予「手術治療」；對「眼底疾者」則「專案檢查治療」。

參、玻璃體疾病

　　玻璃體疾病包括玻璃體先天異常（胚胎組織殘遺、生理飛蚊症）、玻璃體混濁（玻璃體退化性改變，如老年玻璃體液化、高度近視，或鄰近組織發炎）、玻璃體出血（眼外傷、全身疾病如高血壓、糖尿病）而引起玻璃體混濁、液化、出血、滲出。

一、生理飛蚊症；玻璃體先天異常（Myodesopsia；Muscae volitantes）

　　玻璃體並非絕對透明，胚胎期殘留細胞、纖維細胞、玻璃蛋白和黏蛋白等成份，存在或變性，在玻璃體內游動，有時會投影在視網膜上，如蚊蠅在天空中飛舞，有點狀、條狀、蠅翅狀、透明或半透明物，隨眼球運動而飄動。生理飛蚊症不影響視力，無需治療，宜向病人解釋病因。

二、玻璃體混濁（Vitreous opacity）

　　絕大多數的飛蚊症都因玻璃體老化變性，致玻璃體混濁。

　　玻璃體退化性改變（如老年玻璃體液化、高度近視）、或臨近組織發炎物滲入會引起玻璃體混濁，眼前出現點狀、條狀、網狀漂浮物，嚴重者可見無數黑點在眼前浮動，因遮擋物體而影響視力。除治療原發病外，對玻璃體退化性改變可給予碘劑治療；對嚴重的玻璃體混濁，有明顯的玻璃體增殖，有牽拉性視網膜剝離之趨勢者，可考慮應用玻璃體切割術（李志輝等，1995，296頁）。對於「玻璃體混濁」者，蔡武甫（2004）建議施予「雅各雷射治

療」。

老年玻璃體液化，玻璃體向中央凝縮成一團，而致「後部玻璃體脫離」，形成「玻璃體局部混濁」（魏氏環），引發飛蚊症，是中、老年飛蚊症最常見的原因。「高度近視」因眼軸拉長，使視網膜變薄，周邊視網膜缺乏營養，易變性，再加上玻璃體變性引起「後部玻璃體脫離」，易牽引視網膜造成「視網膜裂孔」，液化的玻璃體會乘隙經由裂孔滲入視網膜下，造成視網膜剝離。對於「視網膜裂孔」者，蔡武甫（2004）建議施予「氬氣雷射光凝固治療」。

三、玻璃體出血（Vitreous hemorrhage）

因眼外傷（眼球鈍挫傷、穿通傷）、視網膜血管疾病、全身疾病（如高血壓、糖尿病等）所引起，眼前突有大片黑影飄動，嚴重影響視力。

四、增殖性玻璃體視網膜病變（Prolifeative vitreoretionopathy, PVR）

在孔源性視網膜脫離或眼外傷等情況下，視網膜色素上皮、神經膠質細胞及纖維細胞在視網膜表面和玻璃體內游走、附著、增生、形成細胞性膜、合成膠原和收縮，造成牽拉性視網膜脫離，致使視網膜完全脫離，致眼球萎縮。手術治療原則為封閉所有裂孔和對抗視網膜牽拉（李鳳鳴等，1996）。

第十節　青光眼

壹、導言

一、定義

青光眼（Glaucoma），日文稱之為「綠內障」，是一種會導致失明的眼疾，本質上是視神經病變。吳國揚（2003）指出，青光眼的定義隨著對此疾病的了解而有適當的修正，目前多數眼科醫師較認同的定義是：「青光眼是一群不同原因與機轉的疾病組合，他們的共通性是具有特徵性的視神經病變，

同時伴隨有視野缺損或喪失，有許多危險因素會導致青光眼而大多數目前仍然不太清楚。其中眼壓（IOP）的升高是一個主要的危險因素之一」。

二、特徵

青光眼的特徵可歸納如下：⑴視網膜「神經節細胞」漸進式的死亡喪失（凋亡）。⑵視神經盤凹陷逐漸加深擴大，視神經功能逐漸喪失。⑶視野缺損及視力喪失。

三、危險因子

導致青光眼的危險因子，大多數尚不清楚，較被普遍接受的有眼壓偏高、年齡增長、遺傳因素（家族性）、人種、血管（糖尿病、高血壓、貧血或其他心血管疾病）、高度近視、遠視等（吳國揚 2003；李世煌 2003；洪伯廷 2003）。

1. 眼內壓偏高

正常眼壓分佈在十到二十毫米汞柱之間，眼壓偏高，視網膜神經細胞及纖維受壓迫造成損傷的機會就越高。

青光眼多因眼球內壓力增加，壓迫視神經，引起視神經萎縮，導致視力減退、視野缺損之眼疾，是致盲的主因之一。

眼球像一個密閉的球，須有一定的壓力以維持其一定的形狀及視覺功能。眼壓的形成及維持主要是由房水的循環與眼球內其他構造（如凝膠狀玻璃體）所擔任。房水由睫狀體非色素上皮細胞所分泌入後房，流經虹膜與水晶體之間的間隙，穿過瞳孔到達前房，再從前房隅角（角膜週邊與虹膜交接處）的小樑網組織流入雪萊姆氏管（Canal of Schlemm）或隅角附近的組織間隙，經靜脈回流到血液中。

房水的分泌與排出若失去動態平衡（主要是排出管道受阻礙），則會導致房水淤積，造成眼壓增高。若眼壓急性升高未及時緩解，或慢性升高超過視網膜神經細胞及其神經纖維的耐受能力，則會導致視神經病變，危害視神

經（視神經盤萎縮與凹陷）而使視野缺損，甚至失明，此即為青光眼。

　　臨床上所謂正常眼壓，一般是以二十毫米汞柱為界限，但此數據是根據統計學的資料，是人為的「正常」。有很多人眼壓超過二十一而視神經尚屬正常，稱之為「高眼壓症」，或稱為「青光眼疑似症」（呂大文，2003）。反之，亦有眼壓在正常範圍內，但眼機能及視神經皆有典型青光眼變化時，則稱為「正常眼壓性青光眼」（Normal tension glaucoma）；可能和其他因素有關（例如視神經血液供應不足），僅憑測量眼壓並無法偵測青光眼的存在，須再配合詳細眼底視神經及視野的檢查，才可診斷出來；此症初期並無任何症狀，眼壓又不高，通常都是等到視神經和視野已明顯缺損時，才會被診斷出來，應予注意（李世煌，2003；張朝凱，2004）。

2. 年齡增長

　　隨著年齡增長，負責房水排出的小樑網功能逐漸減退，房水排出阻力增加，眼壓增高機會就越大；供應視神經營養的小血管也逐漸狹窄；視網膜神經細胞相對地較脆弱，因而較容易產生青光眼的視神經病變（李世煌 2003；吳國揚，2003）。

　　隨著年齡增長，青光眼之發生率愈來愈高；四十歲以上之成年人，其罹患青光眼之機率約為百分之二；但七十歲以上老人之機率則上升至百分之十（李世煌，2003）。

3. 遺傳因素（家族性）

　　直系血親如父母、祖父母，或兄弟姊妹中有青光眼，則自己得青光眼的機會比較高（吳國揚，2003）。

　　有青光眼家族史者在統計上確有較高的青光眼發生率（許慶堂，2003）。對於有青光眼家族史或者近視度數進展很快者，需提早且更積極的治療（許慶堂，2003；謝瑞玟，2003）。

4. 血管疾病

　　糖尿病、高血壓、貧血患者，可能因血液供輸不良，致視神經血液供應不足，導致視神經受損（許慶堂，2003）。

5.人種

人種的影響最明顯的是罹患不同種類的青光眼比率不同，例如「隅角開放性青光眼」依序爲黑人、白人、黃種人；「隅角閉鎖性青光眼」依序爲愛斯基摩人、蒙古族及華裔、白人、黑人、有種族差異；在性別差異上，女性較男性罹患率高（吳國揚，2003）。

「原發性隅角閉鎖性青光眼」是中國人或蒙古種，以及愛斯基摩人較多的青光眼，佔所有青光眼病例百分之五十至七十以上，人種的差異發生此類青光眼的機率確較高。本類型青光眼病患的眼球特徵爲前眼部（角膜半徑和眼球直徑）較一般健康者爲小，尤其是前房特別明顯狹窄，病人多有「遠視眼」，多少有家族性（許慶堂，2003）。

6.高度近視和遠視

「近視群族」發生「隅角開放性青光眼」比例較健康人高；眼壓未控制穩定之病患常發現不正常快速近視度數增加。近年來台灣近視族群增多，開放性青光眼比例亦可能上升。（許慶堂，2003）

眼軸較短，眼球較小，眼前房深度較淺的「遠視族」罹患「隅角閉鎖性青光眼」的比例較健康人高（吳國揚，2003）。

貳、檢查方法

一、眼壓測定（Tonometry）

所謂正常眼壓是能與動脈維持平衡，不致引起視機能障礙的眼壓。正常眼壓值約爲 10 至 20 毫米汞柱之間，可以眼壓計測定。臨床上最常用氣動式眼壓計（見前圖 2-31-1）初步篩檢青光眼患者；因係非接觸法，不會接觸角膜，減少感染機會，較爲衛生。若測量所得的兩個數值過高或過低時，則用較準確的接觸式眼壓計，古德曼式眼壓計（見前圖 2-31-2）進一步確認。眼壓筆則是針對臥床或不便至診療室檢查之患者而設計。

青光眼病程早期眼壓常有波動，一日之內眼壓亦會有差異，僅作一次測

量不能斷定，應做 24 小時眼壓曲線檢查。特別是「正常眼壓性青光眼」，眼壓雖正常，卻有視神經和視野缺損情形，應進一步作眼底及視野檢查。

二、隅角鏡檢查（Gonioscopy）

將隅角鏡（角膜接觸鏡）放置在角膜上（見前圖 2-27），可檢查前房隅角（虹膜與角膜形成的夾角），判定房角是開放或閉鎖及其他異常狀況，以作為治療之依據，任何疑有青光眼者均需作此檢查。

三、視神經檢查

1.眼底鏡檢查（Ophthalmoscopy）

視神經盤凹陷、增大是青光眼患者的典型特徵。臨床上最常以直接眼底鏡（見前圖 2-26-1），檢查視神經盤大小、凹陷及蒼白變化情形，同時記錄視神經盤凹陷比例及出血、缺損情形。因係單眼檢查，立體感較差，需輔以其他檢查法。

2.眼底攝影（Fundus photo picture）

眼底視神經攝影是（見前圖 2-30-2），是以視網膜攝影機及彩色或黑白膠片，對眼底拍照，以記錄眼底狀況，可較永久且精確地記錄視神經盤的變化，以供日後比較。

3.視神經纖維分析（Nerve Fiber Analysis）

視神經的缺損狀況可進一步使用神經纖維分析儀（Nerve Fiber Analyzer；GDx）作兩眼對稱分析（Symmetry Analysis），及上側、下側、鼻側的比率分析（如前圖 2-45）。

四、視野檢查（Perimetry）

早期青光眼患者的視力通常很正常，直至視野由周邊開始縮小，中心視

野受影響，視力明顯變差，夜間視力亦差，才會警覺就診。

檢查早期青光眼，可見上鼻側視野缺損（上弓形視野缺損），是典型的青光眼視野缺損，視野進行性缺損，最終可至全盲，無光覺（如圖3-19）。視野的變化尚包括範圍變形、縮小和對光敏感度的減少等。

視野計的主要功能是發現異常的視野，作爲診斷、追蹤及治療的指標。臨床上應用最廣的視野計是「自動靜態式視野計」（見前圖2-14），常運用來偵測青光眼早期中心二十四度或三十度的視野缺損。對於視神經已喪失百分之五十以上者，透過「短波自動視野計」（SWAP）可在青光眼早期即測出短波錐細胞敏感度的改變，但此檢查方法尚在評估中（呂大文，2003）。

五、誘發試驗（Provocative）

對疑有青光眼的病例，以人工誘發眼壓的升高，作爲診斷的參考，方式有四：（除暗室試驗尚用於隅角閉鎖性青光眼檢查外，其餘方式已很少用）。

1.暗室試驗：先量眼壓後，將患者置於暗室俯臥1～2小時，刺激瞳孔放大，房角關閉，再測量其眼壓是否增高。若試驗兩次眼壓差異超過8mmHg或以上即爲陽性。

2.飲水試驗：患者停藥48小時，空腹於5分鐘內飲用1000ml的涼開水，其後在一小時內每二十分量一次眼壓。若爲青光眼，則由於對水流的阻力增加而使眼壓昇高，升至8mmHg或以上則爲陽性，可合併眼壓圖測量。

3.散瞳試驗：局部點散瞳劑（如Homatropine），其後在兩小時內每隔半小時測定眼壓，升高8mmHg以上疑爲陽性，12mmHg爲陽性。隨後即以縮瞳劑點眼，終止檢查。

4.副腎皮質荷爾蒙（類固醇）點眼試驗：使房水排出之阻性增高，誘使開角型青光眼眼壓增高。但眼壓上升後不易回復原狀，較不安全。

六、眼壓掃描圖（Tonography）

利用凹陷眼壓計置於眼球上壓迫眼睛，測量其眼壓降低的速度，可換算出房水的排出量和測量前房水排出的速度。

七、眼角膜厚度檢查

　　呂大文（2003）指出，角膜厚度已被證實是影響眼壓測量的因子；患者角膜較厚，其測量的眼壓會較實際的眼壓為高；反之，若角膜厚度較薄，則所測的眼壓會較實際低。臨床上發現有許多「高眼壓患者」其角膜較正常人厚，若排除角膜厚度之影響，其實患者眼壓並不高，可考慮將其列為檢查項目。

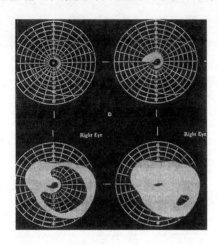

90/30

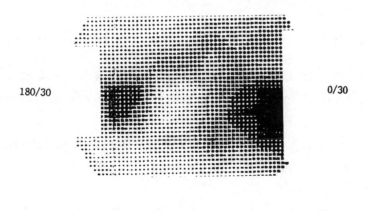

180/30　　　　　　　　　　　　　　　　　　　　0/30

270/30

圖 3-19　青光眼（視野進行性缺損）

參、分類

　　青光眼的類別可分爲原發性（原發性隅角開放性青光眼、原發性隅角閉鎖性青光眼）、續發性（續發性隅角開放性青光眼、續發性隅角閉鎖性青光眼）、發育性（先天性青光眼、嬰兒性青光眼、少年性青光眼）等。

　　臨床上較常見的類別有隅角閉鎖性青光眼（急性與慢性發病）、原發性隅角開放性青光眼（慢性青光眼）與正常眼壓性青光眼、先天性與嬰兒性青光眼（牛眼）、幼年性青光眼、續發性青光眼（類固醇、睫狀體炎性、新生血管性、外傷性青光眼）。

　　「絕對性青光眼」是青光眼的最末期，眼壓增高，視神經萎縮，眼球變硬且痛，完全失去光感，無法再恢復視力。任何未被控制的青光眼最後都可能演變成絕對性青光眼。絕對性青光眼的手術常採睫狀體冷凍法或電燒術治療，必要時摘除眼球（裝義眼）以解除眼痛。

一、原發性青光眼（Primary glaucoma）

　　無直接病因可循，四十歲以上發生率爲百分之二。原因雖不明，但可能和遺傳因素（家族性）及年齡增長（隅角變淺）有關。正常眼壓性青光眼可能與視神經血液養份供輸失衡有關。依隅角的寬窄可分爲隅角開放性青光眼和隅角閉鎖性青光眼兩類：

1.原發性隅角開放性青光眼（Primary open-angle glaucoma）

　　本症簡稱「慢性青光眼」，由隅角鏡檢查隅角正常開放。開放性青光眼是白種人最常見的青光眼。台灣地區本症的門診病人，約爲所有青光眼病人的百分之二十，僅次於閉鎖性青光眼。

　　本症可分爲三種類型：(1)慢性單純性青光眼（Chronic simple glaucoma）；(2)正常眼壓性青光眼（Normal tension glaucoma）；(3)房水分泌過多性青光眼（Hypersecretion glaucoma）

　　　(1)病因：原發性隅角開放性青光眼因眼壓升高而引起視神經損害和視野缺損。由隅角鏡的檢查，隅角正常開放，前房與小樑網間並無阻礙。可能是進入網狀小樑組

織之後的排水系統發生問題而使眼壓不正常上升,破壞視神經功能。危險因素包括高齡、近視、家族性、糖尿病、高血壓、全身血管病等。推測其病因:①慢性單純性青光眼,其眼壓升高原因可能是房水排出構造異常(小樑網變性、硬化、閉塞,雪萊姆氏管和外集液管阻塞);②正常眼壓性青光眼,其臨床證明,視神經盤血液循環供應不足是青光眼視野缺損的原因,治療原則除降低眼壓外,可服用增進血液養分供輸之藥物及保護神經的維他命B12;③房水分泌過多性青光眼,一般認為和血管神經失調有關,房水生成過多,雖房水排出功能正常,但無法將過多的房水充分排出而致眼壓升高。

(2)症狀:①隅角開放但眼壓增高;②視神經盤萎縮且伴有特殊陷凹;③典型的視野缺損;④屬慢性眼疾,平均十年至二十年期間逐漸失明;⑤缺乏早期自覺症狀,病患往往等到視神經嚴重受損,視覺相當惡化時才就醫;但已破壞的視神經已回生乏術,已喪失的視野是無法挽回的;⑥本症平時無症狀,且視野缺損由周圍漸向中央縮小,早期視力良好,發現視力變差時已是晚期。有青光眼危險因子者,年過四十歲以上,應定期眼科檢查。

(3)治療原則:隅角開放性青光眼以藥物治療為主;若藥物無法控制青光眼的進行,而視神經已嚴重損害時,才考慮外科療法(雷射或手術)。

2. 原發性隅角閉鎖性青光眼(Primary angle closure glaucoma)

隅角閉鎖性青光眼,由隅角鏡檢查,可見「隅角」變成狹窄或關閉,房水流出受阻,導致眼壓上升,視神經功能破壞,視野缺損。

隅角閉鎖性青光眼在臨床上可分為急性與慢性的發病。急性之閉鎖性青光眼較常在急診時發現,眼壓急速上升,症狀危急明顯,包括視力模糊、燈光周圍出現虹彩光暈、眼球劇烈脹痛、患側嚴重頭痛、嘔吐或噁心等,眼球如硬石般,眼壓可能高達四十或五十毫米汞柱以上。慢性之閉鎖性青光眼,機轉與急性相似,只是由於眼壓上升較緩,症狀較不明顯,病患往往不自覺,而疏忽了經常性的眼壓升高,因而導致視神經功能慢慢破壞(許慶堂,2003)。

原發性隅角閉鎖性青光眼,分為急性和慢性兩類型:(1)急性隅角閉鎖性青光眼(急性充血性青光眼);(2)慢性隅角閉鎖性青光眼(慢性充血性青光眼),分虹膜膨隆型和短隅角型。

(1)病因：是急性充血性青光眼。隅角狹窄或阻塞，虹膜向前移位，阻止房水排出，引起眼壓升高。有三種情形會導致虹膜移位：①瞳孔阻塞性：房水通過瞳孔受阻，而淤積後房，使後房壓力提高，周邊虹膜向前凸起，阻塞隅角；②睫狀體阻塞性：睫狀體水腫，使周邊虹膜往前推進，接近小樑網；③散瞳時，虹膜變厚，塞滿隅角，阻止房水流出；④水晶體體積變大（隨年齡略增），進行調節作用時復向前移位，故連帶將虹膜推前而堵塞隅角。

(2)症狀：平時無急性發作時，偶有眼痛、視力減退等輕微症狀。急性發作時屬眼科急症，眼壓驟然上升，出現嚴重的眼痛、噁心、流淚、角膜浮腫、眼睛充血、瞳孔散大、視力急速減退。若未及時治療降低眼壓，視神經即會受到危害。若未加治療則進入慢性期，患者的眼睛常會有週期性充血、眼痛、頭痛、看燈有光暈（彩虹）等症狀，視神經持續受侵害。隅角閉鎖性青光眼包括三個病期：①青光眼前期或間隔期：隅角狹窄但具正常房水排出（以散瞳誘發試驗可使其眼壓增高），無虹膜邊緣前粘連，無青光眼症狀。曾有青光眼發作，但兩次發作之間眼壓正常；②急性充血期：虹膜與小樑接觸，隅角關閉，但尚未有前粘連發生（虹膜遮斷期），瞳孔半擴大，眼睛充血、眼壓升高，若48至72小時內未予解除，則虹膜根部與小樑間發生粘連即無法恢復；③慢性窄角期：為連續發作之結果，虹膜根部附著小樑，眼壓增高，隅角永久關閉，最終可至全盲。

一位青光眼患者主述之症狀如下：

「剛開始畏光，<u>眼壓很高</u>，<u>視野漸缺損</u>，半年後醫師要我住院開刀，本來想先開一眼，但醫師非常肯定要我兩眼一起開，他的名氣那麼大，我也不敢多說話……開刀前視力還有0.8，開刀後就完全看不見了……我去找他，他不理我，護士把我趕出來。」（男性）

(3)治療原則：急性發作時要儘快以藥物控制眼壓，必要時加入靜脈注射高滲透壓藥物降低眼壓。先控制好眼壓，再進行雷射虹膜穿孔術或雷射隅角整型術（周邊虹膜整型術）或其他手術。

二、續發性青光眼（Secondary glaucoma）

乃因其他眼組織或全身異常直間接合併發生之青光眼。因已知眼壓增高之初發性原因，故稱為續發性青光眼。臨床上常見的續發性青光眼包括①類

固醇青光眼，長期口服或局部使用類固醇藥物，引起眼壓增高，導致視神經和視野缺損。②睫狀體炎性青光眼，較常出現在關節炎、免疫疾病者，症狀類似虹彩炎。此症避免使用前列腺素製劑之降壓藥，以免虹彩炎惡化，眼壓更不易控制。③新生血管性青光眼，因高血壓、糖尿病引起視網膜血管阻塞、出血，造成組織缺氧，產生不正常之新生血管，增生至虹膜、隅角，封阻房水排出組織，引起眼壓嚴重上升至五十至六十毫米汞柱以上，症狀明顯，急劇疼痛，視力很快喪失，藥物無法控制眼壓，手術又有併發症，須即以雷射封阻不正常之新生血管。④外傷性青光眼，車禍、運動等所造成的眼部外傷，因前房出血、瞳孔裂傷、水晶體移位脫落、隅角裂傷退縮等造成短暫或永久性的眼壓上升（許慶堂，2003）。

茲將續發性青光眼分為隅角開放性和隅角閉鎖性兩類，分述如下：

1. 續發性隅角開放性青光眼（Secondary open-angle glaucoma）

(1)病因：隅角開放但小樑網異常，起因可區分為小樑前（如虹膜新生血管）、小樑洞口（如葡萄膜色素、空細胞阻塞）、小樑內（如使用類固醇、發炎、外傷致小樑水腫）、小樑後（如血管異常、甲狀腺突眼症所引起的上鞏膜靜脈壓增高）。水晶體異常或脫位，可產生續發性隅角開放性或閉鎖性青光眼。

(2)症狀：隅角開放，但眼壓不正常增高。

(3)治療原則：須先治療潛在疾病，解除誘發因素（如停止使用類固醇）。再以藥物控制眼壓。

2. 續發性隅角閉鎖性青光眼（Secondary angle closure glaucoma）

(1)病因：虹膜與小樑網接觸而阻礙房水流至小樑網，導致眼壓上升，起因瞳孔阻塞（如人工水晶體阻塞、虹膜與水晶體粘連、水晶體摘除後虹膜玻璃體阻塞、水晶體腫脹、脫位）、周邊隅角閉鎖（如睫狀體阻塞、穿透性外傷或手術後前房消失、眼內腫瘤）等等。

(2)症狀：虹膜與小樑網接觸，眼壓上升，若持續過久會導致周邊前粘連，不易治療。症狀為充血性青光眼的形式。

(3)治療原則：須先治療潛在疾病，解除誘發因素。再以藥物控制眼壓。眼壓急遽上升時須使用滲透性藥，於靜脈注射點滴，緊急控制眼壓；再視病症施予雷射或手術。

三、發育性青光眼（Develomental glaucoma）

乃先天眼球發育不良所導致的青光眼（有原發性和續發性），可能源自胚胎時期，隅角結構發育異常，引起房水排泄障礙，而引發眼壓增高。。依發生時期可分爲三種類型：先天性青光眼發生於出生時或出生前；嬰兒型青光眼生於出生後至二歲；少年性青光眼發生於三歲以上，二十多歲以下的少年。

原發性先天性青光眼，常以隱性遺傳方式出現，雙親外表正常，嬰兒早期的症狀爲流淚、畏光、角膜混濁增大。

1.先天性青光眼（Congenital glaucoma）

先天性青光眼發生於出生時或出生前，常合併其他先天異常。

2.嬰兒型青光眼（Infantile glaucoma）

(1)病因：先天性眼球發育不良，隅角維持在胚胎時期的構造，周邊虹膜發育不足，向前附著於小樑網上，形成不完全的排出機轉，阻礙房水之排出，促使眼壓上升。

(2)症狀：可於出生時即已發生，或至二、三歲時始發生，有流淚、畏光、眼瞼痙攣、角膜擴大、角膜混濁等症狀。由於嬰兒眼球壁無法抵擋升高之眼壓，角膜因而擴大，稱爲水眼（Hydrophthalmos）；若屬續發性則稱牛眼（Buphthalmos）。若發現嬰兒閃避光源、哭鬧、流淚（常被誤爲是淚道不通）、眼痙攣，應即轉診眼科檢查。嬰兒的眼壓及其他檢查不易施行，需徵求家屬同意，在全身麻醉下施行檢查。

(3)治療原則：本症以手術爲主，藥物爲輔。診斷確定爲青光眼後，須即在手術顯微鏡下，施行隅角或小樑切開手術。

3.少年性青光眼（Juvenile glaucoma）

(1)病因：發生於較大的孩童（三歲以後眼球不再增大）及二十多歲以下的少年（此年齡階段的開角型青光眼常被歸類爲少年性青光眼）。此年齡群的青光眼似有先天性，其手術方法亦有別於三十歲以上群之青光眼。

(2)症狀：眼壓急驟升高而伴有虹視。眼壓不穩定，每天呈明顯之差異。

(3)治療：常用的手術方法爲隅角切開術、小梁網切開術、小梁網切除術等。

兒童青光眼是少見的疾病，卻是兒童視盲的重要原因之一。高雄長庚醫院（蔡振嘉、鄧美琴、賴盈州，1999）回溯性分析該院過去十年間83名18歲以下青光眼兒童患者的就診資料。結果發現，男性占61％（51例），女性占39％（32例）。兩眼發病占58％（48例），單眼發病占42％（35例）。年齡分佈以小於1歲最多，占27％（22例）。該研究中最常見的青光眼三大類型依次爲先天性青光眼，占37％（31例），年輕隅角開放性青光眼占20％（17例），類固醇引起的青光眼占14％（12例）。5歲以上主訴爲視力模糊及醫師發現懷疑轉介，5歲以下主訴爲流淚及怕光。兒童青光眼是可治療的疾病，早期發現及治療，可減少兒童視盲的發生。

肆、治療

青光眼的主要療法爲藥物、雷射與手術療法。治療的目標爲控制眼壓，保存現有的視力與視機能。因爲由青光眼引起的視神經病變，並不能恢復正常，故所謂的治療並非治癒青光眼，而是控制青光眼。已萎縮的視神經不能恢復，因此，即使治療成功，也不能增進視力或視機能（洪伯廷，1995）。早期發現與治療，及早控制眼壓，將眼壓控制在視神經所能承受的「目標眼壓區」，以延長視神經壽命，預防青光眼發作，避免視力嚴重受損。

一、藥物療法

治療青光眼的藥物，包括眼藥水（膏）、口服藥及靜脈注射用藥。藥劑和藥量因不同的青光眼類型、症狀、手術前後、及個別狀況而有不同的選擇，

以最小劑量獲最有效的眼壓控制及最少副作用爲目標。一般以單一用藥爲主，效果不佳時，可能需併用兩種甚至三種以上的眼藥。

治療青光眼的藥物，主要作用在於降低眼壓；其機轉皆是藉由「減少睫狀體分泌房水」及「促進房水的排出——增加房水由隅角小樑網狀組織及其他管道的排出」（謝瑞玟，2003）。

治療青光眼的藥物，有時會引起全身性的副作用，尤其是有心臟病、氣喘、腎臟病的患者，應事先告知醫師，慎選藥物，避免副作用。以往青光眼用藥以乙型交感神經阻斷劑爲主流，如 Timolo, Betaxolol 等，作爲第一線用藥；但該類藥物會影響心肺功能，藥界另推出副作用較小的 Xalatan（舒而坦）、Aphagan（艾弗目）、Trusopt（舒露瞳）等藥物，但仍會有其他副作用。點藥或服藥後，若出現任何不適狀況，應告知醫師，以便做適當的處理。未來研發的藥物，除降眼壓外，將會有神經保護作用，值得期待。

常用的青光眼降眼壓藥物，及其可能的副作用如下（王司宏，2001；洪伯廷，2003；謝瑞玟；2003）：

1. 自主神經系統類

(1)副交感神經製劑（Parasympathomimetic drugs）
  ·毛果芸香鹼（Pilocarpine）和碳醯膽鹼（Carbachol）
  ·機轉：經由改善房水的排出速率而達降眼壓效果。
  ·副作用：因有縮瞳作用，會引起眉弓酸痛，光線變暗影響視力；近視加深，年
    輕人較不適用；長期點用可能會形成白內障。
(2)交感神經製劑（Sympathomimetic drugs）
  ·舒壓康（Glaucon）、保目明（Propine）。
  ·機轉：經由改善房水的排出速率而達降眼壓效果。
  ·副作用：因有瞳孔大作用，視力變模糊；血管收縮。
    新研發的艾弗目（Alphagan）可減少結膜充血的機率。
(3)β-交感神經阻斷劑（Sympatholytic drugs）
  ·青眼露（Timoptol）、貝特寧（Betoptic）、愛特朗（Arteoptic）。

・機轉：經由減少房水的製造來降低眼壓。

・副作用：血壓降低、心跳減慢、氣管收縮、可能引發氣喘發作、角膜感覺遲
　鈍、淚液分泌減少。對於氣喘、慢性阻塞性肺疾、心律不整、心衰竭的病人，
　使用時要特別小心。

2. 前列腺素製劑（前列腺素衍生物 Prostaglandin analogues）

・舒壓坦（Traratan）、舒而坦（Xalatan）、露目明（Lumigan）、利視吉樂
　（Rescula）。

・機轉：經由改善葡萄膜、鞏膜房水排出管道的速率而達降眼壓效果，降壓效果
　佳，且不影響心肺功能；一天點一次即可，患者接受度極高。

・副作用：結膜易充血、虹膜色素加深、睫毛變密且長、眼瞼皮色澤變深，類似
　黑眼圈。前列腺素為體內物質，炎性反應時會釋放出，虹彩發炎之續發性青光
　眼患者避免使用。

3. 碳酸酐酶抑制劑（Carbonic anhydrase inhibitors）

・口服製劑為丹木斯（Diamox），眼藥水為舒露瞳（Trusopt）、愛舒壓
　（Azopt）。

・機轉；經由抑制碳酸酐酶的作用，使房水的製造減少而降低眼壓。可避免全身
　性副作用，並可降低原來口服時所需濃度。

・副作用：「口服製劑」主要用在急性青光眼的患者，可能造成手足或臉部發
　麻、代謝性中毒、食慾不振、腹瀉、頻尿，甚至腎結石等副作用，不適合長期
　服用；「眼藥水」製劑可減少此副作用，但刺激感強，會產生紅眼睛的現象。

4. 高滲透壓劑（Hyperosomotic agents）

・靜脈注射劑的美力妥（Mannitol）、口服的甘油（Glycerine）及愛速邁（Isosorbide）。

・機轉：主要用於急性青光眼的患者，急性發作時，需緊急降眼壓時使用。

・副作用：因必須在短時間注入大量液體，有心臟病、腎臟病的患者，要小心使
　用。

二、雷射治療

雷射（Laser，激光）治療，是利用特殊光波，燒灼或切開眼組織（如虹膜、小樑網、睫狀體等），使房水循環順暢而達降低眼壓的效果。雷射治療與手術治療意義相同。

洪伯廷（1995）指出，雷射對原發性隅角閉鎖性青光眼的虹膜切除最具效果，因此隅角閉鎖性青光眼都以雷射爲主（雷射虹膜穿孔術），做爲第一道線甚至第二道線治療選擇，對於其他的青光眼（如原發性隅角開放性青光眼），則效果不一定。故原發性隅角開放性青光眼雷射前後，常與藥物治療合併施行，以獲得較佳的控制。但有些病情在必要時，不一定使用雷射，就會進行手術治療。

雷射治療方式的選擇，要視青光眼是屬於閉鎖型或是開放型（王司宏，2001；謝瑞玟，2003）

1. 隅角閉鎖性青光眼：施予「雷射虹膜穿孔術」（Iridotomy），促進前房房水流暢，爲優先考慮的治療方法。「雷射周邊虹膜整型術」（Gonioplasty）是輔助的雷射療法，以雷射光燒灼周邊虹膜，將隅角的空間往後拉開，以促進房水的排出。
2. 隅角開放性青光眼：施予「雷射小樑整型術」（Trabeculoplasty），以雷射將小樑網之間隙拉開，以改善房水的排除速率。
3. 先天性青光眼：施予「雷射小樑切開術」，將小樑切開，使房水順利排出。
4. 絕對性青光眼（視力已喪失）：若仍疼痛，則施予「睫狀體光凝固術」（Cyclo-photocoagulation），用雷射光將睫狀體燒灼破壞，減少房水製造而達眼壓下降的目的。

三、手術療法

青光眼的手術治療，可用於各種青光眼，特別是先天性青光眼的患者，或藥物及雷射治療控制不住，且視神經嚴重損害者，可考慮手術治療。手術可能會使白內障的形成速度加快，手術的目的，是爲阻塞的房水另覓一條通路，在顯微鏡下操作，進行手術。

臨床上常用的手術療法如下（王司宏，2001；謝瑞玟，2003）：

1. 小樑切開術（Trabeculectomy）

針對隅角開放性青光眼使用藥物或「雷射小樑整型術」後，及隅角閉鎖性青光眼接受「雷射虹膜穿孔術」後再加上降壓藥物控制，眼壓仍居高不下，或視神經及視野的缺損仍繼續惡化時，則考慮施行「小樑切除術」。此手術是在球後麻醉下，於角鞏膜緣作出一小孔，讓多餘的房水順利排出，流通到眼球外面結膜下方。手術當中可使用低濃度的排多癌（Mitomycin c）浸潤鞏膜，減少傷口結疤，提高手術成功率（謝瑞玫，2003）。此手術的目的，是為阻塞的房水另覓一條通路，在顯微鏡下以人工切除部分小樑網組織，並造一小孔道，讓房水排到眼球表面的結膜底下，又稱「小樑切除的濾孔手術」（王司宏，2001）

2. 小樑切開術（Trabeculotomy）

針對先天性青光眼，眼球構造、發育不正常所作之手術。

3. 引流管置入術（Shunt implant）

將引流管放到前房，使房水自引流管排出，集中流往收集盤。針對頑強性、多次手術後仍無法降低眼壓者。

4. 冷凍手術（Cyclocryotherapy）

針對疼痛、視力已喪失的「絕對性青光眼」或「新生血管性青光眼」，以液態二氧化碳或二氧化氮，經由攝氏零下六十五度至八十度冷凍探針頭將睫狀體破壞，使房水製造減少而達降壓的效果（謝瑞玫，2003）。

伍、展望

洪伯廷（2003）展望二十一世紀青光眼的研究，提示以下幾點發展方向：
1. 治療方法的展望——保護視神經的藥物治療、更安全的開刀手術方法、胚胎幹細胞對視神經萎縮的修護。
2. 奈米科技的應用——早期診斷與檢查法、新藥的開發。
3. 分子生物學的探求——青光眼基因與分類、視神經積極的基因治療與預防。

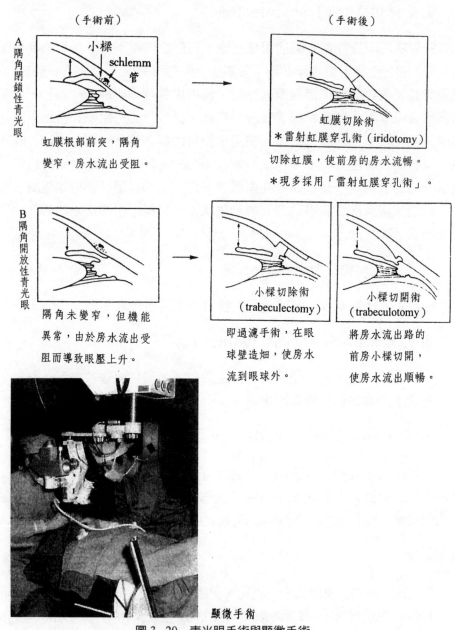

（手術前）　　　　　　　　　　　　（手術後）

A 隅角閉鎖性青光眼

小樑　schlemm管

虹膜根部前突，隅角變窄，房水流出受阻。

虹膜切除術
＊雷射虹膜穿孔術（iridotomy）

切除虹膜，使前房的房水流暢。
＊現多採用「雷射虹膜穿孔術」。

B 隅角開放性青光眼

隅角未變窄，但機能異常，由於房水流出受阻而導致眼壓上升。

小樑切除術
（trabeculectomy）

即過濾手術，在眼球壁造畑，使房水流到眼球外。

小樑切開術
（trabeculotomy）

將房水流出路的前房小樑切開，使房水流出順暢。

顯微手術

圖 3-20　青光眼手術與顯微手術

Source: Reprinted, by permission of the publisher, from Medical Publishers, Tokyo, Japan. 加藤格・奥畑ミツ工編『眼疾患患者の看護』第 2 版，1998。
＊經日本醫學書院同意。

洪伯廷（2003）指出，除眼壓外，青光眼仍有許多確定的危險因素，如血管、人種、遺傳等，但截至 2003 年，青光眼治療仍停留在眼壓控制階段，將來希能針對其他危險因素，找出明確的證據、並著手進行如何治療，期待幾年內能有所突破而成為本世紀發展的開始。

第十一節　視路或視皮質障礙

一、視路病變之視野缺損形式

視野乃視網膜感應度之投影，與受刺激的視網膜位置相反，如圖 3-21。為視路不同部位的病變所造成的視野缺損形式：

1. 位於視交叉之前（視網膜或視神經）的病變造成單側的視野缺損。

2. 視交叉病變造成兩眼顳側半盲。

3. 視交叉之後的任何病變，會造成兩眼視野的同側一致性缺損（侯平康，1984，296-298頁）。

二、視路或視皮質障礙病例

視力不良的兒童中，有些是因器質性的問題造成視力發育障礙，如先天性白內障、斜視、眼瞼下垂。有些只是單純屈光不正，皆可針對原因加以治療。然而在門診中常有一些原本有良好的視力或矯正視力，後來卻發生視力模糊的症狀，但在眼科理學檢查卻找不出原因，此可能與大腦內視覺傳導路徑或視皮質之障礙有關。

彰化基督教醫院（李世偉、黃敏生、趙文崇，1998）報告三例皮質視覺障礙的病例。病人年齡從8歲到10歲，共同表現為視力快速變差卻找不到相匹配的眼部器質性病灶，然而腦波檢查顯示在枕葉部分有不正常之癲癇波。在癲癇性皮質視覺障礙的臆斷下，開始給予抗痙攣藥物（Tegretol）之治療，之後最佳矯正視力皆進步到正常範圍。此結果顯示，這些病人的視覺障礙可能是因癲癇病灶所造成的，藉以提供眼科醫師臨床治療之參考。

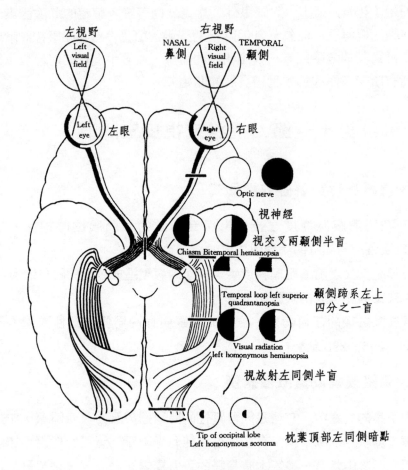

左視野
Left visual field

右視野
Right visual field

NASAL 鼻側

TEMPORAL 顳側

Left eye 左眼

Right eye 右眼

Optic nerve
視神經

Chiasm Bitemporal hemianopsia
視交叉兩顳側半盲

Temporal loop left superior quadrantanopsia
顳側蹄系左上四分之一盲

Visual radiation left homonymous hemianopsia
視放射左同側半盲

Tip of occipital lobe Left homonymous scotoma
枕葉頂部左同側暗點

圖3-21　視野缺損形式

資料來源：林和鳴，1993，45頁。

第十二節　因全身疾病所引起的眼病

用全身疾病所引起的眼症狀，歸納如表3-1。

表3-1　　因全身疾病所引起的眼症狀

系統疾病	病　症	眼症狀
循環系統疾病	高血壓症 動脈硬化症	皆有視網膜血管的變化、視網膜出血、玻璃體出血
血液疾病	白血病	視網膜出血、眼球突出
	貧血	視網膜出血
呼吸系統疾病	肉瘤	葡萄膜炎
內分泌疾病	糖尿病	白內障、視網膜出血、玻璃體出血
	巴塞多氏病	眼球突出、眼肌麻痺
維生素缺乏疾病	維生素 A 缺乏症	夜盲、乾眼症、葡萄膜炎
	維生素 B_1 缺乏症	視神經炎
	維生素 B_2 缺乏症	角膜炎
神經系統疾病	腦腫瘤、腦動脈瘤、腦出血	皆有視神經或視路疾病、眼肌麻痺、瞳孔異常
傳染疾病	梅毒	角膜實質炎、葡萄膜炎
	結核	葡萄膜炎
	淋病	結膜炎
	弓漿蟲病	葡萄膜炎
	風疹	白內障
膠原疾病	紅斑狼瘡	視網膜出血
	風濕病	葡萄膜炎、鞏膜炎
皮膚黏膜眼綜合疾病	貝切特氏病	葡萄膜炎
婦科疾病	妊娠毒血症	視網膜出血
耳鼻喉疾病	鼻竇疾病	眼球突出、視神經炎、眼肌麻痺
	中眼炎	眼肌麻痺

Source：Reprinted, by permission of the publisher, from Medical Publishers, Tokyo, Japan, 加藤格・奧畑ミツ工編『眼疾患患者の看護』第2版，1998。
＊經日本醫學書院同意。

第十三節　中途失明成人之致盲原因

筆者（萬明美，2000）調查盲人重建院80名中途失明成人之致盲原因（18歲至49歲期間失明），結果如表3-2。

表3-2　　中途失明成人致盲原因分析表（N＝80）

眼外傷（n＝24）				眼疾（n＝56）			
	男	女	合計		男	女	小計 合計
(一)眼球挫傷			17	(一)視網膜疾病			27
1.車禍撞擊	14	0		1.視網膜剝離			14
2.鈍物撞擊	3	0		(1)糖尿病性視網膜症	6	2	8
（木桿、彈簧、手肘）				(2)視網膜變性	3	2	5
(二)化學性灼傷			4	（高度近視）			
1.酸性灼傷	2	0		(3)其他眼部障礙	1	0	1
2.鹼性灼傷	2	0		（葡萄膜炎）			
（氫氧化鈉、鍍鉻水）				2.視網膜色素變性	6	4	10
(三)熱灼傷			3	3.黃斑變性	2	0	2
1.熱油灼傷	1	0		4.其他網膜疾病	1	0	1
2.高壓電灼傷	1	0		(二)青光眼	10	5	15
3.炸藥爆炸灼傷	1	0		(三)視神經萎縮	9	1	10
				(四)眼內炎或全眼炎	2	2	4

N＝80（男64，女16）

1.本研究80名中途失明受訪者中，24名因眼外傷失明，56名因眼疾失明。

2.本研究24名眼外傷致盲者皆為男性，占男性受訪者（64名）的37.5％。主因是車禍和鈍物撞擊眼部及頭部，造成視網膜剝離、視神經受損、穿孔傷、白內障等，有的因腦傷而有行動遲緩的後遺症。鈍物挫傷者是

在職場遭木桿及彈簧挫傷，及打籃球時遭其他球員的手肘挫傷。其次為化學性灼傷及熱灼傷，兩者皆伴有顏面傷殘，造成另一種心理創傷。化學性灼傷者是遭配偶及不明人士潑硫酸，及在職場遭鹼性灼傷。熱灼傷者是在職場遭熱油（廚師）及高壓電灼傷。男性為眼外傷的高危險群，據訪談資料研判，可能與男性酒醉、超速、或熬夜駕車，工作性質危險度較高，運動休閒活動較激烈，及需服兵役等因素有關。

3.本研究56名眼疾致盲者中，視網膜疾病患者（27名）最多，占眼疾致盲者的48.2%，主因是糖尿病、高度近視、葡萄膜炎等視網膜變性所牽引的視網膜剝離、視網膜色素變性及黃斑變性。其次為青光眼（15名），占眼疾致盲者的26.7%，視神經萎縮（10名），占17.8%，眼內炎或全眼炎（4名），占7.1%。本研究樣本失明期間皆在50歲之前，故未有因老年性白內障致盲者。

4.本研究10名視網膜色素變性患者，大多在早期先呈現夜盲，周邊視野缺損的症狀，而後視野逐漸縮窄、退化，而在20至36歲時全盲，其中2位色素性視網膜炎患者伴有先天性聽障，符合 Usher Syndrome 所顯現的盲聾雙障特徵。部分受訪者表示，其親人亦有相同的夜盲、糖尿病、高度近視、眼壓偏高等症狀，足見視網膜色素變性、糖尿病性視網膜症、青光眼等眼疾皆有家庭遺傳因素。

5.中途失明成人之致盲原因，男性依序為眼外傷、視網膜剝離、青光眼、視神經萎縮、視網膜色素變性、黃斑變性、眼內炎或全眼炎。女性依序為青光眼、視網膜剝離、視網膜色素變性、眼內炎或全眼炎、視神經萎縮。男女性最大的差異在於男性高比率的眼外傷。

6.推動保眼防盲之觀念：

(1)加強安全教育，避免職業傷害、運動傷害及交通事故傷害而導致眼外傷。

(2)高度近視、糖尿病、夜盲、眼壓偏高者，應定期作眼科檢查，追蹤眼底變化情形，及早防治視網膜剝離、黃斑變性、視網膜色素變性、青光眼、視神經萎縮等致盲眼疾。

(3)應即建立中途失明者的通報系統。

第貳篇　視障教育工學

第四章

低視生學習輔具

　　輔助器具（assistive devices, 簡稱輔具），泛稱能夠提升、維持或改善身心障礙者日常生活功能的物品、設備零件或產品系統。

　　本章主要是介紹適合低視生（Low vision students）使用之學習輔具，包括放大鏡、望遠鏡、擴視機、電腦擴視及掃描等視訊放大系統（公元2004年）。視障學習輔具更新快速，須留意選購新機型，並注重售後服務、教學及維修。

第一節　放大鏡與望遠鏡

壹、放大鏡組（Magnifiers）

品名	功能與規格	樣式
1.尺狀放大鏡	(1)適用於橫直行資料之閱讀。 (2)倍數 1.5x～2x。	
2.盤狀放大鏡	(1)人體工學設計，輕巧易握。 (2)倍數 3x～6x。	
3.可折式放大鏡	(1)凸透鏡放大鏡，腳架可折疊。 (2)倍數 2.5x～3x。	

品名	功能與規格	樣式
4.夾子式放大鏡	(1)精巧輕便。 (2)倍數 4.5x。	
5.盤狀站立式　放大鏡	(1)兩面凸透鏡放大鏡，免握易讀。 (2)倍數 6x～20x。	
6.文鎮式放大鏡	(1)八角型放大鏡，免握易讀，可當文鎮。 (2)倍數 6x～20x；3x～5x。	
7.站立固定式　放大鏡	(1)外殼不易碎，支撐架堅固。 (2)倍數 6x～20x。	
8.可折疊放大鏡	(1)免握輕巧，折疊時高 3.8cm，未折疊時　高 18.4cm。 (2)倍數 2x。	
9.修錶用鏡、底　片觀察鏡、或　珠寶鑑定鏡	(1)修錶用鏡倍數 6x～10x，底片觀察鏡　8x～10x。 (2)貼近眼前觀看，以取得高倍數。	
10.高級調焦式	(1)可調焦。 (2)倍數 20x、30x。	
11.直筒式放大鏡	(1)可調焦距。 (2)倍數 30x。	
12.手電式放大鏡	(1)附加照明的燈把手。 (2)倍數 2.5x～10x。	
12-1　眼鏡型放　大鏡	(1)將放大鏡鑲在眼鏡上。 (2)免握持，讀寫便利。	

品名	功能與規格	樣式
13.迷你照明放大鏡	(1)內藏 U 型支架，可改變不同之折立型式。 (2)倍數 15x、22x。	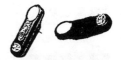
14.盤狀照明放大鏡	(1)提供三種倍數，以傾斜方式設計，以電池照明。 (2)倍數 6x～12x。	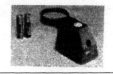
15.雙臂桌燈放大鏡	(1)高強度的照明燈附在 14"可調整的把手臂。 (2)可扭轉角度的凸透鏡附在 18"可調整的把手臂。	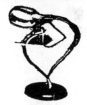
16.附底座放大鏡	(1)圓型或銅製底座。 (2)倍數 10x、15x。	
17.德國史維德光學放大鏡組	獨創可兩面鏡片重疊放大的把手底座，可轉換三種角度，方便閱讀及書寫。另附三片濾光鏡供選用（橙、藍、透明），色盲及視網膜色素變性者皆適用。2.5-10 倍鏡片。	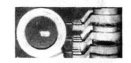

貳、望遠鏡組（Telescopes）

品名	功能與規格	樣式
1.單眼望遠鏡 （Monocular Telescope）	(1)可調整焦距，附橡皮或軟性保護套。 (2)最高倍數 10×30。	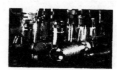

品名	功能與規格	樣式
2. 7×35 單眼望遠鏡	(1)適於郊外使用，附背帶。 (2)鏡筒長 35mm，倍數 7×35。	
3. 6×30 單眼望遠鏡	(1)提供較寬之視野，附背帶。 (2)倍數 6×30。	
4.夾式單眼望遠鏡	(1)重量輕，吊環附於鏡上。 (2)倍數 2.8 倍。	
5.稜鏡式雙眼望遠鏡	(1)鏡片的角度可調整，亦可當眼鏡使用。 (2)適合長久臥床之病人使用，可水平地躺在床上讀、寫、看電視等，不必移動頭部。	
6.戶外用眼鏡	(1)可調整焦距，放大遠眺景物。有金屬框架或塑膠框架。 (2)倍數 2.5 倍或 2.8 倍。	
7.近距或遠距雙目望遠鏡（Near-distance or Far-distance Binocular Spectacles）	(1)近距望遠鏡（工作距離 200～350mm）；倍數 2.5x～4x，視野 35mm～75mm。 (2)遠距望遠鏡（工作距離 70cm～無限遠）：倍數 3x～4x，視野 7.5°～9.5°。	
8.免持式雙眼望遠鏡	(1)供個人視野使用，附背帶。 (2)每一眼可各別調整焦距，提供較清晰的直線視野。	
9.1.5x 免持式望遠鏡	(1)重量較輕的雙眼望遠鏡，附背帶。 (2)可調整個人最佳視野及焦距。	
10.間諜型兩用鏡	(1)多用途（通用底座）。 (2)最大倍數，望遠鏡 8x，擴大鏡 4x，顯微鏡 50x。	

品名	功能與規格	樣式
11.放大望遠鏡組	(1)有各種單眼鏡頭或放大杯鏡、紅外線燈。 (2)學校團體適用。	
12.日本 Spec Well 光學望遠鏡組	(1)可依不同場合、地點、用途搭配不同放大倍數及配件。 (2)包含7個單眼鏡頭、可調整眼鏡架、近距折射杯及平光鏡、手握式鏡頭等。	
13.雙鏡片望遠鏡 （Bioptical Telescope Spectacular；BTS）	(1)將望遠鏡鑲在眼鏡上。 (2)可協助視障者開車、騎機車、騎腳踏車時辨識遠處交通號誌或建築物。 (3)自1970年以來，美國已有加州、紐約州等州核准視障者配戴鑲有望遠鏡的眼鏡考駕照開車，但此措施的安全性仍有很大的爭議。	
14.視覺功能發展教材	(1)視覺功能診斷工具及訓練課程 (2)視覺察覺和追蹤技能訓練	如圖4-1-1 如圖4-1-2

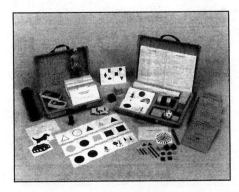

圖 4-1-1　視覺功能診斷工具

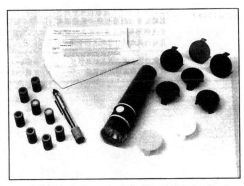

圖 4-1-2　視覺察覺和追蹤技能訓練

第二節　擴視及視訊放大系統

壹、低視擴視機（Closed Circuit Television：CCTV）

品名	功能與規格	樣式
1.掌上型擴視機 VVT（Visable Video Telescope）	(1)造型近似 V8 攝影機。 (2)可搭配專用閱讀平台，連接 PC 螢幕或電視成為桌上型擴視機（有切割畫面功能）。 (3)可將擴視機繫於腰上或配戴於胸前，方便操作及收藏。 (4)具縮小及放大功能：可縮小找到目標位置，並將目標放大在眼前。 (5)具影像擷取功能：並可凍結畫面，作放大及對比的改變，靜態或動態畫面皆能看得清晰。 (6)具微光源閱讀功能：在光線不足或陰影下（如傍晚、地下室及牆角），皆可調整對比、亮度，清晰視物如同白晝。 (7)放大範圍：從 0.5 倍至 20 倍。 (8)寬廣的視野：水平 35 度，垂直 27 度。 (9)電子式對比加強功能：十段漸進式調整對比功能，可由最暗調整到最亮。 (10)高亮度、高解析度的顯示螢幕，看遠看近都清晰。	如圖 4−2
2.攜帶型彩色擴視機（任我行）	(1)放大倍率（6 吋彩色螢幕）：4.5 至 9 倍，自由調整。 (2)攜帶式可充電電池，可連續使用 3 小時。 (3)正／負片，全彩及 18 種特定色彩顯像，可依視力狀況選擇使用。	如圖 4−3

品名	功能與規格	樣式
	(4)人體工學設計之掃描鏡頭，易於控制。 (5)低電量警告指示燈、全球通用自動變壓設計。 (6)單鍵自動對焦。 (7)附背袋。	
2-1 多功能遠望彩色擴視機 Video Light （攜帶式）	(1)全彩可旋轉鏡頭，可供望遠放大使用。鏡頭與桌面可觀看高度達25.4cm。 (2)放大倍率：3-72倍。腳部控制開關，免用手操作，可自動對焦並調整放大倍率（最大至24倍）。 (3)可直接連接電腦螢幕或選擇使用電視觀看（另購視訊影像控制盒）。 (4)可調整閱讀文字及背景顏色（任意16色組合）。	如圖 4-3-1
2-2 全方位擴視機 Jordy	(1)頭戴式顯示幕及鏡頭二合一設計，隨眼睛轉動觀看影象。 (2) 16 種數位放大倍率，最高可達25倍。自動對焦及定焦。 (3)控制盒具電源供應、倍率調整、定焦、亮度控制等功能，重250克，掛身上行動。 (4)搭配專用支架，可作為桌上型擴視機使用。 (5) 4 種顯像模式：全彩、黑白、正片強化、負片強化。	如圖 4-3-2
3.數位式擴視機	(1)係荷蘭 Tieman 公司產品。 (2)採數位式技術，使螢幕顯像更穩定，眼睛不易疲勞。液壓輔助高度調整。 (3)含有一個彩色鏡頭主機及一部彩色螢幕，使用時可設定全彩鏡頭或以 26 種不同色顯像組合（視網膜色素變性患者亦可使用）。	如圖 4-4

品名	功能與規格	樣式
	(4) 2個主旋鈕控制倍數及焦距，另以一個單一旋鈕同時控制正片／反白顯像及亮度／對比四個功能。(5)具圖片模式，可觀看全彩圖片。 (6)液壓輔助高度調整。 (7)有垂直／水平定位線及視窗功能。有邊界設定功能。 (8)放大倍率：3-31倍（14吋螢幕），4-60倍（17吋螢幕）。 (9)體積：38.1×43.1×30.5cm（不含顯示器），總重：約30公斤（含17"顯示器）。	
4.新一代數位式彩色擴視機 Twinkle Spectrum（明日之星）。	(1)係荷蘭 Tieman 公司產品。 (2)多功能廣角鏡頭、自動化對焦的設計，讓視野更寬闊，可符合各種需求，無論是閱讀書籍、雜誌、郵件及觀看照片，或者是書寫信件、作業、簽名及作畫；甚至可搭配攝影機在課堂上觀看黑板。 (3)紅外線閱讀指示燈。 (4)具圖片模式可觀看全彩圖（照）片。 (5)三段式超大托盤。 (6)可調角度（17吋）螢幕。 (7)垂直／水平定位線及視窗功能。 (8) 24色組合模式（視網膜色素變性及色盲者亦適用）。 (9)亮度／對比／反白可單鍵調整。 (10)可外接攝影機觀看黑板。	如圖 4-5
5. P.D.I 彩色及黑白擴視機（Smart View）	(1)係紐西蘭 Pluse Data International 公司所製。 (2)無特定螢幕的限制，可連接任何具標準 NTSC 接頭的電視機（CT）或標準的電腦 VGA 螢幕（MS）使用。模組化設計，在功能擴充上更具彈性，且價格更	如圖 4-6

品名	功能與規格	樣式
	便宜。當不使用擴視機時，原螢幕可回復電視觀賞節目或作個人電腦的顯視螢幕，一機二用。 (3)具黑白或彩色二種規格可供選購。（皆為 NTSC 接頭）。 (4)放大倍數：3–45 倍（14 吋螢幕）、4–60 倍（20 吋）、5–87 倍（29 吋）。 (5)螢幕可置於主機上方（14 吋）或側方（20 吋）。 (6)邊界設定功能（11"×11"）。 (7)具有正／負片顯像及亮度／對比調整功能。 (8)具有照片觀看模式。 (9)可選購外接鍵盤（keypad），即具有日曆、計時器、計算機功能。 (10)可附加 V8 望遠鏡頭，觀看黑板或遠方景物。	
6.攜帶式掃描擴視機 Tieman TVi	(1)係荷蘭 Tieman 公司所製。 (2)是一個閉路電視放大鏡，提供低視者一個小型電子鏡頭，利用符合人體工學的手握式「滑鼠」，將影像以黑白顯示在電視螢幕。而滑鼠下方滾輪設計使它更容易操作，因此使得原本較為困難讀取影像的物品，如：藥瓶、書本……等等，變得容易多了。 (3)一般影像、反白影像及照片模式三種顯像模式。 (4)在 21 吋的電視機上提供 27 倍固定放大倍率，而 29 吋電視機為 36 倍，另有倍數可調式機型，及攜帶式液晶螢幕，可供選購，適合視障輔導員在宅輔導。	如圖 4–7

品名	功能與規格	樣式
	(5)體積：控制盒 20×14.2×5cm，滑鼠 11.5×3.7×3.8cm。總重：僅 1.5kg。	
7.攜帶型遠近擴視機	(1)本機器為日本製，可一機三用。 ①近距離（固定式）看書。 ②遠距離（固定式）看黑板。 ③滑鼠掃描（自由式）看報紙。 (2)放大威力達 20 倍的超遠／超近讀書器。 (3) 17 吋數位式螢幕放大範圍 3 倍至 60 倍。 (4)可自動對焦，也可手動對焦，亦可固定畫像。 (5)遠距離的黑板也可以使用，取下鏡頭蓋，調整焦距。 (6)重量僅 0.2 分斤，移動方便。 (7)彩色顯示，亦可選購 5 吋液晶顯示螢幕搭配使用，放大 5 倍至 35 倍。	如圖 4-8
8.VS-5 攜帶式讀／寫擴視機	(1)攜帶式彩色低視擴視機，滑鼠掃描閱讀，並可書寫。 (2)使用 20 吋螢幕時，可放大約 5 倍至 60 倍。 (3)外型輕巧簡潔，易攜帶。主機重量約 0.6 公斤。 (4)可選擇切換彩色、黑底白字、白底黑字。 (5)視野可隨焦距的調整放大，或縮小。 (6)附輕巧背裝。 (7)可另選購 4 吋攜帶型螢幕搭配使用。	如圖 4-9
9.Max Port 眼罩式彩色擴視機（攜帶式）	(1)由兩個主體所構成：一個數位式放大的滑鼠鏡頭，可真實捕捉文件影像。並將影像顯示於一付超輕（4 盎司）的虛擬實境眼鏡上，取代傳統的螢幕，將放大	如圖 4-9-1

品名	功能與規格	樣式
	的影像真實呈現眼前。 (2)最高放大倍率：16－28 倍。 (3)可連接電腦或電視機螢幕。	
10.Flipper Port 眼罩式遠／近擴視機（攜帶型）	(1)由兩個主體所構成：一個高解析度的彩色鏡頭，可真實呈現文件影像。另加一付超輕（4 盎司）的虛擬實境眼鏡，可將放大的影像真實呈現。 (2)鏡頭最大迴轉角度 225 度。 (3)放大倍數：6－30 倍（讀寫）、1－12 倍（望遠）。	如圖 4－9－2
11.其他擴視機	(1) Alddin 阿拉丁黑白、彩色邀視機。 (2)未來伴閱讀放大器（適合銀髮旅）	

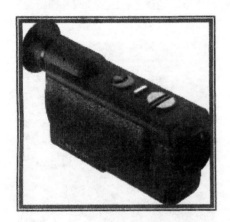 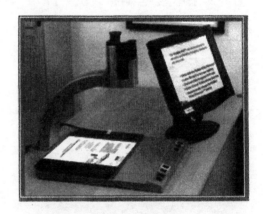

圖 4－2　掌上型擴視機 VVT（Visable Video Telescope）

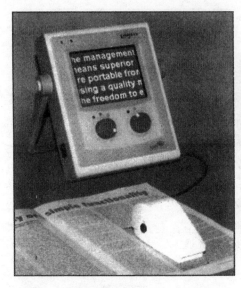

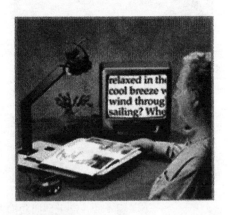

圖 4-3　攜帶型彩色擴視機（任我行）　　　圖 4-3-1 多功能望遠彩色擴視機（攜帶型）

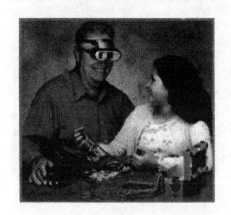

圖 4-3-2　Jordy 全方位擴視機

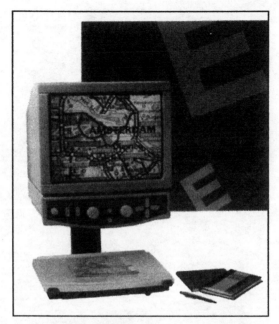

圖 4-4　數位式擴視機（Tieman Reader Color）

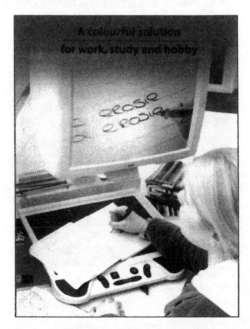

圖 4-5　新一代數位式彩色擴視機（Twinkle Spectrum）

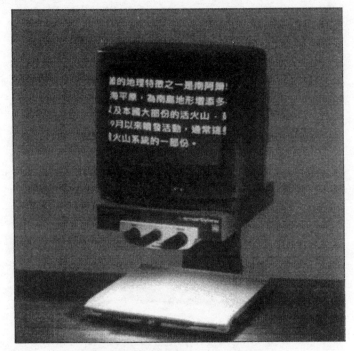

圖4-6 P.D.I.彩色及黑白擴視機（Smart View）

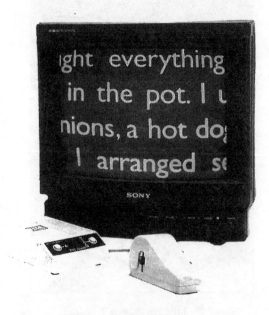

圖4-7 攜帶式掃描擴視機（TieMan TVi）

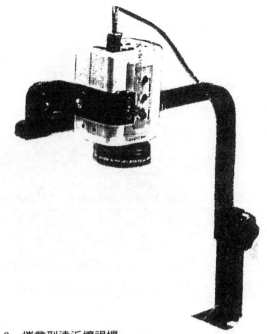

圖 4-8　攜帶型遠近擴視機

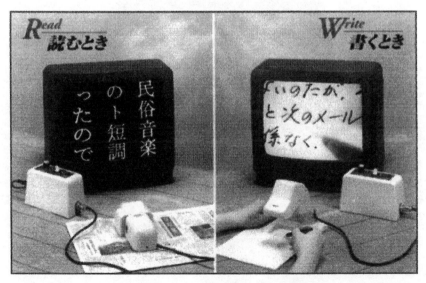

圖 4-9　VS-5 攜帶式讀／寫擴視機

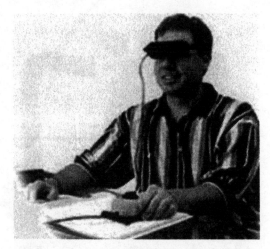

圖 4-9-1　Max Port 眼罩式彩色擴視機（攜帶式）

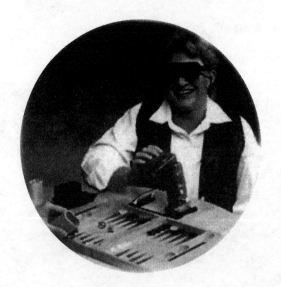

圖 4-9-2　Flipper Port 眼罩式遠／近擴視機（攜帶式）

貳、電腦擴視及掃描系統

品名	功能與規格	樣式
1. 字體放大軟體	(1)與個人電腦相容，CPU486（含）以上，RAM 8M（含）以上。 (2)可運用於 DOS or WINDOW 系統。 (3)以放大鏡的方式，將字體放大。	
2. ZoomText Xtra 電腦擴視軟體	(1)能在監視器上放大文書處理系統、試算表、資料表及其他軟體。 (2)具有簡單的視窗選單可立即使用。不論程式是在文字模式、圖形模式、或在 Windows 下皆能執行。 (3)在 Windows 上從單行到全螢幕皆可任意放大。全螢幕放大最高倍率達16倍。單行放大，在游標所指之行，最高倍率達8倍。其他放大選項是放大 Windows，可固定或任意放大倍率使用，如同使用放大鏡般。 (4)三種全型字形供選擇，可在螢幕上呈現高品質且無鋸齒的英文字（DC Style、Helvetica、Courier）。 (5)在全螢幕放大時，移動放大部分的方式是：在所選定放大倍率視窗裡，當移動系統游標、滑鼠或選單時，它會自動地在同一地方放大所指位置的資料。若是按下捲動視窗箭頭時，它會在指定的放大倍率視窗裡，放大所有的文字。 (6)能在所有的視窗環境下運作，利用滑鼠、鍵盤輸入或選單，選擇設定水平及垂直的放大倍率1至8倍，即能控制全部的放大倍率。 (7)系統需求：IBM 相容機種 EGA、VGA 以上。	如圖 4-9-3
3. Visability 電腦掃描軟體	(1)可掃描整頁或部分印刷及書寫文字，包括圖表；並可將影像儲存並自磁碟下載。 (2)可立即移動到所掃描影像的任何部分。可以滑鼠或鍵盤控制。 (3)可選擇水平或垂直的放大倍率1至32倍。有平滑邊和鋸齒邊的放大字體。 (4)能在監視器上呈現全螢幕及 Window 的呈現模式，並有放大擴視功能。	

品名	功能與規格	樣式
	(5)能列印所掃描的全部或部分影像。可列印一般字體或放大到8倍的字體。 (6)系統需求：PC相容機種 VGA 和2MB 記憶體。 　　　　　　HP 相容掃描器。 　　　　　　HP 或 Postscript 相容印表機。	
4.ViewPoint 　VGA 攜帶式 　電腦擴視機	(1)係紐西蘭 PluseData 公司產品。能將擴視機與電腦的使用結合一體，且方便攜帶。 (2)依閱讀文件或使用電腦的不同需求而有三種設計： 　①閱讀文件（VGA Model）：以 CCD 滑鼠式鏡頭掃描文件後，在螢幕上擴視閱讀。 　②與電腦連接使用（VGA PC Model）：具有電腦／擴視機分割畫面的功能。在電腦部分的顯像是全彩，在擴視機顯像是16色組合。 　③如需在寫信或填寫表格時放大手寫資料，則可選購固定式平台（Hand Stand），即可轉變成固定式擴視機。 (3)可連接一般電視機（NTSC 接頭）或標準 VGA 電腦螢幕使用。 (4)在連接電視機時顯像是黑白，在連接 VGA 螢幕時顯像是16色組合。 (5)放大倍數：8－32倍（14″螢幕）及11－44倍（20″電視機）。 (6)數位式按鍵控制，內建 BIOS 記憶設定。 (7)滑鼠式鏡頭，易於操作使用。 (8)具有正／負顯像及亮度／對比調整功能。 (9)可與電腦連接使用，具有電腦／擴視機分割畫面的功能。	如圖4－10
5.筆記型電腦擴視機（OPTi）	(1)OPTi 系統是由一個滑鼠型鏡頭、一片 PCMCIA 的介面卡及其應用軟體所組成。使用時，只需把要閱讀的文件放在滑鼠鏡頭下，即可顯示於筆記型電腦的液晶螢幕上，低視生可依需求自行設定其視窗大小、放大倍率、文字對比的顏色及視窗的比率。另外，OPTi 系統更可搭配其他擴視軟體及電腦連線擴視機使用。 (2)功能特性：	

品名	功能與規格	樣式

	①放大倍率：1.2倍－22倍(12吋螢幕)，1.7倍－32倍(17吋螢幕)，2倍－37倍(在20吋螢幕)。 ②總重僅200克，易於攜帶；使用電腦本身電源，無須再外接電源。 ③有反白功能及具圖片模式可觀看照片。 ④提供電子式的放大效果及文字模式的加強效果。 ⑤特殊的滑鼠型鏡頭設計，使無論是手寫或印刷稿件、平面或立體的物件，都可輕易地閱讀於其中。 (3)系統需求： 　①須586以上電腦。 　②主記憶體8MB以上。 　③顯示卡記憶體1MB以上。 　④硬碟空間4MB以上。 　⑤顯示器解析度640×480或256色以上。 　⑥作業系統 WIN95以上。 　⑦電腦 PCMCIA 介面須支援 Zoomed Video 的功能。	如圖4－11
6. Reader VGA 掃描閱讀擴視機 （個人電腦／擴視機連線系統）	(1)荷蘭 Tieman 公司產品。 (2)係低視擴視機 CCTVs 的衍生產品，可和電腦連用。可掃描閱讀桌上的文件，而在電腦螢幕上顯現，並有放大擴視功能。 (3)可選擇全螢幕、分割畫面（或兩者組合）的呈現方式。 (4)不需要特別的軟體和電腦硬體，而由攝影機的插頭串聯電腦和 VGA 監視器。可與多數電腦擴視軟體相容。 (5)放大倍率：2.8－34倍（14吋螢幕），3.5－43倍（17吋螢幕），4.2－52倍（20吋螢幕）。 (6)閱讀機體積39×44×31cm。閱讀桌體積39×37cm，重量約15kgs。	如圖4－12
7. Twinkle Bright（閃亮之星）新一代"電腦"彩色擴視機	(1)荷蘭 Tieman 公司產品。 (2)是新一代的電腦擴視系統，能與電腦結合使用；任何東西置於閱讀平台，即能放大並顯示於電腦螢幕上。此擴視系統可選擇擴視機全螢幕、電腦全螢幕	

品名	功能與規格	樣式
	或擴視機／電腦分割畫面等三種顯示。可只購買擴視機（不含螢幕），不須再購買任何特殊軟體及電腦硬體的需求，即可接上電腦 VGA 螢幕。此擴視系統與大部分螢幕放大的軟體都相容，為低視者在工作及學習的最佳輔助工具。 (3)功能特性： 　①可畫面分割（電腦／擴視機），具畫面整合功能。 　②24色組合模式（視網膜色素變性及色盲者亦適用）。 　③按鍵式操控盤，使操作擴視機變得更容易。 　④具圖片模式可觀看全彩圖（照）片。 　⑤垂直／水平定位線及視窗功能。 　⑥亮度／對比／反白可單鍵調整。 　⑦新廣角鏡頭，讓視野更寬闊。 　⑧可外接攝影機觀看黑板。 　⑨紅外線閱讀指示燈。 　⑩三段式超大托盤。 　⑪自動對焦。	如圖4-13
8.數位相機（一般）	(1)影像感應器：一百萬像素（含）以上。 (2)儲存媒體：可抽換式4MB（含）以上記憶媒介。 (3)支援色彩：24 Bit（含）以上全彩。 (4)最大解析度：640×480像素（含）以上。 (5)影像格式：JPEG。 (6)傳輸介面：RS-232，Video Out（NTSC）。 (7)對焦模式：自動對焦。 (8)曝光方式：自動曝光。 (9)驅動程式：Windows 95/98以上。 (10)具變焦、自拍、閃光燈、彩色 TFT 顯示螢幕與相關配件。	
9.彩色印表機（噴墨式）（一般）	(1)墨水：四色（含）以上，黑色與彩色墨水分離。 (2)解析度：600×600dpi（含）以上。 (3)噴嘴數：黑色／彩色≧190孔（合計孔數）。 (4)列印速度：黑色列印-6PPM/A4（含）以上，彩色列印4PPM/A4（含）以上。	

品名	功能與規格	樣式
	(5)連接：Centronics type 8-bit 平行介面。 (6)列印寬度：A3 尺寸（含 A3、A4、B4、B5、Letter）。 (7)網路介面：具列印伺服器，提供一個 RJ-45 接頭含以上。 (8)驅動程式：符合 Windows 95/98/NT Workstation 中文版列印驅動程式。 (9)備用墨水：黑白、彩色各二組。	
10.大螢幕	(1)可直接選購較大尺寸的電腦螢幕。 (2)可附加具有放大功能的護目鏡。	

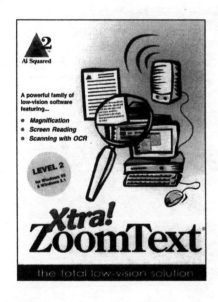

圖 4-9-3　Zoom Text Xtra 電腦擴視軟體

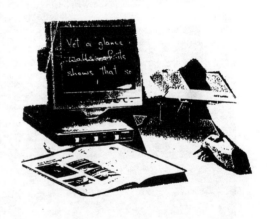

圖 4-10　ViewPoint VGA 攜帶式電腦擴視機

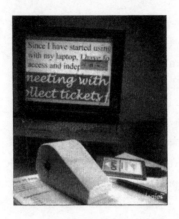

圖4－11　筆記型電腦擴視機（OPTi）

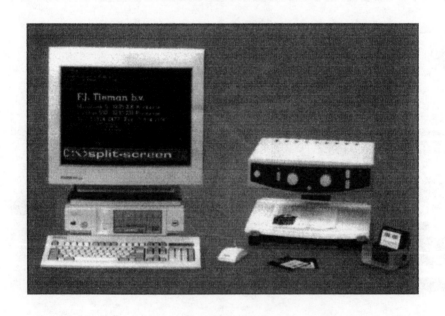

圖4－12　Reader VGA 掃描閱讀擴視機

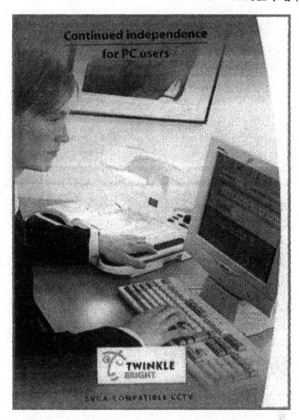

圖4－13　Twinkle Bright（閃亮之星）新一代電腦彩色擴視機

第五章

盲生學習輔具

　　本章主要是介紹適合盲生（Blind students）使用之學習輔具，包括盲用電腦系統及其他盲用輔具（公元 2004 年）。

　　盲人使用電腦，除了一般的電腦軟硬體設備外，還必須克服兩個問題：盲人如何知道螢幕上所出現的訊息；以及如何透過鍵盤來輸入資料。

　　要取得螢幕上的訊息，必須依靠一個「螢幕閱讀器（screen reader）」（如導盲鼠，GDBRL 等系統），經過程式轉換後成為點字，輸出到點字觸摸顯示器（如金點、超點），或成為語音輸出到語音合成器或音效卡。如此，盲人就能透過點字和語音來瞭解螢幕上的資訊。

　　另一方面，大多數的盲人所熟悉的文字符號是點字，為了不改變他們的輸入習慣，可透過程式轉換，將鍵盤設定成點字模式，盲人即可透過點字或一般鍵輸入模式，來輸入資料。

　　解決了盲人操作電腦輸入和輸出的問題後，盲人即可透過電腦來閱讀書籍、打字、上網、收發信件，在生活、學習、就業上，盲用電腦都成為盲人的重要輔具之一。（無障礙全球資訊網，2004）。

・視窗版中英文盲用電腦資訊系統

　　提供視障者一個全新的作業平台，其與明眼人所使用的環境一致，藉以拉近明盲使用者之間的資訊落差，享受視窗環境多媒體的聲光效果。

・多功能轉接器

　　透過此轉接器，本土研發的點字觸摸顯示器（金點二號、超點系列）能同時使用國內外的軟體。盲人無須多購買一套價格昂貴的國外點字觸摸顯示器。

・導盲鼠

可自動掃描螢幕上的資訊，使盲人能輕鬆的使用滑鼠。

・無字天書輸入法

可在點字輸入模式下，輸入中、英文。保留原有的使用習慣，盲人無須重新學習新的輸入法。

・點字顯示

可同時處理中、英文點字，並將資料轉換後，送到點字觸摸顯示器上。

・語音輸出

將電腦上的資訊，轉成語音後，透過聲霸卡輸出。並能同時處理中、英文。

第一節　盲用電腦系統

壹、點字電腦系統

品名	功能與規格	樣式
1.點字觸摸顯示器	(1)淡江大學研製的點字顯示視窗，稱「超點二號」盲用電腦系統。 (2) 45 方以上點字顯示視窗，5 方特殊功能鍵。 (3) G-Mouse, com。 (4)中英文輸出入功能。	如圖 5-1-1
2.中文視障資訊系統軟體	(1)中文字形字義輔助系統。 (2)全螢幕中英文點字文書處理系統。 (3)中英文點字即時轉譯系統。 (4)中文點字語音即時轉譯系統。 (5)無字天書輸入法或相等功能之輸入方法。 (6)可用於 DOS 於 Windows 系統。	

品名	功能與規格	樣式
3.智慧型中文語音合成器	(1)金鸚語音合成器。 (2)有中文語音功能。	如圖 5-1-2
4.視窗導盲鼠系統	・軟體系統光碟一片，內容包括： (1) G-Mouse 主系統。 (2)中華電信研究所語音系統。 (3)國音輸入法 99 版與 6.5 最新版。 (4)金點二號、超點 RS-232 版。 (5) WCBE2002 盲用編輯器。 (6)多功能轉接器。 (7)軟體保護鎖。 ・多功能轉接器功能 (1)提供 LPT 埠轉 COM 埠之介面。 (2) LPT 埠可以接一般印表機。 (3)升級金點二號，延長其適用年限。 (4)可轉 USB 介面，解決新電腦無 COM 埠問題。 (5)可以連接操作國內外盲用軟體（例如：Andy, JAWS, Windows Eyes, Screen Reader, Screen Power, Window Bridge，…等）。	如圖 5-1-3
5.視窗蝙蝠語音導覽系統	・軟體系統光碟一片，內容包括： (1) G-Bat for Windows98/2000/XP 主系統。 (2)中華電信研究所語音系統。 (3)國音輸入法 99 版。 (4) WCBE2002 盲用編輯器。 (5)蝙蝠講義。 (6)軟體保護鎖 for Windows 98/2000/XP。	如圖 5-1-4

品名	功能與規格	樣式
6.完全"中文化"的盲用電腦（超薄型）Tieman CombiBraille 45 C	(1)係荷蘭 Tieman 公司所製。 (2)除英文電腦環境外，另附專用中文軟體，可適合中文的電腦環境。 (3)點字視窗為 45 方顯示。重量 2.5kg，體積 300×313×41mm（超薄型）。電源 100/250V AC，耗電量 24 瓦。 (4)聯接並列界面、印表機界面、串列界面、語音界面。 (5)標準配備包括手提袋（可放筆記型電腦）、鍵盤架（搭配桌上型 PC 鍵盤使用）、耳機等。選購配備包括 MS-Windows 畫面讀取界面軟體及其他語言之語音合成器。 (6)主要功能包括：①五個螢幕指引操作鍵；②六個點字命令操控鍵；③游標迴歸功能；④自動游標尋跡功能；⑤自動載入應用架構；⑥連線輔助說明；⑦適合中文電腦環境。	如圖 5-2-1
7.大眼睛、網路嚮導語音系統	(1)係軟體構造的語音系統，使用一般音效卡，不需額外再加裝硬體設備，輸出模式為中文語音。 (2)網路嚮導語音系統可搭配超點二號，成為較佳的上網輔具。	
8.Type Lite 筆記型電腦	(1) Blazie Engineering 公司產品。 (2)組合英語語音、40 方點字視窗和 Windows 式的鍵盤。 (3)可儲存 12000 頁點字。 (4)體積：$9×12×1\frac{1}{2}$ 英吋，重量：輕於 3.5 磅。	如圖 5-2-2

＊新一代中文盲用電腦（Braille Voyager）和盲用筆記型電腦（Braille Mate）見 P220。

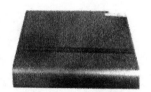

圖 5-1-1　超點二號（點字觸摸顯示器）

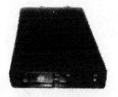

圖 5-1-2　金鸚語音合成器（智慧型中文語音合成器）

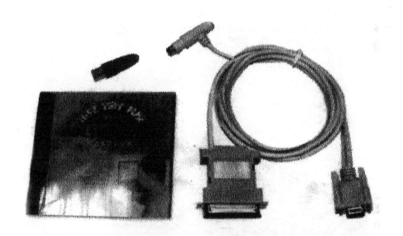

圖 5-1-3　視窗導盲鼠系統

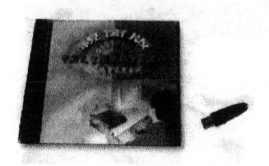

圖 5-1-4　視窗蝙蝠語音導覽系統

（資料來源：無障礙全球資訊網，2004）

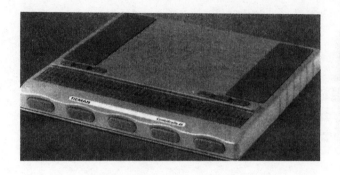
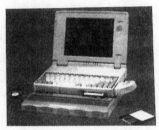

圖 5-2-1　Tieman CombiBraille 45C 中文化盲用電腦

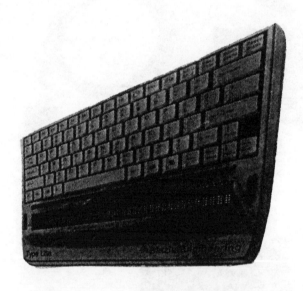

圖5-2-2　Type Lite 筆記型電腦

貳、點字印表機

品名	功能與規格	樣式
1. Mountbatten Brailler 電動 點字/印表機	(1)點字、印表二合一，設計輕巧，內附充電式電池，可隨時記錄資料。 (2)鍵盤使用輕、速度快、適合長時間使用。 (3)重複敲擊設定可達4次之多，便於製作檔案標籤或記號之用。 (4)撞擊強度可調整，可使用普通紙張或點字專用紙。 (5)最新紙上修正功能，不須校正器。 (6)電池操作，在任何地點使用不需用電源，充電後可列印約30張。 (7)可邊打邊列印，亦可存入檔案，日後列印或傳至PC處理、儲存。 (8)不懂點字者，可外接電腦鍵盤（需另購），所鍵入資料（英文）可自動轉成二級點字。 (9)除有打字一般功能外，亦可接PC當列表機使用。 (10)大記憶體容量32k Bytes，可擴充至160k Bytes。 (11)列長：50方（可調）。 (12)外型尺寸：240×450×90（長×寬×高）。重量：4.3kg。	如圖5－3

2.E.T.C.全系列點字列表機（單面列印）　　　　　　　　　如圖5－4

(1)

型號	列印速度（字元/每秒）	列印寬度（行/每頁）	列印長度（列/每頁）	多份列印	送紙方式
ROMEO－25	25	40	27	1－99份	連續送紙
ROMEO－40	40	40	27	1－99份	連續送紙
THOMAS	40	40	27	1－99份	連續送紙
MARATHON	200	40	27	1－99份	連續送紙

(2)選購功能：
①另可選購單張送紙器，增加單張送紙功能。
②可加裝 ET Speaks 的語音功能，讓操作更簡便。
③亦可選購 ET Graphics 繪圖軟體。

品名	功能與規格						樣式

(1)

型號	列印速度（字元/每秒）	列印寬度（行/每頁）	列印長度（列/每頁）	多份列印	送紙方式
ET	60	40	27	1－99份	連續送紙
JULIET	55	56	27	1－99份	連續送紙
BOOK MAKER	80	44	27	1－99份	連續送紙
BRAILLE Express150	150	44	27	1－99份	連續送紙

3.E.T.C.全系列點字列表機（雙面列印） 如圖5－5

(2)選購功能：
①另可選購單張送紙器。
②可加裝 ET Speaks 的語音功能，讓操作更簡便。
③亦可選購 ET Graphics 繪圖軟體。

型號	列印模式	列印速度（字元/每秒）	列印寬度（行/每頁）	列印長度（列/每頁）	暫存記憶體	送紙方式
BASIC－S	單面列印	39	42	25	400張	連續送紙
BASIC－D	雙面列印	78	42	25	400張	連續送紙
EVEREST	雙面列印	76	42	25	400張	單張送紙
4X4 PRO 可列印報紙	雙面列印	100	48 A3 SIZE	27	200張	單張送紙

4.INDEX 全系列點字列表機（單、雙面列印） 如圖5－6

5.THIEL 高速點字列表機 Compacto 600（雙面列印）

(1)規格：
①列印速度：600頁/小時（雙面）。
②噪音值：68分貝（蓋上隔音箱後）。
③紙張格式：連續摺疊式，重量為175克/平方米（g/m2），寬度為3－13吋（inches）；可利用軟體指令自行調整設定。
④點字輸出型式：（可利用軟體控制設定）。
　a.並行式連續列印。
　b.可設定6點或8點。
　c.行間隔為1/10、2/10、3/10英吋。

品名	功能與規格	樣式
	d.每行可列印42字元。 ⑤體積：長50公分×寬85公分×高134公分。 ⑥重量：隔音箱71公斤，列表機32公斤，電源供應器14公斤，總重117公斤。 ⑦電力：110V（10％）60Hz－160VA。 (2)另一型高速點字列表機是E.T.C.的Plate Embossing Device, Model PED－30。	如圖5－7－1 如圖5－7－2
6. VersaPoint Duo 點字列表機（雙面列印）	(1)加速列印的速度：雙面點字列印機可以同時列印雙面，列印的速度每秒40字元/點字，60字元/點字圖表。點字輸出：6或8點。 (2)列印時噪音減少：雙頁點字列印機有低音的設計。 (3)音效指示操作功能：開啟或關閉皆可由不同的音效指導，方便使用者操作。 (4)紙張重量：20磅－100磅，5段式按鈕選擇紙張重量。 (5)同時列印多份文件：可連續列印至99份文件。可連續紙列印或單張紙列印（選購）。 (6)列印前可先確認。	如圖5－8
7. Dot & Print 點字文字列表機	(1)可同時列印點字和印刷文字，有助於盲人和明眼之間的溝通。 (2)為 American Thermoform Corporation 產品	如圖5－9
8.中文點字文字列表機（雙視教材）	國內已自行研發可並列中文和點字的「雙視教材」列印模式。可控制點字方的彈力大小。	

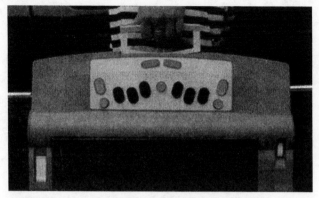

圖 5−3　Mountbatten Brailler 電動點字印表機

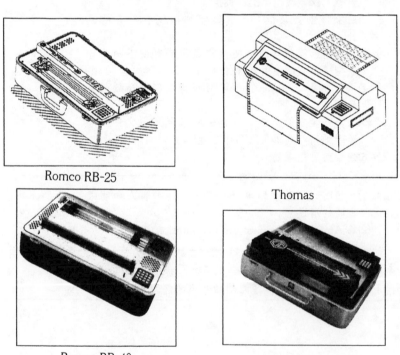

Romco RB-25

Thomas

Romeo RB-40

Marathon

圖 5−4　E. T. C 全系列點字列表機（單面列印）

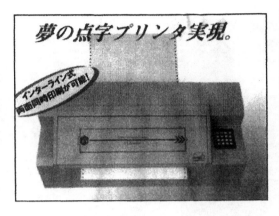

Et & Juliet

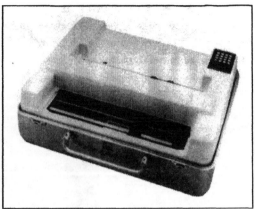

Book Maker/Braille Express

圖5-5　E.T.C 全系列點字列表機（雙面列印）

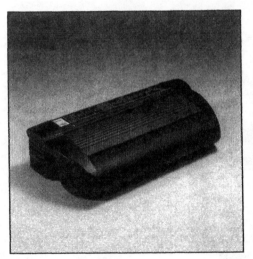

Basic-S & D

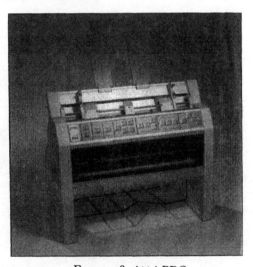

Everest & 4×4 PRO

圖5-6　INDEX 全系列點字列表機（單雙面列印）

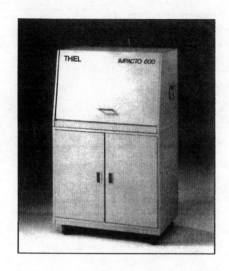

圖5－7－1　THIEL 高速點字列表機（雙面列印）

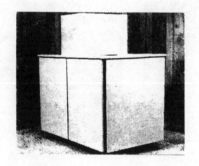

圖5－7－2　Plate Embossing Device Model PED－30高速點字列表機

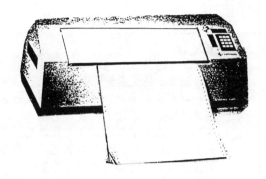

圖5-8　VersaPoint Duo 點字列表機（雙面列印）

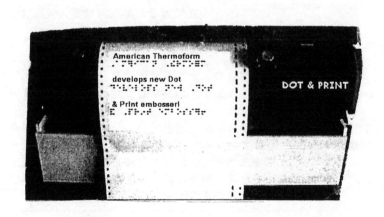

圖5-9　Dot & Print 點字文字列表機

（國內已自行開發中文點字文字列表機）

第二節　盲用輔具

壹、立體影像複印機

品名	功能與規格	樣式
1.Piaf 立體影像複印機	(1)操作簡單，能快速製作立體凸出圖形。首先將圖像以影印的方式，複印在一張經特殊處理的發泡紙上，然後將它放入 piaf 內，數秒鐘之後立體凸出影像自動浮現。是為盲生製作立體圖形及運用在數理、地理學、自然科學及定向行動訓練⋯⋯等教學上理想的工具。 (2)使用紙張：最大可至 A3 size（11×17英吋）。 (3)處理速度：一張 A4 size（8.5×11英吋）的紙，僅需十秒鐘的處理時間，成型於一瞬間。 (4)聲音警示：將紙放入處理時，會有"嗶"一聲告知機器要開始處理。 (5)過熱保護裝置：操作溫度超過安全時，機器本身會自動斷電，直到溫度下降至安全標準時方再啟動機器。 (6)"soft-start"燈管迴路保護裝置，使燈管在加熱時增加使用壽命。 (7)攜帶及儲藏容量、高效率及低噪音。	如圖5-10
2.TIE 立體凸出影像複印機	(1)任何影像，如：手繪、噴墨、地圖、圖表，只要可以畫在或 COPY 在處理紙上，都能簡單地經由加熱由 TIE 製出立體可觸影像。 (2)方便盲生藉由觸摸方式感受字形及圖案，增進學習能力，可快速的製作且花費較低。 (3)方位和變動性的訓練時常需要地區地圖、或旅遊路徑、城市地圖、公車路徑等，都能簡單快速的製成可觸圖。	如圖5-11

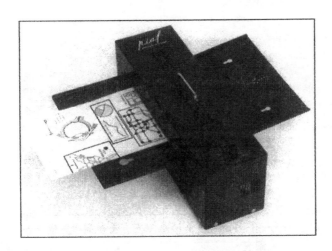

圖5-10　Piaf 立體影像複印機

地圖　　結構圖　　科學　　　數學　　音樂　　　藝術

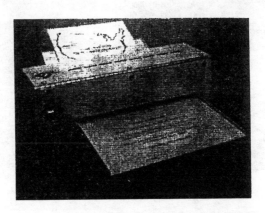

圖5-11　　TIE 立體凸出影像複印機（美、英製）

貳、熱印機（Thermoform Machine）

品名	功能與規格	樣式
1.標準型熱印機 E－Z Form	(1)係美國 American Thermoform Corporation 出品。 (2)熱印機的原理是將浮凸原件置於塑膠紙下，利用真空幫浦（pump）的作用，將加熱器蓋住網版系統，而將原件加以複製。熱印機是早期製作立體圖表、圖形、點字的主要設備，現多為立體影像複印機所取代。 (3)E－Z－Form 是簡單型熱印機，可更換不同尺寸的網版，複製成品最大約27.9×29.2cm，適合製作一般點字教材或教具。	如圖5-12-1
2.特大型熱印機 Maxi－Form	(1)Maxi－Form 是大型熱印機，適合製作大型地圖或圖表。 (2)複製成品最大尺寸為31.7×43.8cm。	如圖5-12-2

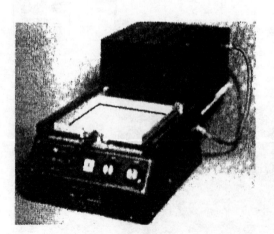 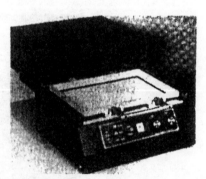

標準型　E-Z Form　　　　　　特大型　Maxi-Form

圖5-12　熱印機

參、視觸轉換機

品名	功能與規格	樣式
Optacon Ⅱ 第二代視觸轉換機	(1)將視覺訊號轉變成觸覺訊號。利用掃描器將印刷符號放大而浮現在機體上供盲生用手指摸讀。 (2)Optacon Ⅱ 可與個人電腦連結，擷取更多資訊。 (3)中文字體複雜難辨，不適合 Optacon，且目前「盲用閱讀機」已研發成功，可快速且自動地讀出印刷文字資料，漸已取代 Optacon Ⅱ。	

肆、點字機

品名	功能與規格	樣式
1.柏金斯點字機 Perkins Braillers	(1)是傳統的點字機，由美國 the Howe Press 的 David Abraham 所設計，自1951年起推廣於全世界。 (2)柏金斯點字機有四種機型： ①標準型(Standard)、②單手型(Unimanual) ③電動型(Electric)、④大點型(Large Cell)。	如圖5-13
2.德國點字機 E－505	(1)僅重2.5公斤，約傳統點字機一半重量。 (2)每行可打40字元。 (3)使用紙張寬度：85mm－280mm。 (4)附攜帶行李箱。 (5)可打點字標籤貼紙(需另購一定位器)。 (6)可打8點，適用電腦文件。	如圖5-14

品名	功能與規格	樣式
3. 德製點字機 Marbury Brailler	(1)捲紙桿鍍有鐵扶龍（TEFLON），導紙容易，不須捲紙，沒有卡紙的煩惱。 (2)紙張長度：可單張式，或連續式。 (3)鍵盤易操作，安靜又敏捷，裝置貝荷離合器，保護鍵盤過重的壓力。 (4)左右邊緣位置可設定，亦可由鍵盤消除。 (5)警鈴設置，亦可由鍵盤消音。 (6)前衛設計的點字撞針頭。 (7)最後一行指示，亦可經由鎖鍵的消除利用最後一行。 (8)五行字距離的閱讀平台。 (9)附膠帶扣夾及尼龍背帶。 (10)人體工學設計，機體由特殊材料製造，表面平滑細緻。	
4.標籤速記點字機	(1)德國 Brailletec 出品。 (2)可當一般標籤及速記用；可以紙卷當速記，以單面膠帶當標籤。 (3)鍵盤及紙卷以鐵蓋保護，使用時翻開。 (4)鍵盤於本機左側，紙卷於右側送紙匣。使用時，先將紙卷裝入送紙匣，從左後方拉出。 (5)各鍵與一般點字機位置相同，含6點鍵及空白鍵。 (6)本機23×13×7cm；紙寬1.2～1.3cm。 (7)體積小、重量輕、易攜帶。	

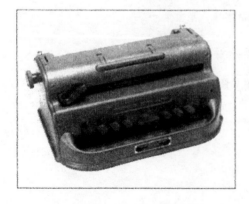

圖 5-13　柏金斯點字機

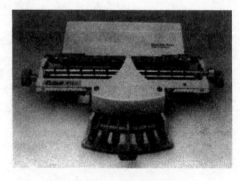

圖 5-14　德國點字機

（盲用電腦）

品名	功能與規格	樣式
1.新一代中文盲用電腦 Braille Voyager	(1) Tieman 公司出品的點字視窗。 (2) Braille Voyager 44（基本型）的點字視窗以 44 個點字方顯示，以搭配筆記型電腦，體積小重量輕。使用 USB 介面連接電腦，即插即用，更有機動性。重 1.2 公斤，體積 33×14.5×3cm（接近 VHS 錄影帶大小）。 (3) Braille Voyager 70（豪華型）的點字視窗，以超長的 70 個點字方顯示，可顯示一整行的資料，以方便大量的閱讀和資料搜尋。重 2 公斤，體積 47×25.7×2.5cm。 (4)首創點字方彈力控制系統，可依個人喜好控制點字方的彈力大小。 (5)獨特的軟體介面；可安裝光碟片；支援眾多英文版點字視窗瀏覽軟體（如 Jaws）。 (6)搭配本機中文點字轉譯軟體。	如圖 5−15
2.盲用筆記型電腦 Braille Note	(1)體積小（25×15×5×1cm），重量輕（1kg/1.3kg）（18 方／32 方）×1。 (2)可使用一、二級盲用點字。可直接收發點字郵件。可切換單手模式。 (3)可在 Word 底下讀取、編輯、儲存、附加檔案。記憶體可擴充到 48Mbyte。 (4)獨立作業系統 Windows CE Ver 2.12。電池容量可連續使用 20 小時。 (5)可與一般電腦及筆記型電腦結合，當作桌上型盲用電腦；亦可當語音箱使用；可連接列表機列印資料；可外接耳機或揚聲器。 (6)具十位數工程用點字計算機功能。具鍵盤學習功能，可邊打說。可做個人秘書規劃行程，有警示音。	如圖 5−16

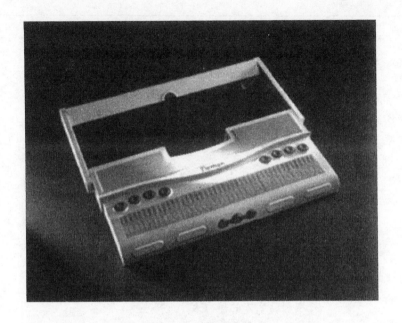

圖 5-15　新一代中文盲用電腦（Braille Voyager）

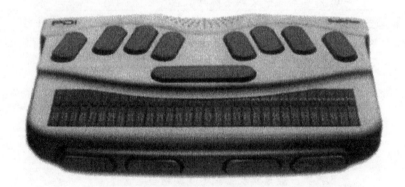

圖 5-16　盲用筆記型電腦（Braille Mate）

伍、點字板及點字學習板

品名	功能與規格	樣式
1.塑膠質（小）	(1)4行19次方，附點字筆。 (2)$6 \times 1\frac{3}{4}$英吋。	
2.塑膠質（中）	(1)7行23次方，附點字筆。 (2)22×10公分，105公克重。	
3.壓克力質	(1)2行32次方，不鏽鋼點字器。 (2)23×33公分，700公克重。 (3)附點字筆。	
4.木質	(1)2行32次方，不鏽鋼點字器。 (2)18×29公分，550公克重。 (3)附點字筆。	

品名	功能與規格	樣式
5. 雙面點字板 BM01	(1)可製作正反相間的點字。 (2)最大每行可寫36字元，每頁最多至18行（另有4行27字方點字器）。 (3)重約3公斤。	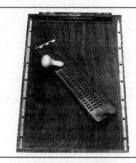
6. MEMO 記事用點字板	(1)5行20次方，附磁吸點字筆、紙張捲筒。 (2)26×8公分，590公克重。	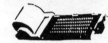
7. 筆記型點字板	(1)附有活頁紙的點字板。 (2)8行20次方。 (3)輕巧易攜帶，可當隨身筆記本。	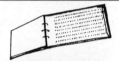
8. 錄音帶標籤點字板	(1)4行14次方，中空。 (2)方便製作錄音帶的點字標籤。	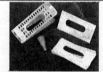
9. 名片點字標記器	(1)專供標準的 $3\frac{1}{2}\times2$ 英吋名片附加點字用。 (2)可打出4行13次方點字。 (3)體積：$3\frac{1}{2}\times4\frac{1}{2}\times3\frac{3}{4}$ 英吋。	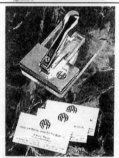
10. 撲克牌點字標記板	(1)專供撲克牌附加點字用。 (2)上下各2行7次方點字。	

品名	功能與規格	樣式
11.單行點字板	(1)單行25次方。 (2)方便製作點字標示。	
12.點字學習鑰匙圈	(1)1行6次方。 (2)30公克，可隨身攜帶。	
13.點字學習板（標準型）	(1)共有10方點字，每一點上均有一塑膠棒（正反兩面皆可使用）。當塑膠棒按上或壓下時皆會發出聲響，可使盲生了解以點字板書寫後點的相關位置，方便攜帶。 (2)供使用點字板及點字筆前預作練習用。	
14.點字學習板（放大點字方）	(1)將點字板單方的底部放大，使盲生了解使用點字筆在點字板上書寫後的正確位置。 (2)供初學點字的盲生使用。	
15.點字學習板（有底座）	(1)兩長方形木塊頂端固定於一約29×16.5公分之木製整底中間，每個長方形木塊均有三個孔，內可放置小圓柱狀之塑膠釘子，將之垂直地置入孔內。 (2)當兩長方形木塊分開水平地放置，可幫助學習點字機上各點分佈之位置；當兩長方形木塊合併，即成為一方點字，可幫助熟識每個點字之基本架構。	
16.點字學習板（無底座）	(1)簡單型，方便攜帶。 (2)功能同上。	

品名	功能與規格	樣式
17. Premus 音樂點字學習板	(1)供學習音樂點字前預作練習用。 (2)包括一塊黑色方格板（20×15方格）及140個白色塑膠小方塊，上有浮凸點（上位），下有磁鐵增加吸附力。儲存盒蓋內有浮凸的音樂點字符號供辨識。	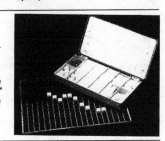

陸、錄放音機及計算機

品名	功能與規格	樣式
1. 盲用錄放音機	(1)隨個人學習的需求可調整錄音、播放有聲書的速度。 (2)四軌、15/16速度可放慢有聲書的速度，方便邊聽邊學或邊錄音。 (3)二軌、1－7/8速度可正常錄音、播放有聲書以調整適應學習環境。 (4)九十分鐘的錄音帶可錄音六小時以上。 (5)有錄音指標可快速找出所需錄音位置。 (6)附內鍵式喇叭、麥克風、皮套等。	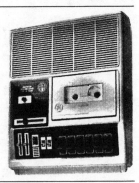
1-1 工程用計算機（低視生適用）	(1)大型顯示螢幕，方便低視生閱讀。重0.4公斤。 (2)可執行統計、工程及三角函數運算。 (3)八位數液晶數字，每字約 2.3×1.6 公分。 (4)放大式按鍵（1.8×1.8 公分），不易按錯。按鍵為高反色差，數字（白）、功能（黃）、計算（藍）鍵顏色不同。 (5)五年電池不用更換，自動斷電功能。	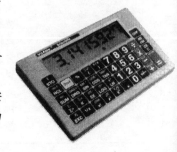

品名	功能與規格	樣式
2.語音記事簿（隨身鸚鵡）	(1)電話管理簿： 　①可儲存300組姓名及1500組電話，經由 Click 鍵呼叫出來。 　②對準話筒，具有語音自動撥號功能。 (2)口述錄音機： 　可錄製999組語音訊息，最長可錄15分鐘。 (3)會議行程規劃： 　可錄製999組約會訊息，由語音讀取。 (4)時間、鬧鐘及計算機： 　以語音報出時間及運算結果。 (5)設定控制： 　①可設定電話的前置號碼，並自動更正電話號碼（撥號輔助系統）。 　②可設定6種國家的語言，有中文發音。 　③可與電腦相連接（必須選購連接線及軟體）。 　④可設定安全密碼。	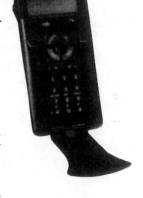
3.盲用錄放音機	(1)數位式錄放音機，有錄、放音、快轉等功能，可隨錄隨洗。 (2)可記錄簡單話語、電話、地址，及聽到或想到但無法寫出的事。	
4.讀卡機	(1)一般讀卡機：將磁卡穿過讀卡機，即可發出磁卡上的語言。 (2)Braille Card Player 點字卡語言學習機，是日本東洋株式會社產品。 　①操作方法簡單，先將空白磁卡記上所學的點字及文字；再將磁卡輸入錄音機磁道，由右側輸入並錄音儲存。 　②放音時，將已錄音磁卡點字朝上，由右側輸入放音機磁道；壓下再生開關即可反覆重唸所記憶聲音。	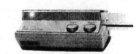

柒、定向行動輔具

品名	功能與規格	樣式
1.定向行動訓練器（訓練指標）	(1)供初學手杖技能者原地操作手杖基本動作之用，特別是練習手杖左右運動時振擺之弧度（不鏽鋼座）。 (2)原地手杖技能動作要領講解清楚後，將「訓練指標」依學生體型調好指標間距（學生肩寬）置於適當位置（學生持標準手杖可及之處）。 (3)學生操作手杖時如果手杖尖部未觸及「訓練指標」或只觸及一邊或觸及標桿標柱，表示其動作錯誤，可能是手臂未保持在身體的中央位置，或手腕操作力量太大或太小，老師即予糾正或提示。 (4)如果學生手杖石尖部每次都能正確的觸及「訓練指標」，而不觸及標桿表示學生手杖技能基本動作正確，可進一步練習行動手杖技能。	
2.障礙物偵測器 Mowat－Sensor	(1)手持式，利用高周波、振動頻率來警告盲人前方障礙物的存在，可設定二種警告距離：1米（短距）及4米（長距）。當物體越接近時，振動頻率越高/快。 (2)重185公克，附訓練手冊。	
3.顏色偵測器 Color Test	(1)針對具視覺障礙和色盲的身心障礙者所設計的，可偵測出150種不同的顏色，並同時分析顏色的明亮度、色調、彩度，廣泛的適用於生活上。有顏色分析鈕、顏色偵測鈕和測試孔。 (2)附顏色卡、說明錄音帶、充電變壓器。	
4.點字羅盤	(1)金屬製，附塑膠外殼及刻度尺，北方以箭號表示，東、南、西以點字表示，其餘方位則以一點表示，約60公克。 (2)固定於一處，打開蓋子，即指出北方位置，若變更另一處，則須蓋上蓋子再打開重新使用，即可指出北方。	

品名	功能與規格	樣式
5.數位式語音指南針（哥倫布）	手持式，重約100公克，可用中文/英文指出東、東北、西、西北、南、東南、北、東北八個方位。使用時對著欲知方向按下按鈕。	
6.光源探測器 Light Probe	(1)手持式，可分光源探測及光線明暗探測。越接近光線的來源或光線越明亮，會發出高頻率的警示聲。 (2)體積：15.5×37×2.7cm。	
7.水位指示器	測量容器內水位的高低。	
8.求助器	(1)盲人求助於路人時，可按求助器的按鈕，發出聲音以引人注意。 (2)求助器上寫有「我是盲人，請協助我」或「請協助我，謝謝」。	
9.摺疊式手杖 Folding Canes	可摺疊收藏於皮包，便於攜帶。白色，易認定。	
10.智慧型語音開飲機	(1)經由微電腦判斷熱膽和出水口的水溫，由喇叭播放，並經顯示器顯示出水溫。 (2)定量出水功能。 (3)語音警告用水下限或加水上限。 (4)南台科技大學電機工程系學生陳冠諭、彭國昌製作。陳世中老師指導。	

捌、製圖工具

品名	功能與規格	樣式
1.凸點記號筆 Hi－Marks	(1)凸點記號筆是一支可黏著於任何平面紙張、布、木製品、玻璃、塑膠上的立體線條記號筆。 (2)凸點記號筆黏著於清潔的、乾燥的平面上，也可使不平的表面利用記號筆填平，作好之記號最少需三小時的時間才能完全乾硬，需視黏著的表面及線條粗細而定。 (3)以砂子撒於作好之記號上，可使凸出的線條粗糙些，另可利用刀片，在線條尚未乾之前加以調整端正線條。 (4)欲去除不需的記號，可在未乾時以布、面紙或乾淨的液體清除掉，凸點記號筆是無毒害物體，但須注意可接觸較熱的表面。	
2.手繪描圖點筆/校正器 Freehand Drawing Style	堅固而硬的點筆，可畫出幾何圖的凸痕複製圖供盲生摸讀，並可作校正器使用。	
3.量角器	9〞或23公分量角器可量1度至190度，每英吋有凸起記號。	
4.全套畫圖器 Complete Drawing Kit	含100張10〞麥拉紙，1支12〞尺，1支點字筆，1個11－1/2〞畫板，及兩腳規、量角器角、尺各一。	
5.盲用尺	(1)12〞尺，金屬製，每1/4〞有凸起記號。 (2)12〞尺，可對折鋁製摺疊尺。 (3)點字捲尺，捲尺上有凸起刻度，供盲生測量長度之用。	

品名	功能與規格	樣式
6.三連量角器 Protractor	三個一系列的量角器，主要在於幫助學習關於繪圖及測量角度用，每個量角器上均有觸摸記號及製圖用定位器。另附使用說明書。	
7.軌跡輪	(1)標準型：為一鋸齒輪桿可連續製作出點字線條。 (2)附橫桿：為一鋸齒輪桿可連續製作出點字線條，另在手握把上有一橫桿可幫助其繪製時維持正確角度。 (3)軌跡輪組：有七個大小不同尺寸的軌跡輪，可更換使用在不同曲線及圖形上。附整理盒。	
8.史氏板	將一張麥拉紙鋪在史氏板上，再用描圖筆刻畫出凸痕。	
9.熱印筆	以熱印筆在特殊紙張（發泡紙）上描繪，即可感熱而浮凸，供盲生觸摸辨識。	
10.盲用立體圖形繪圖組	包含製作立體地圖、圖形、圖表及表格的各種材料和工具，可畫出七種不同的點、七種不同的線和四種區域圖形，亦可繪製在薄鋁板上。	

品名	功能與規格	樣式
11.螺旋槓桿圓規組（幾何圓規）	(1)加裝筆的圓規，可用毛筆、一般鉛筆或原子筆。附三個軌跡輪和握柄。 (2)使用原子筆可在麥拉紙上描出凸的圓形，使用毛筆可描出清晰的圓形，供低視生用。	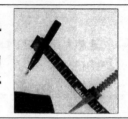

玖、數學、地理及其他教具

品名	功能與規格	樣式
1.數學圖解輔具 Graphic Aid for Mathematics	(1)描線圖用於幾何學之作圖及算術、代數學、幾何學、三角學和微積分學等數學圖畫的需求。 (2)曲線是軟木組成、裱框的寬薄木板，由橡膠墊著加有1/2吋正方形格子的浮雕於其上。 (3)寬薄的木板體形：18×19×1英吋，包含三個平坦的彈性金屬線，14個活動大頭針及備有一個橡膠形條紋。 (4)圖形結構，可在板子插入活動大頭針及用橡膠條紋連接成線或平坦的彎曲金屬線成為圓或弧。 (5)推薦年紀：八歲以上。	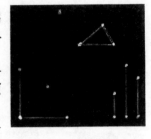
2.幾何學基本形狀 Geometric Forms	(1)幾何學的形體，供基本的平面學習，有三種基本形狀：圓形、正方形及三角形。 (2)裝備包括：三個平面形狀、四個立體形狀及一張白色塑膠造薄板，由浮起的曲線形成空間形狀放於模板上。 (3)推薦年紀：五歲以上。	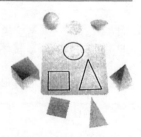

品名	功能與規格	樣式
3.分數、整數概念 Fractional Parts of Wholes Set	(1)可學習分數、整數之概念。 (2)可感觸的圓形，引入整塊、1/2塊、1/3塊及1/4塊之概念。 (3)包含一個工作盤及三種樣式分別有一個、二個和四個凹洞，其圓的直徑3/4英吋。 (4)一個完整的圓及分割成1/2、1/3、1/4塊所圍成的圓。 (5)推薦年紀：六歲以上。	
4.數學綜合教材 Focus in Mathematics	(1)強調基本的運用方法、性質及結構，可熟悉此類所有操作概念。 (2)學習包含分類、相配、計算、加法、減法、分數、曲線圖、時間、金錢等等。 (3)可供視障及多重障礙學生詮釋數學概念。 (4)包括一本手冊，有177個活動組及超過400個材料。 (5)此教材設計針對觸覺及視覺對比。 (6)推薦年紀：四歲以上。	
5.數學點字板和小方塊 Brannan Cubarithm Slate and Cubes	(1)此數學輔助教材，其骨架為塑膠製，容納16×16格子模型巢，放置塑膠製數字符號點字用小立方柱體。 (2)學習者容易辨認操作，可用於加減乘除等基本運算。 (3)骨架：體形$8\frac{3}{4}×9$英吋。 (4)立方柱：一包內有100個立方柱，有五個點表示0到9。	
5-1　樂高點字學習組	(1)以一個樂高積木為一方，將點字一體成型，側面有明眼字印刷，有英、數、音樂、點字電腦碼。 (2)320方單一點字，可任意組合。	

品名	功能與規格	樣式
6.數學輔助教具	(1)代表抽象及數字概念。 (2)有十列可交替的行線，在上面有黑色凸起的行線和大數字表示。 (3)共有四十個塑膠造的圓柱體，塞洞用及連結在一起，作為圖解概念用。 (4)體形尺寸：$24\frac{1}{2}\times6\frac{1}{2}$英吋。 (5)推薦年紀：六歲以上。	
7.卡式算盤 Cranmer Abacus	(1)由十三支竿所串成（美製算盤）。 (2)骨架的尺寸$6\frac{1}{8}\times3\frac{1}{4}$吋，為高耐撞擊的塑膠材料製成，珠子直徑約$\frac{3}{8}$英吋。 (3)背後加裝一個防止算盤脫滑的金屬板。鎘鋼製成的連結器，可將二個算盤連結在一起。 (4)推薦年紀：八歲以上。	
8.大算盤 Large Abacus	(1)用於教學。 (2)骨架尺寸$8\frac{1}{4}\times4\frac{1}{2}$英吋，珠子直徑約$\frac{1}{2}$英吋。 (3)為高度耐撞擊的塑膠材料製成。 (4)背後可裝一個防止算盤本身脫滑的金屬板。	
9.日製算盤	(1)以上下撥掀方式運算。 (2)有竹片型和塑膠珠等材質。	
10.盲用世界地圖	美國APH為盲生所設計的世界地圖集，有37張點字地圖和說明，包含：太陽系、季節、大陸、海洋、國家及美國各州、區。	
10-1 點字拼圖益智遊戲組	(1)樂高點字學習組系列 (2)將樂高遊戲和點字教學組合。	

品名	功能與規格	樣式
11.盲用地球儀	(1)標準12英吋的盲用立體地球儀，觸感清楚，外表覆蓋著塑膠外罩，整顆地球儀安裝在一木製底座之上，方便使用。 (2)塑膠外罩的特徵包含陸地邊界線、地形高低、水平線、赤道。虛線是用來代表北迴歸線、南迴歸線和國際換日線，而實線則用來表示子午線。	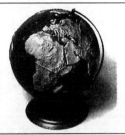
12.有聲球類	(1)一般籃球、排球、乒乓球、門球等球類，內藏鈴鐺，運球時會發出聲，供盲生辨認。 (2)另可安裝蜂鳴器（大鈴鐺）於球框邊緣，投中時會發出聲響，供盲生辨認。	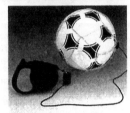
13.棋盤及遊戲類	(1)將一般象棋、五子棋、中國棋等棋盤增加上突或下陷的格子，以利盲生觸摸。 (2)一般撲克牌、大富翁等遊戲增加點字和大字，即可和明眼人共同遊戲。	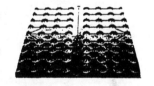
14.棒球遊戲板	(1)以一塊 $23 \times 11\frac{1}{4}$ 英吋的塑膠板充作棒球場地。 (2)除學習棒球遊戲規則外，另可加買算盤，透過計分學習計算概念。	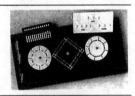
14-1　點字電腦溝通板	樂高點字學習組系列	

拾、生活輔具

品名	功能與規格	樣式
1.點字手錶	(1)掀蓋式點字手錶。 (2)瑞士製，男用錶、女用錶。	
2.語音手錶	可以語音報時的手錶。	
3.語音式體重計（自動開關）	自動「歸零」校正調整，自動開/關功能。當站上體重計時，開關會自動打開，並測量體重。當離開體重計後，體重計會自動告知體重，並自動關機。可選擇英磅/公斤的計算單位。可調整語音音量大小，有語音及 LED 顯示體重。	
4.語音式體重計（記憶功能）	特別為盲人所設計的體重計，附有5組記憶組，可記憶5個不同成員的體重，並可告知體重是否增加或減少的警示。可調整語音音量，改變記憶組成員的功能。可選擇英磅/公斤計算單位。有電量不足警示功能。最大承載270磅。附9V充電式鋰電池，有電源供應器插孔，另可選購電源供應器。	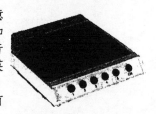
5.語音式血壓計	語音自動膨脹壓縮式血壓計，4段調整膨脹壓力。超大液晶顯示螢幕，方便讀取。檢測完成自動告知脈膊收縮/舒張壓及心跳頻率。附硬式收取盒，有語音及 LED 顯示血壓。	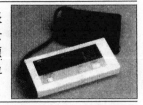

品名	功能與規格	樣式
6.室內溫度計	(1)壁掛式室內溫度計，測量溫度範圍從－5度至35度，操作方式是將溫度計上的指針移至想設定的溫度上，當溫度到達時溫度計會以聲音或震動的方式告知溫度已達設定值。亦可從觸摸溫度計上的立體刻度獲得現在室內的溫度。 (2)體積：13.1×6.6×3.1cm。	
7.室內語音溫度計	此語音溫度計專為測量室內溫度用，有華氏和攝式的呈現，以英語發音。	
8.語音體溫計	(1)此體溫計專為測量體溫用，不適用在室內溫度及烹調溫度測量上，有語音及LED顯示體。 (2)體積：12.2×4.5×1.5cm。	
9.盲用量杯 Measuring Jug	(1)將一把有浮凸刻度的量尺夾在量杯內把手上端，以測量杯內水位的高度。 (2)量杯容量為1公升/2品脫。	
10.語音式計算機及電子辭典	(1)一般計算機及電子辭典附加語音功能。 (2)按下按鍵時會發出語音，供盲生辨識。	
11.點字定時器	一般定時器增加點字和凸點，以利盲生辨認。	
12.點字鍵盤表	塑膠製的鍵盤表，用來學習鍵盤的位置。應用在電腦鍵盤時須加修改。	

第六章

視障工學之回顧

　　長久以來，視障者（尤其是全盲者）受限於無法書寫和閱讀一般文字的文書溝通障礙，故在追求知識和擷取資訊的途徑相當封閉，需仰賴明眼人報讀，未能成為一個獨立學習的人，亦不能勝任明眼世界的工作。直至 1980 年代，資訊科技和視障教育工學高度發展，歐、美、日等先進國家研發出一系列的視障教育輔助輔助產品和技術，包括有觸摸、語音、掃描和擴視功能的盲用電腦及上網輔具，及高科技的立體影像複印機等教材製作設備，視障者方能和明眼人同步進入現代化的資訊社會，充分發揮學習潛能。

　　台灣自 1989 年起，教育部開始推動「盲用電腦中文化」軟硬體系統之研發，並於 2000 年統籌建置身心障礙學生上網輔具，供各校身心障礙學生使用。為建立身心障礙學生學習輔具需求專業評估與集中採購機制，教育部自 2003 年起以專業、鄰近、方便、快速等四個面向考量，提供學習輔具相關服務。並委託相關專院校成立「視障學生學習輔具中心」及「聽語障學生、肢障學生學習輔具中心」。藉由輔具中心聘請專家學者與個案面對面諮詢，可更瞭解個案之需求，進而更具體建議應提供何種學習輔具。

　　茲將本章分為視障教育輔助設備、定向行動輔助設備、中文盲用電腦設備、及盲人學習電腦之研究，探討其研發歷程。

第一節　視障教育輔助設備

壹、點字電腦系統

一、點字系統

1. 第一代點字電腦

第一代點字電腦系統 VersaBraille 基本是一部點字資料處理機，以點字磁帶（錄音帶）儲存資料，為美國 Telesensory Systems Inc.（TSI）公司於 1979 年開發。至 1985 年 VersaBraille Ⅱ+(VBⅡ+)問世（圖 6−1），改用磁碟機系統，將資料儲存於 $3\frac{1}{2}$ 吋的磁碟片，每片儲存 640,000 點字字元，相當於 640 頁點字資料，可協助盲人編輯所需要的文字檔案。同時有一產品稱「點字介面終端機」（Braille Interface Terminal; BIT），可用在 IBM 及相容電腦機型，亦可用在點字電腦上，讓盲人使用一般電腦。

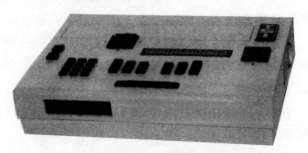

圖 6−1　第一代點字電腦（VersaBraille Ⅱ＋）
資料來源：萬明美攝。

VersaBraille Ⅱ＋可協助盲人自行繕寫和查閱信件、報告、會議記錄、財務資料、備忘錄。在文書印刷方面，可將點字資料儲存在磁碟片上，編輯、

修改，再與點字印表機（VersaPoint）相連接，快速印製點字資料，脫離過去模板印刷方式的不便；VBⅡ＋並可與一般列表機相連，印出普通印刷文件。VBⅡ＋可附加 VBBIT 或 BRAT 程式軟體和介面卡，與 IBM PC 或相容型個人電腦連用，以點字顯示窗當作盲用點字終端機，另加搖桿操作游標的移動方向。使用者可從 VBⅡ＋的六個鍵輸入，亦可從一般 PC 的鍵盤輸入；輸出時則利用點字顯示窗觸讀（20格6點點字），或利用 Vert 語音輸出系統聽取資訊。VersaBraille 對盲人的生活、教育、職業均有實質的應用價值，是引導盲人進入資訊世界的關鍵產品。彰化師大引入台灣的第一部點字電腦 VersaBrailleⅡ＋，現已屬古董級。

2.第二代點字電腦

第二代點字電腦系統 Navigator（圖6－2）是一部整合型盲用電腦，具有 VersaBraille 的功能，同時也有 MS－DOS 的作業環境；結合 VersaBraille 和 BIT 的功能，但本身未有 CPU，須與 PC 連用。

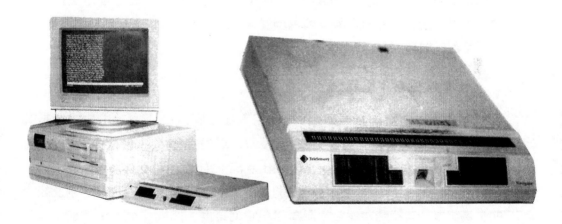

圖6－2　第二代點字電腦系統（Navigator）

資料來源：萬明美攝。

Navigator 是取代 VBⅡ＋的機種，是一部能處理點字資料和操作個人電腦的多功能盲用電腦，能更有效的擴展盲人的知識領域。Navigator 可和光

學辨識系統及語音合成系統結合，成爲盲用閱讀機，讓盲人自行閱讀印刷文件；Navigator 亦可讓筆記型點字電腦 BrailleMate 的資料重現在其「點字顯示窗」上摸讀，並和 PC 上軟碟及硬碟的資料相互讀寫。

Navigator 的點字顯示窗擴充到一列40字元及80字元；有6點及8點兩重點字形式供選擇；主機有桌上型和攜帶型兩種。Navigator 在前方嵌板增加兩個控制資料呈現和游標移動的特殊鍵。Navigator 本身未有 CPU，須藉由兩套軟體程式與 PC 連用，一是執行 VersaBraille 功能的 VersaBraille PC（VBPC），一是進入電腦銀幕系統的 Gateway。

3.第三代點字電腦

第三代點字電腦 PowerBrailler 是 TSI 公司於1994年推出的產品。可充電後隨身攜帶，不使用時，點字視窗會自動消平，有省電功能，且具游標定位功能，是取代 Navigator 的機型。

荷蘭製 Tieman CombiBraille 45的45方點字顯示窗上面附有引導點，具有游標定位功能。德國製的 Braillex – 2D Screen 有二度空間點字顯示窗的平面效果，可得螢幕資料的行數、顏色屬性。Dot Matrix Display 是點字畫面顯示器，可顯示圖形或超過80字元的文件。

4.筆記型點字電腦

筆記型點字電腦是一種袖珍型盲用電腦（圖6－3），其主要功能是記錄、儲存、擷取資料，讓盲人能隨身攜帶，以便在課堂上做筆記、記錄重要約會、查詢電話號碼、檢查支票簿支出狀況、或寫信打文件等。

BrailleMate 是美國 TSI 公司所開發的筆記型點字電腦，具有分割及組合的編輯能力，其特殊功能包括記事簿、時刻日曆、四則運算、電話通訊錄、約會登錄表等；並有一般文書處理的功能，如區塊（Block）的操作、插入、刪除、及位置註記。

Notex 486是德國 PAPENMEIER 出產的筆記型點字電腦，可使用文書處理、資料庫、計算表等應用軟體，或電腦的其他功能。

Braille'n Speak Classic 是美國盲人印刷廠 APH 所研發的語音點字機，具

有文書處理，檔案整理、電腦終端機、電話簿、時鐘、計算機、及電腦的其他功能。

Braille Lite 是美國 BLAZIE 公司出產的語音點字萬用手冊，可當個人文字處理機、電腦終端機、電話字典、約會日記、時鐘等。

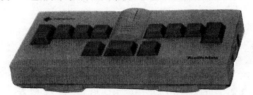

筆記型點字電腦 Braille Mate

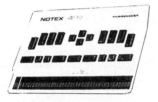

德製筆記型點字電腦 Notex 486

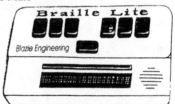

語音點字萬用手冊

圖 6-3 筆記型點字電腦之回顧

二、點字印表機

1. 單面點字印表機

前述點字電腦是無聲的點字鍵盤，且不須使用紙張；而美國 TSI 公司 1980 年代出產的第一代單面點字印表機 VersaPoint 則是噪音吵雜，耗費紙張，使用時尚需罩上滅音器，除音效果不佳，且妨礙作業的進行。VersaPoint 具有三萬個字元的緩衝儲存器，可同時使用電腦和印製點字資料，但列印速度相當緩慢，每秒 20 個字元，且只能單面列印，不適合大量印製。VersaPoint 可透過繪圖軟體，製作點字造型圖表。

第二代單面點字印表機 VersaPoint-40 噪音較小，紙張規格可自由設定，且可製作較立體凸模圖形，內含兩套程式軟體。

2.雙面點字印表機

TSI 公司1994年所推出的 Everest，可雙面列印點字，節省紙張篇幅；亦可單張列印，無需撕紙，且較電腦報表紙便宜。缺點是容易卡紙，且故障率高。

3.高速點字印表機

挪威 BRAILLO 公司出產的 Braillo 400s 高級大量點字印表機，高速度量大，每小時可列印1200頁。

瑞典 INDEX 公司出產的 Atlas 雙面點字連續印表機，可使用連續報表紙重印999次。

美國 Enabling Technology Company 於1995年出產各種型號的單面高速點字印表機，如 Marathon Brailler，和雙面高速點字印表機，如 TED－600。舊型的 ETC Brailler 的針測孔（測紙邊緣起始位置距離）位於左底下，易被灰塵遮斷，送紙時易有障礙。點字印表機如圖6－4。

三、語音合成輸出系統

語言是人類最自然的表達方式，在許多無法使用螢幕（例如盲人）或報表作為輸出的場合時，語音輸出即是最有效的方法。

語音合成輸出系統透過 RS232介面或語音合成器與電腦相連接，藉此視障者可獨立輸出入資料、處理文字、存檔、製作電腦程式及進行其他電腦的應用。

語音合成系統可配合視訊放大系統及低視擴視機使用；如此低視者一方面可用放大系統閱讀電腦螢幕資訊，同時也可以聲音系統來辨別，另以擴視機當顯示器，耳目共用，獲取正確的資訊。

語音合成系統和點字電腦系統及光學辨識系統相連結，即成為盲用閱讀機；和筆記型點字電腦相連結，可隨身聽取儲存的資料。

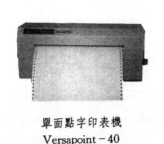

單面點字印表機
Versapoint－40

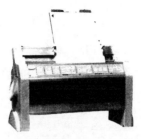

雙面點字印表機
Everest

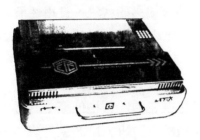

單面高速點字印表機
Marathon Brailler

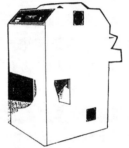

雙面高速點字印表機
TED－600

圖6－4　點字印表機之回顧

1.中文語音輸出系統

引用到盲用電腦的中文語音合成系統，初期係由資訊工業策進會高天助、蘇松坤、徐育琦等工程師所開發。該系統隸屬於科技專案中的中文電腦研究專案，產品定義係能將中文內碼的輸入轉換成中文語音的輸出之裝置。該系統為獨立式，透過介面與任何電腦連接；使用者可以命令的方式控制合成語音的音高、音強、每音間的停頓、說話速度的快慢，並可使用劉氏音碼取代內碼作為輸入。該系統後來由教育部「中文盲用電腦發展研究小組」應用研發成盲用「智慧型電腦語音合成系統」。

2.Vert Systems 語音合成系統

Vert Systems 係美國 TSI 於1990年研發的語音合成系統（圖6－5），適用於 IBM PC 及其他多種相容機型，有英語、西班牙語及德語等語言供選

擇。

　　改良的 Vert Plus 具有高品質的語音效果，發音較以往的產品更接近自然人聲，有調節音調和速度的功能，反應快速，可選擇任何一段文字讀出，以整個字彙唸出，亦可以單字拼音，必要時可反覆誦讀，對尋找游標位置或尋找電腦全螢幕資訊很有幫助，且易與程式相配合（如 dBASE Ⅱ 或 Ⅲ ）。Vert Plus 使用方式簡易，只須操作簡單的鍵盤指令；但售價偏高，剛上市時，每套英語語音軟體十餘萬元台幣（不含德語和西班牙語音軟體），對英語聽力不佳的盲人而言，高價購買無中文語音輸出的軟體，實用性不高。

　　Soft Vert 是 Vert plus 的廉價代用品，雖未有高品質的語音，但與連接在 IBM PC 或相容型個人電腦上的語音合成器一起運作時，亦可發揮 Vert 的基本功能。

　　目前一般電腦的英文語音合成技術已相當普遍、價格低廉（約數千元台幣），或可免費下載，具基本功能。另交通部電信研究所開發完成的語音合成器，已能使螢幕上的訊息得以中英文語音輸出。

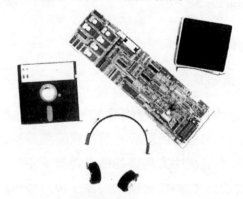

圖6-5　語音合成系統（Vert System）

四、盲聾專用對講機

1. TeleBraille

TeleBraille 最早是由美國海倫凱勒盲聾中心所研發（ the Helen Keller

Center for the Deaf－Blind）。TeleBraille II 是1994年由 TSI 公司和 Smith－Kettlewell 眼研究協會，在國立殘障研究協會的資助下，共同開發而成（圖6－6）。

TeleBraille 若連接「聾人用電信裝置」（Telecommunications Device for the Deaf；TDD）即可用來和他人電話通訊。

TeleBraille 若加裝點字電腦 Navigator 的軟體，並連接有 MS－DOS 的個人電腦，即具備 Navigator 的完全功能。

TeleBraille II 整合前述應用功能，可合併或分開使用。

TeleBraille II 結合一部修改過的 TDD 和一部 Navigator 的點字顯示窗（6點式或8點式20字元視窗）。打字鍵盤打出的文字資料經由 Navigator 轉換成可觸摸的點字；點字鍵盤打出的點字資料亦可轉換成文字資料，呈現在文字顯示窗（40個字母）。TDD 的組合可作為電話通訊。

若將兩部組合分開則可作面對面的交談，即明眼人以 TDD 裝置的打字鍵盤傳送資料，盲聾者以點字鍵盤傳送資料，再各以「文字顯示窗」及「點字顯示窗」讀取資料。

TeleBraille II 有5,000個字元的讀/寫緩衝記憶，可儲存並自動撥26個電話號碼；另有自動答話的機器記憶。

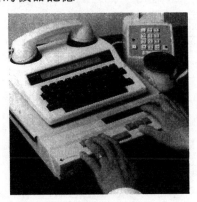

圖6－6　盲聾專用對講機（TeleBraille）

資料來源：TSI, 1994.

2. Info Touch

另一種品牌 Info Touch for Deaf & Blind（圖6－7）是美國 ETC 公司（Enabling Technologies Company）出產的盲聾專用對講機，功能和 Tele-Braille Ⅱ 相似。

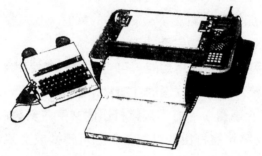

圖6－7　盲聾專用對講機（Info Touch for Deaf & Blind，TED－600）

3.觸感式助聽器（Vibrotactile device）

觸感式助聽器是一種可將外界（聲音）訊息轉換成振動，由皮膚感覺到振動器振動的頻率、節奏、強度，持續時間等一連串不同的變化的人工電子裝置。早先是爲那些無法藉由助聽器獲得聽力改善之極重度聽障者所設計，爾後美國 Franklin and Davidson 博士將之發揚光大，運用於學前盲聾雙障幼童身上，改善其溝通能力，效果頗佳。

觸感式助聽器之構造主要有三：(1)聲音處理機（Processor），大小如香菸盒般，爲主機，有多種調節功能，可控制整個使用狀況，包括敏感度控制鈕、強度控制鈕等；(2)振動器（Vibrators），其功能是外界聲音轉換成振動形式，而幫助使用者對外界刺激做反應，較廣使用的觸感式助聽器爲 Tactaid Ⅱ，有2個振動器，可高頻、低頻之感應。外界聲音如爲「Z……」，則高頻振動器會振動；聲音爲「O……」時，則低頻振動器會振動；(3)小電線（Cord），是連接聲音處理機與振動器的電線（莊素貞，1999）。

貳、盲用印刷字閱讀設備（光學掃描系統）

一、視觸轉換機

1.第一代 Optacon

第一代 Optacon（圖6－8）是美國史丹福大學教授林維爾（Dr. Linvill）於1970年代所發明的，由 TSI 公司開發成產品。受過訓練的盲人能利用此儀器摸讀一般印刷文字資料。此儀器能將視覺訊號轉變成觸覺訊號，將明眼人利用視覺所看到的印刷符號放大而浮現於機體上讓盲人用手指摸讀。

第一代 Optacon 的構造含三部分——主機（觸知盤和電子迴路）、照相機（機頭與網膜）、顯示幕。盲人將一手的食指放在觸知盤，另一手握住相機平放在任何印刷資料上。相機的窗口內藏有鏡頭和光源。窗口對準某處，鏡頭即將攝入的光學訊號傳到網膜。網膜是由6行×24列的晶體所組成，狀似蜂巢，每一晶體各與一線路相連，此144根線路聚成一股纜纜繫於主機上。相機掃瞄的影像刺激網膜相對位置上的晶體，晶體立即將訊號由各線路傳到主機。主機的電子迴路將訊號轉換後送到觸知盤。觸知盤上有6行×24列的針，每根針對應網膜上的一個晶體，從主機傳入的訊號使觸知盤對應的針突起，持續每秒約230次的上下振動，刺激盲人放在觸知盤上的食指，而能經由辨別字形而閱讀。Optacon 附有外加的鏡頭，可觸讀電腦螢幕顯示的資料。附在打字機上的鏡頭，可校對打字的資料。彰化師大引入台灣第一部 Optacon，現已屬古董級。

2.第二代 Optacon II

第二代 Optacon II 是經過改良的機種（圖6－9），由 TSI 公司與 Canon 公司共同研究開發。Optacon II 最大的革新是可與個人電腦連結，透過介面卡將個人電腦上的資訊傳遞到機體上，擷取更多的資訊。

第二代 Optacon II 將感光的晶體和觸知盤相對應的針桿均改良成5行×20列共100針，觸覺辨認效果較佳，手指較不易疲乏；重量減輕一半（僅兩

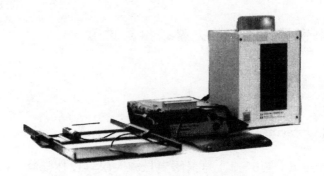

圖6-8　第一代現觸轉換機（Optacon Ⅰ）

資料來源：萬明美攝。

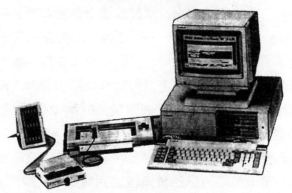

圖6-9　第二代視觸轉換機（Optacon Ⅱ）

資料來源：TSI,1994.

磅重），體積較輕巧（6.3×5.5×1.1inches）。Optacon Ⅱ可透過 RS-232
系列的介面卡將個人電腦上的資訊傳遞到機體上。

　　英文字彙是由二十六個字母組成，每個字母都很簡明，學習較快捷；而
中文字體複雜多變化，Optacon 無法完全辨認，較不適用。由於目前「光學
辨識系統」已研發成功，配合語音合成系統即成為盲用閱讀機，可自動讀出
印刷文字資料，因此我國盲人學習 Optacon 的意願更為降低。

二、光學辨識系統

　　光學辨識系統（Optical Character Recognition；OCR）的原理係利用光

學掃瞄器輸入文件中的文字及影像，經自動辨認後再儲存於電腦中，以達到快速輸入資料的目的。

　　光學辨識系統結合盲用點字顯示窗、語音系統、視訊放大系統，即成為具有觸、聽、視功能的盲用閱讀機，能讓盲者自行閱讀印刷文件；若連接盲用點字印表機，則可將文字或圖形列印成點字或點字圖形，製作點字教材。

1. 中文光學辨識系統（Optical Printed Chinese Character Recognition；OCCR）

　　OCCR 印刷中文辨識系統初期係由交通部電信研究所鄭伯順、張耿豪、徐克華、張光耀等研究員，財團法人資訊工業策進會郭海威、沈富濤等工程師，及工業技術研究院黃雅軒、徐英士等研究員共同合作開發。此系統與盲用電腦連接，可轉換成中文點字及語音輸出，讓盲者自行閱讀中文印刷文字；連結盲用點字印表機則可製作中文點字教材。該系統目前正由教育部「中文盲用電腦發展研究小組」應用研發成盲用「中文自動閱讀系統」。

2. 英文光學辨識系統

(1)OSCaR Reconition：OSCaR3.0 System 為美國 TSI 公司所開發的英文光學辨識系統，能將英文印刷文件透過掃描器轉換成檔案格式，而加以處理，並可列印成英文二級點字。使用方法簡便，採用 MENU 方式操作，具有線上查詢功能，不須牢記 DOS 指令。文件可橫放或直放，可自動調整文件位置及校對雙面文件，並可選擇閱讀文件的方式。在字體辨識方面，能辨識最小的6點至最大72點。在機器配備需求方面，OsCar 可在486電腦上使用，但須有4Mb 記憶體，另外加一套光學辨識軟體及一台掃瞄器。

(2)庫茲威爾閱讀機系統（The Xerox/Kurzweil Personal Reader）：Kurzweil 英文閱讀機系統為美國全錄庫茲威爾公司產品。本系統特色：

①可自動掃描閱讀，亦可當語音計算機。

②高品質 DEC talk 語音合成，備有9種不同的聲音，可調整速度，每分

鐘120－350字。

③具有程式儲存功能，軟體程式可隨時更新。

④具有語音設定頁次功能，並可重複閱讀多重頁次。

Kurzweil 閱讀機有二種型號：①自動式掃描系統（圖6－10）；②手持式掃瞄系統。

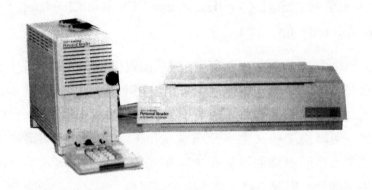

圖6－10　自動式掃描閱讀機（Kurzweil Personal Reader）
資料來源：萬明美攝。

參、盲用立體複印設備

一、立體影印機

立體影印機（圖6－11）是日本松本油脂與松木興業株式會社所開發的「熱發泡性微小圓筒」之應用系統，經複印處理後可將一般印刷資料浮凸，藉此盲人可觸摸曲線圖、地圖和圖畫。另一種機型是美製「立體凸出影像複印機」（Tactile Image Enhancer；TIE）使用特殊處理紙，經加熱製出可觸式凸出影像。

主要配備包括圓筒紙（Kapsel Paper）、影印機、和立體影印沖印機。

1.圓筒紙

在A4及B4型特殊紙張的表面上，散佈數億個「熱發泡性微小圓筒」，

外觀類似麵粉狀，係以立體印刷及多樣物質之轉量化所製成，經吸收光線和熱之能量後，會瞬間膨脹數百倍。圓筒紙須由日本進口，是相當昂貴的消耗材料（B4紙張每張售價四十八元），選購設備時須考量其後續費用。

2.影印機

係立體影印系統專用之複印機，可兼用普通紙之影印；但以一般影印機替代之，效果亦佳，不必另購專用影印機。經過影印機複印的圓筒紙，以黑白影印呈現，尚未膨脹。

3.立體影印沖印機

係特殊機械，可將圓筒紙加以熱處理，製成立體圖。將圓筒紙送入沖印機，圓筒紙上黑白影印部分因吸收特殊的波長光能量而浮現成立體影印，每張完稿約需15秒。若需顯現點字時，可使用點字用的原稿紙，此原稿紙是A4型紙張，全面以點字構成 $\vdots\vdots$ ，並以特種墨水印刷；此種墨水可以肉眼辨識，但經影印不會顯現出；再以黑筆畫點，即可完成點字原稿；特殊的黑筆有 Lot Ring Pen（0.8m/m）和內用筆（0.8m/m）兩種。若無點字用的原稿紙，可貼上一般點字後再以黑筆著色，複印後即成字稿。亦可直接以電腦軟體打出黑的點字，再影印到圓筒紙。

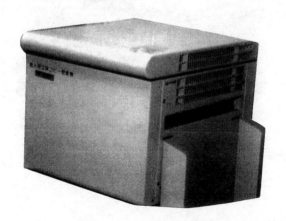

圖6－11　立體影印機

資料來源：萬明美攝。

二、熱印機（Thermoform Machine）

熱印機的原理是將浮凸原件置於塑膠紙下，利用眞空幫浦（pump）的作用，將加熱器蓋住網版系統，而將原件加以複製。

塑膠紙的成品耐用價廉，但手指持久觸讀塑膠紙，易生溼氣而感覺不適。

熱印機可複製點字、地圖、定向圖、及各式圖表圖形，是早期製作立體教具的主要輔助設備。

台灣引進的熱印機是由 American Thermoform Corporation 公司出品，共有三種機型：

1.E－Z Form

E－Z FORM 是簡單型熱印機（圖6－12），可更換不同尺寸的網版，複製成品最大約11 ”×11$\frac{1}{2}$ ”，適合製作一般點字教材或教具。

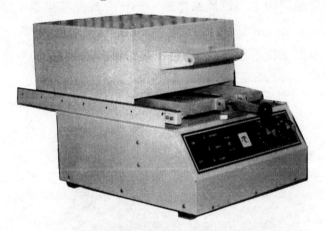

圖6－12　簡單型熱印機（Thermoform Machine）
資料來源：萬明美攝。

2.Maxi－Form

Maxi－Form 是大型熱印機，適合製作大型地圖或圖表，最大尺寸爲

$13" \times 17\frac{3}{4}"$。

3.Creative－Form

Creative－Form 是創造型熱印機，適合複製較浮凸的圖形和實物，高度可達$1\frac{1}{4}"$，長度則和 Maxi－Form 相同。大多數的實物均可熱印複製，如水果、蔬菜、金屬、陶瓷、木製品等。複印前後可將複印紙著色，而成為彩色的輔助教材。

肆、低視用放大閱讀設備

一、低視擴視機（Closed Circuit Television；CCTV）

低視擴視機是專為低視者設計之閱讀及書寫輔助器，可單獨使用或當作個人電腦的顯示器。顯示器內含一台照相機，可將文字及圖案放大3至45倍，讓低視者自行閱讀書報、寫信、開立支票、查閱資料等。

利用外加照相機，低視擴視機可放大黑板的字體，讓低視生接受和一般學生相同的課堂資訊。外加大字體顯示處理機，低視擴視機可和個人電腦相連接，提供低視生更廣泛的教育及就業機會。

低視擴視機的產牌相當多，但功能大同小異，包括固定式（圖6－13）、外加照相機（圖6－13）、袖珍型、掃描式、彩色或黑白等擴視機。

二、視訊放大系統（Computer Magnification Systems）

視訊放大系統是為低視者操作電腦而設計的電腦軟體，可將螢幕資訊放大3至16倍。低視者亦可使用大螢幕電腦以獲得較大字體。

透過視訊放大系統，低視者可自由操作電腦，擴展教育及就業機會。配合語音合成系統，可同時放大文字並讀出聲音，增加學習功效。

Vista（圖6－14）為美國 TSI 公司的產品，可放大電腦螢幕資訊3至16倍。主要由一塊螢幕顯示卡及軟體組成，由電腦滑鼠（Mouse）的三個按鍵控制顯示區域的大小和放大的倍數。

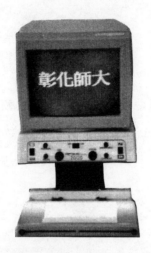

固定式低視擴視機（CCTV）

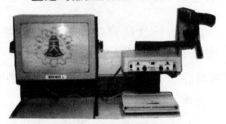

低視擴視機外加照機（CCTV）

圖6－13　低視擴視機CCTV

資料來源：萬明美攝。

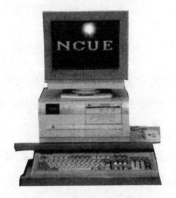

圖6－14　視訊放大系統（Vista）

資料來源：萬明美攝。

第二節 定向行動輔助設備

壹、歐美研發之定向行動設備

　　獨立的行動能力是殘障者參與社會活動的先決條件。視覺障礙者因無法或難以辨識視覺訊號，致行動能力受到限制，形成就學、就業、生活的不便，間接與社會人群產生疏離感。為克服日益複雜的交通障礙，定向行動訓練課程和定向行動輔助設備因應而生。有關定向行動輔助設備的科學研究始於第二次世界大戰期間，主要是美國科學研究發展局的研究成果（the Office of Scientific Research and Development）。當時正值雷達發展紀元，研究重點多以肉眼不可見的強光束探索環境，最初的原型是使用音波放射，而後漸發展高頻率超音波，其基本理論認為「一個人若能知道發射信號的特性，便較有機會由雜音中探測物體」。同時美軍信號軍團（U. S. Army Signal Corps）亦著手研製發出可見光的儀器。第二次世界大戰結束，美國政府所贊助的研究計畫隨之終止。柯曼博士（Heinz Kallmann）毅然獨自研究，繼續探索使用周圍光的可能性。由於人類的視覺和聽覺系統是被動的接收者，僅能處理外來資訊，無法主動發出光來定位及辨識物體，柯曼博士乃製作一個實驗原型，偵測物體的呈現和被可見光照射後的轉變，此後他人的研究也採取此方法。直至韓戰開始，一些在戰爭中失明的軍人陸續自遠東撤退，退伍軍人當局重新評估 the Signal Corps 所研製的儀器，並訂出較實用的設計標準。由於評估小組並未包括社會科學家、復健專家和人文工程師，且未對盲人行動需求進行嚴謹的調查研究，故引起相當大的爭議，認為在發展感覺測試和訓練過程的同時，也應考慮相關的情緒、動機、和其他心理因素，以免研發出盲人不使用的儀器。

一、導盲感應器

　　導盲感應器（Palaron）是美國 Nurion-Industries 公司產品（圖6–15），係手攜或背帶胸前的定向行動輔助器。利用超音波技術在16呎、8呎、4呎不

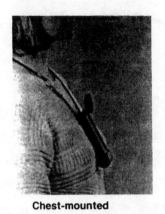

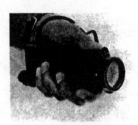

Hand-held

Chest-mounted

圖6－15　導盲感應器（Palaron）

資料來源：Nurion-Industries，1990.

等距離偵測及辨識障礙物。當接近障礙物時，感應器即發出聲響及振動頻率
警告使用者。感應範圍：

　　1.遠距離：16呎與8呎遠處時，聲調及振動呈穩定狀態。

　　2.中距離：8呎與4呎時，越近障礙物聲調越提高，振動越愈頻繁。

　　3.近距離：4呎與0呎時，聲調加速及振動率至最緊張狀態。

二、雷射手杖

雷射手杖（The Laser Cane）是美國 Nurion-Industries 公司產品（圖
6-16），係手杖型的定向行動輔助器。利用發射向上、向前、向下三束雷
射光以探測障礙物，而獲高、中、低聲調的回應警示；另外亦可由食指感受
振動的強度而判斷障礙的方位。使用者可關閉聽覺訊號，而僅以觸覺來獲取
向上、向前、向下的資訊；對於伴有聽障的盲者，或在都市行走者特別有
用。

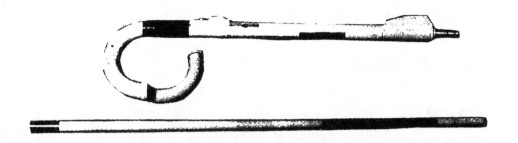

圖6－16　雷射手杖（The Laser Cane）

資料來源：Nurion-Industries，1990.

三、超音波眼鏡

　　超音波眼鏡（Sonicguide）是美國 TSI 公司產品（圖6－17），係眼鏡型的定向行動輔助器。在輕巧的眼鏡架前方裝設一個能發射超音波的傳達器（人耳無法接收到的高頻率音波）；超音波撞擊到物時（例如牆或樹）會反射到傳達器上方的兩個麥克風並轉換成人耳可聽到的音波而直接由一條細管傳到使用者的耳裡。這種可接收到音波不會干擾正常聽力或周圍自然的聲音，經由訓練和經常使用而獲得統合。使用者可由波的音調判斷物體的距離、方向、和表面質地。超音波眼鏡的有效距離約十至十五英呎，離中央兩側角度各約三十度。

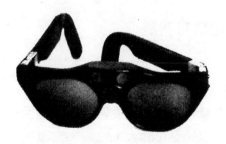

圖6－17　超音波眼鏡（Sonicguide）

資料來源：TSI，1990.

貳、我國研發之交通導盲系統

一、聾者音導器

1.功能

遙控型聾者音導器是台灣省社會處與台灣省盲人福利協進會委託永豐電子設計中心研發之交通號誌音導器。配合現有之紅綠燈，在不影響交通管制下，聾者音導器能接受盲人預先發射的信號，在綠燈亮時引導盲人穿越斑馬線。綠燈通行時，聾者音導器會自動提前數秒切斷，以確保盲人行路安全。

遙控器之使用，僅限於盲人行經十字路口時，鍵入信號才會發出音樂，不致干擾市區安寧。

2.配備

(1)遙控器分有主幹與支幹（即東西向、南北向）之按鈕，程式自動化，可依去向鍵入信號，當綠燈亮時會發出鍵入方向之音樂。藉著音路設計亦可協助盲人判斷方向。

(2)雙向音路控制，降低喇叭功率之瓦特數，增強一倍以上之聽力效果，避免妨害鄰近安寧。

(3)安裝採用連線裝置之技術，不須挖馬路配電，直接在行人穿越交通號誌燈上端，保持紅綠燈原有的風貌。

二、公車無線電導盲系統

1.功能

公車無線電導盲系統是由內政部委託筆者（萬明美，1991）結合各領域專家共同研發。研究群包括彰化師大工教系、物理系、特教系陳繁興、林建隆、杞昭安、張昇鵬等教授；另由資策會、工業技術研究院、交通部電信研究所及運輸研究所、泰麟工業公司等單位人員提供技術協助。

　　導盲系統是在公車裝設無線電發射器，發射預先設定好的公車號碼訊號，使持有接受器的視障者能接聽公車往來有關訊息的系統，協助其獨自搭乘公車，建立無障礙交通環境。

　　本系統最初設計係以接受器接收無線電語音訊號，經測試及模擬之後發現「語音發射」時間太長（需3-5秒），影響接收成功率；且多部公車若同時發射無線電訊號，會產生電磁波碰撞，干擾接收者。改良成「代碼發射」優點較多：

(1)所需時間僅0.1-0.2秒，可增加接收的成功率。

(2)視障者手持與公車發射器相同頻率的接受器，自行按鍵選擇搭乘的車號，即可接收到來車的訊號。

(3)全省公車發射器可設定統一編碼規範，視障者只需手持一機即可全省通行無阻。

　　將來宜由交通部整體規劃，配合公車定位系統，在各站牌設置固定式接受器，接收公車傳送之代碼，以替代攜帶式接受器；亦可在站牌上設燈光號誌及振動音響，當公車抵達前一站時，該站牌即顯示訊號，預先通知乘客公車即將到站。在其他生活資訊應用方面，交通部應開放盲用頻道供視障者專用；在重要場所裝設無線電發射器，發射預先錄製的語音資訊，持有接受器的視障者即能接聽附近場所提供的資訊。

　2.配備

(1)語音導盲系統：

①語音系統方面：

　(a)本系統採用 CPU（中央處理控制單元），外加 ROM（唯讀記憶體）之語音合成 IC，具有軟硬體判斷與語音讀法辨識等多重功能，系統操作簡易。公車引擎發動時，本系統自動啓動，不會增加司機額外負擔。

　(b)採用語音組合方式：可適用各種公車型號。公車變更路線時並可重新設定號碼，頗具彈性。

　(c)採用 LED 號碼顯示幕：

  ⓐLED 顯示幕可讓司機在夜間查看字幕。

  ⓑ號碼設定後，即可經由顯示幕顯示，供司機查對。

  ⓒ司機按修改鍵變更號碼時，顯示幕會不停閃爍，直到司機按「確定鍵」後才停止。

 ⒟開門自動播號：開門上下乘客時，發射器停止發射訊號，改在車門口自動播報車號，亦有助於一般乘客辨識，尤其是老人、肢障者，或夜間搭車視力不良者。

②無線電發射系統方面：

 ⒜採用 UHF 發射器：爲避免發射訊號受到雜訊干擾，故採用 UHF 頻道（頻率在400～500MHz 之間），以提高接收器的接收品質。

 ⒝採用小功率發射器：視障者僅需在短距離（約一百公尺內）接收來車訊號，故發射功率在0.1瓦以下即可。

③無線電接收系統方面：

 ⒜採用專用接收器：一般 FM 接收機，視障者不易自行調整接收頻率；若使用 UHF 專用接收器，則視障者較易操作。

 ⒝攜帶式接收器可行性較高：在站牌上設置固定式的接收器雖對使用者較爲便利，但需沿站施工，耗費大，且恐遭毀損，維護不易，故以袖珍型攜帶式接收器較爲可行。

語音導盲系統之架構圖（圖6-18）與主流程圖（圖6-19）如下：

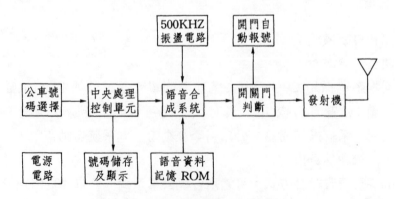

圖6-18　語音導盲系統架構圖
資料來源：萬明美等，1991。

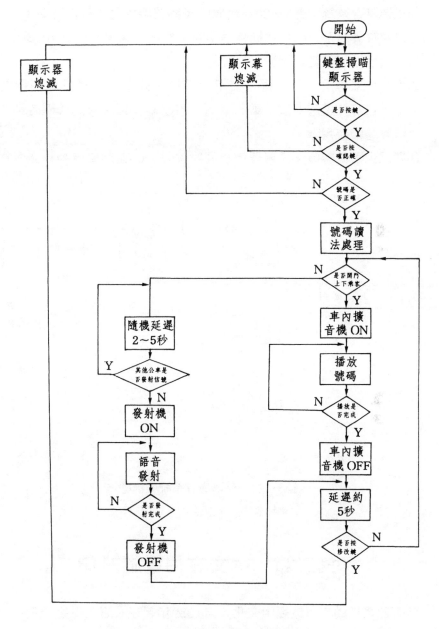

圖6-19 語音導盲系統主流程圖

資料來源:萬明美等,1991。

(2)代碼導盲系統：圖6-20爲代碼導盲系統架構點，重點有四：

①無線電發射系統改用代碼傳送訊息（每次發射僅需0.1～0.2秒）。

②接收器增加按鍵式鍵盤。

③不同公車傳送不同代碼，使用者手持與公車發射器頻率相同的接收器，自行按鍵選擇欲搭乘的車號，接收器收到該特定代碼時則會發出鳴聲告知使用者。

④開門上下乘客時，發射器停止發射代碼，改在門口自動以語音播報車號。

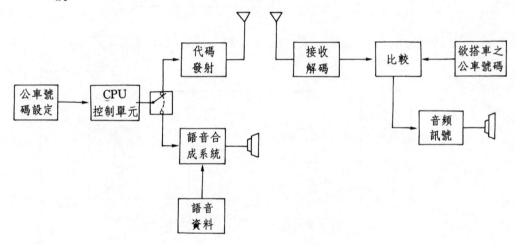

公車發射系統　　　　　　　　　　　　　　　　　　　使用者接收器

圖6-20　代碼導盲系統架構圖

資料來源：萬明美等，1991。

第三節　中文盲用電腦設備

教育部爲推動盲用電腦中文化，自1989年起在「盲人點字研究小組」下成立「中文盲用電腦發展研究組」，由當時的社會教育司何進財司長及陳訓祥科長協同台北市立啓明學校葉正孝校長，邀集交通部電信研究所、財團法人資訊工業策進會、私立淡江大學、國立台南師院、台灣盲人重建院、國立

彰化師大、伊甸殘障福利基金會、中央圖書館台灣分館等有關電腦及視障教育人員共同研發。從盲用電腦所需之基本系統——人機界面，至可觸摸的點字視窗和語言的硬體，與製作盲用教具的應用軟體，以及在資訊社會中所需的資訊網路系統等，均已研發成功，開發成產品，推廣給視障者使用。其中淡江大學、電信研究所、資策會三個單位在技術層面的貢獻最大，尤其是洪錫銘教官、葉豐輝教授、余繁教授、張光耀、張國瑞、張金順、林柏榮等先生投入最深，中文盲用電腦的開發才有今日豐碩的成果。

壹、中文盲用電腦系統基本架構

一、盲用電腦系統開發架構圖（圖6-21）

盲用電腦系統開發架構圖

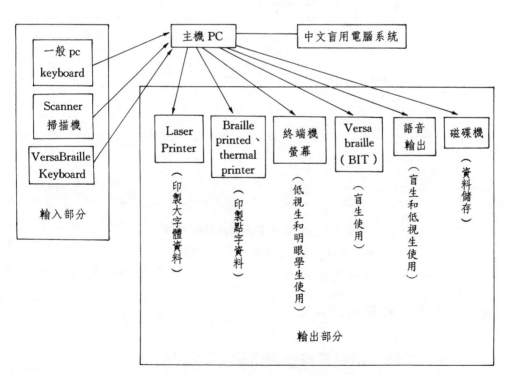

圖6-21 盲用電腦系統開發架構圖
資料來源：教育部，1994，2頁。

二、中文盲用電腦系統模組（圖6-22）

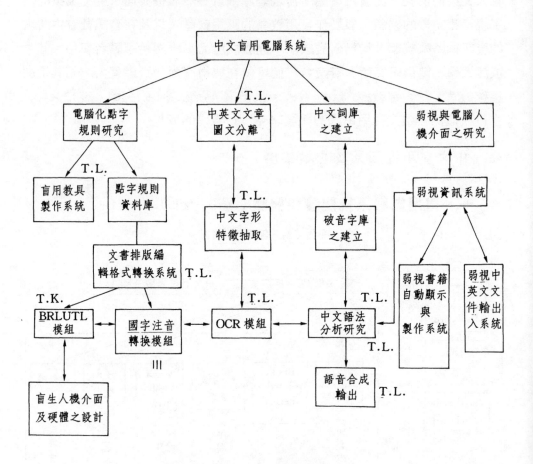

圖6-22　中文盲用電腦系統模組

資料來源：教育部，1994，3頁。

貳、中文盲用電腦研發成果

一、中文點字即時雙向轉譯系統（TKBIRDS）

1.解決盲用電腦無法在中文系統環境下使用之困境，使國內視障者能利

用電腦書寫和閱讀中文，充分地與他人溝通，增加視障者教育和就業的機會。

　　2.促使點字圖書製作電腦化，解決視障教育長久以來所面臨的人力不足和書籍供應短缺問題，以及解決點字書籍製作費力耗時，閱讀、郵寄和保存的困難。

　　3.促使視障者能使用電腦學習各種教材，提高其學習興趣和學習效果；並能利用盲用電腦與明眼人平等獲得資訊，從而擴展其就業途徑，改善生活。

　　4.促使視障者進入現代資訊社會，利用資訊來克服其視障所帶來的不便，使其在家就能利用電腦與通訊技術，從網路中取得其所需之資訊，而且可在最少的限制環境與人接觸、溝通和交流，充分發揮潛能。

二、無字天書輸入法

　　1.便利盲人利用點字輸入中文字，操作容易（只需 S.D.F 及 J.K.L 六個鍵即能輸入）且速度快，有助於一般人學習點字的意願，尤其是特教老師。

　　2.增加盲人溝通的能力，促進大眾的接納程度。

三、點字觸摸顯示器（點字顯示窗）

　　1.教育部自1991年至1995年補助淡江大學開發點字顯示器硬體製作之研究計畫，由電機系余繁教授主持，期能取代進口昂貴且不適中文環境的盲用電腦（註：目前進口盲用電腦如 Tieman CombiBraille 45c 已可適合中文電腦環境）。

　　2.特點：國產點字觸摸顯示器已研發成為「超點二號」，45 方點字視窗，G-Mouse, Com。其特點如下：

　　⑴成本低，可普遍供應視障者使用。

　　⑵維修容易；每方電路成為一個模組（Module），在操作中若某一方故障，該方電路模組可輕易拔出，再插進備用模組。

(3)中英文通用；另已研發出中文介面軟體。

(4)可長時間使用而不會有發燙現象，即使忘記關機也不會有當機問題。

(5)容易搭配由交通部電信研究所開發完成的語音箱，使螢幕上的訊息可以點字輸出，亦可以語音輸出。

 3.未來研發重點：

(1)第三代點字觸摸顯示器僅適合操作 DOS 軟體，「起點二號」已推展至 Windows 軟體，更具應用價值。

(2)開發十方顯示器，縮小體積、減輕重量，配合筆記型電腦，成為攜帶型點字觸摸顯示器。若筆記型電腦內藏傳真數據機，視障者亦可傳真資料。若裝上口袋型網路卡，電腦可接上網路，視障者亦可享用網路上的各種資訊，例如可從電腦接上 BBS 站，閱讀中國時報電子新聞。

(3)可研製成二度空間點字顯示器，除橫向的點字顯示窗外，再增加垂直的點字顯示窗，以得螢幕資料的行數，可立即將游標移至螢幕任何位置，不必逐行移動。

(4)研發全螢幕點字顯示器，以利讀取圖表。

四、智慧型電腦語音合成系統

 1.突破合成語音品質不佳（有機器聲音存在），難以聽懂的瓶頸，能有清晰、自然、流利、接近人的聲音的語音合成系統，可將任何中文的一段文句或一篇文章轉成相對的語音。

 2.在協助視障者的應用範圍非常廣泛，如：

(1)語音即時新聞電話查詢。

(2)視障資訊快速閱讀。

(3)有聲編輯系統及校稿工作。

(4)自動閱讀（可閱讀一般文件、報紙及課本等）。

五、中文自動閱讀機

解決中文文件電腦化的輸入與輸出問題。以光學文件辨認做為中文文件的輸入、

語音合成做成中文之輸出。本系統包括文件分析、中文文字辨識、語音處理及語音合成等模組。

六、中文字型即時放大系統

解決低視者閱讀電腦螢幕訊息之困難，使其能依視障程度任意調整至所需要的字型大小，可同一般人一樣方便地使用電腦，擴展其學習及生活的領域，增加就業的機會。

七、盲用教具製作系統

解決長年盲用教具製作困難：耗時、體積龐大、儲存不易且重複使用率低的困境。只要透過個人電腦及固態噴墨印表機，即可製作盲生在學習數理及地理所需各種立體圖形或表格，相當方便且可重複製作及使用，有助於盲生數理潛力之開發。

八、教科書文書資料編輯轉換系統

將原有教科書數位化資料轉換成PEⅡ可讀取的格式；即將一般圖書排版而成的電子資料檔，轉換成一般文字檔，再經由其他系統處理成點字可辨識閱讀的圖書資料，節省人力及時間，使盲人能迅速取得教科書及各類圖書。經此系統所產生的資料可配合其他應用（如低視擴視系統等）等。

九、音樂點字自動轉譯系統

促使熟悉五線譜簡易規則的明眼人，能為盲人製作各種音樂點字樂譜（如合唱、樂器、伴奏及演奏等），解決盲人長期缺乏點字樂譜的窘境，使盲人能充分發揮其在音樂方面的專長。

十、視障資訊網路

1. 發展歷程

　　淡江大學盲生資源中心於 1993 年成立國內第一個「視障資訊網路——淡江視障資訊研發中心 BBS 資訊站」，並嘗試架設二線撥接線路，以 擴展視障者的資訊領域。其後歷經 Internet 的急速發展，該中心於 1994 年將原有網站服務移轉至網際網路，同時上線的使用者不再被限制為二人，並回應視障者的建議陸續增加許多新的資訊與功能。

　　全球資訊網如雨後春筍般竄起，許多豐富的資訊不再以純文字形態呈現，轉而以 Hypertext 網頁的形態編寫，這對於視障者來說是一個逐漸成形的障礙；E-Mail 電子郵件中各式的編碼，也造成視障者使用上的一大困擾。視障者個人使用端的系統已無法因應網際網路快速的變動達到完全的支援。

　　有鑑於此，該中心於 1995 年初開始架設視障專用 Mail 帳號主機，嘗試以此主機作為視障者進入網際網路之領航員，提供各類具視障者介面之網路軟體，例如：純文字版全球資訊網瀏覽器、多功能 E-Mail 收發工具、FTP 檔案傳輸軟體、CBE 視障專用文書排版編輯器、網路論壇閱覽器…等。此外，並提供視障者建置個人首頁服務，使視障者藉由本（Mail）主機的服務得以和明眼人同步共享網際網路的資源。

　　基於視障者的軟體需求，該中心於 1996 年架設「視障者專用檔案伺服器」，由專人搜集適合視障者使用之工具軟體分門別類條理分明，並有專人測試並撰寫說明文件，使視障者能夠獲得更多的軟體支援，尋找視障者專用的軟體不再如「海底撈針」一般。目前本（FTP）主機已收集 2,663 個檔案。

2. 開發目標

(1)整合中文盲用電腦軟、硬體開發之成果，協助視障者克服視覺障礙，能在最少的限制環境下，進入現代資訊社會。

(2)使視障生能分享資訊社會豐富的資源，並提供較多樣化的資料來源，增加視障生的學習領域和提高學習效率。

(3)解決視障教育長久以來人力不足及教學資源短缺的困境，使視障教育邁入多元化和資訊化，讓一般學校也能普遍接受視障生達到因應個別差異之個別化學目標。

⑷促使視者能在家不出門就能利用此網路系統與各相關的機構、人員及使用網路的人士，作廣泛地接觸並在瞬息之間獲得相關的資訊與協助。

⑸開創視障教育電腦化教學。由於點字圖書體積龐大攜帶不便，以及視障者上課作筆記的問題，這些都是降低盲人學習效率的原因。若利用網路教室來取代傳統教室，不僅盲人不必攜帶笨重的點字教科書，而且隨時都可以參閱相關點字參考書。老師補充的資料亦可以透過網路的廣播功能傳送給每一位學生，老師也可以透過網路掌握學生的學習狀況，並藉以評估學生的學習成效，作為輔助教學工具。

十一、視窗導盲鼠系統

1. 系統簡介

2002 年「視窗導盲鼠系統」開發成功使視障者終於可以操作中文 Windows 系統，這是一個新的里程碑，所有與視障者相關的網路服務將獲得進一步的提昇。

「視窗導盲鼠系統」是一個視窗介面系統，同時提供中英文語音協助與即時轉譯點字功能，系統核心負責資訊處理與轉送工作，為了讓視障者使用 Windows 更有效率，本系統提供一個自動導引功能，能夠依照使用者指定的方向，自動來回掃描搜尋文字，如圖所示。

1～9：Scanning direction
5：Stop auto guiding
/：Mouse left click
＊：Mouse right click
-：Tab Back
+：Tab

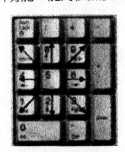

圖：自動導引功能

2. 輸入法

在輸入法方面則是採用「六點輸入法」或稱「無字天書輸入法」，英數和標點符號以點字規則直接輸入，中文部份則需搭配「自然輸入法」視窗版或微軟新注音

輸入法才能輸出中文字。

十二、蝙蝠語音導覽系統

1.系統簡介

　　主要針對低視生或僅需使用語音導覽功能的全盲或重度肢障者。不需要外接任何硬體設備的視窗語音導覽系統—視窗蝙蝠語音導覽系統—感覺中文視窗多了一層生命力，就像活生生的蝙蝠一樣可以到處飛行、遨翔。

2.系統特色

⑴直接使用滑鼠操作，亦可使用標準鍵盤右側的游標與數字（九宮格）按鍵來模擬一般滑鼠之操作功能，使低視生如同明眼人一般輕易操作視窗環境。

⑵結合英數、自然與新注音輸入法，並使用點字輸入模式，輕鬆輸入中、英文與標點符號。

⑶輔助低視生面對中文同音異字的強大利器：字形字意輔助系統，可由語音告知目前位置中文字的相關字詞，在輸入中文選擇同音字時，也會自動告知目前候選字之相關字詞，因此大大提升了低視生輸入文字時的校對能力。

⑷滑鼠鼠標上指到的訊息即刻經由語音輸出。

⑸利用六點點字按鍵之不同變化與空間棒的多種組合按鍵，來觸發多項功能之切換，如語音閱讀屬性，男生、女生聲音，閱讀英文單字或字母等功能切換。

⑹運用各種組合熱鍵，來控制或切換不同的操作模式，以適應不同程度與需求的弱視者，如純自動導覽、導覽、手動等三種操作模式的轉換，啟動語音全文閱讀，目前狀態告知，字形字意等功能。

⑺輔助低視生在瀏覽網頁時不致迷失方向的好幫手：搭配網路導盲磚設置，可在複雜框架的網頁上，指引低視生正確的方向，而不會迷失在茫茫網海中。

⑻適用WINDOWS98/2000/XP等不同視窗作業系統與多種視窗應用軟體，包括文書處理、文件製作、試算表、資料庫、多媒體、網路，燒錄光碟等軟體應

用上，並可搭配使用擴視軟體，以提升低視生對電腦的操控能力。

(9)持續不斷的系統更新功能，未來將不斷增加多項超強輔助功能，如調整尺規
指引等，提供網路更新方式，低視生只需上網下載，即可立即更新。本系統
輸出方式可選用音效卡或語音合成器。

3. 應用層面

(1)就學：輔助在學低視生輸入正確文章、作業、試題、論文等，並直接即可交
由教師批改，亦可輔助低視生上網蒐集資料，閱讀電子圖書等；視障教師亦
可透過本系統，直接與明眼學生達成互動關係。

(2)就業：透過本系統的協助，低視生亦可從事多項電腦相關工作，如文書處
理、文章校對、資料庫管理、程式設計、音樂製作等。

(3)生活：低視生運用本系統，在生活上有許多方面可供應用，如與友人通信，
網路交友，蒐集與播放音樂，製作備份光碟等全方位使用。

4. 優點

視窗蝙蝠語音導覽系統可搭配多種擴視軟體使用，如放大鏡，Magic 軟體、
ZOOMTEX軟體，不但彼此不會互相干擾，並且透過此組合介面，執行各種應用程
式，不論是網路、多媒體、文書資料處理等，都能輔助低視生與僅需語音之全盲者
克服在使用視窗環境時所遇到的許多瓶頸，單獨使用語音而不搭配其他擴視軟體也
會有不錯的成效，不論是在就學或就業方面都能提升學習與工作成效，對於視障者
而言是一套不錯的輔助工具。

（資料來源：無障礙全球資訊網，2004）

參、電腦輔助教學軟體之研發

國立台中啟明學校老師鄭明芳老師協同該校張自強校長及「視障教學資源中心」
林長祥、黃阿平等同仁，共同開發一系列的電腦輔助教學軟體及教學手冊如下，貢
獻良多：

1.點字版的 PE2。

2.點字電腦英漢字典、大字體電腦英漢字典。

3.國語點字 CAI、大字體國字 CAI。

4.大字體數學練習程式、大字體國字查詢程式。

5.小鸚鵡語音及放大系統。

6.國字轉點字程式。

7.國字、點字並列程式（雙視教材）。

8.IEP 電腦管理程式。

9.巡迴輔導管理程式。

國內視障教育學者李永昌、杞昭安、莊素真、張千惠、林慶仁等教授皆曾針對視障電腦輔助教學軟體進行評估研究。

第四節　盲人學習電腦之研究

壹、歐美研究之回顧

　　自從1979年代盲用電腦問世以來，盲人學習電腦不再是天方夜譚。英美兩國的視障教育期刊在1982～1986年間以極多的篇幅刊登盲用電腦的相關論文。美國1984年11月份的 Journal of Visual Impairment & Blindness 和1984年秋季、1985年春季的 Education of the Visually Handicapped 均是以盲用電腦為焦點主題作專輯報導。英國的 British Journal of Visual Impairment 則偏重在電腦輔助教學，尤其是軟體的開發（Blenkhorn，1986；Grerar，1986；Smith，1985）。筆者探討這些文獻，發現其中大多是論述文章，少有以盲人為對象進行實驗教學研究。1986～1990年間因盲用電腦無重大突破，研究論文遞減。1990～2000年間，盲用電腦軟硬體設備不斷更新（見本書第五章），藉由盲用電腦系統的輔助，盲人已能無礙地上網際網路，進入資訊化社會，充分應用在課業、生活及就業輔助。

　　盲人為何要學電腦？盲人能學電腦嗎？以往這些問題一直存疑在許多人的腦海裡。事實上，盲人學電腦的理由和一般明眼人一樣。個人電腦能為盲人提升教育和職業機會，進入現代資訊社會，但必須有特殊的多媒體設備（multimedia）——具有觸聽功能（Ashcroft，1984；Goodrich，1984）。

Goodrich 列舉出三十三種盲人及低視者正從事的職種，從律師到藥劑師；從系統分析師到商店老板，均得助於盲用電腦的輔助。Del'Aune（1984）認為電腦硬體的周邊設備必須增加或替換，軟體程式必須修改或完全重寫以符合硬體的要求，如此盲人才可能真正和明眼人一樣靈活操作電腦。

Young（1984）指出盲人學習個人電腦有六個限制：(1)缺乏標準電腦點字碼；(2)缺乏標準的點字語音碼系統；(3)對於設有特殊拷貝防護的磁碟作業系統（DOS），點字和語音方式無法有效啟動；(4)盲用電腦價格昂貴；(5)無法觸讀圖形的呈現；(6)缺乏特殊的軟體設施。Ruconich（1984）則對電動點字機、Optacon、及語音系統的功能提出質疑。筆者（萬明美，1990）評估Young 所提的六項限制，除第二、三項點字語音碼因點字電腦已由磁帶（錄音帶）改成磁碟，與個人電腦相容性提高外，其他四項障礙至今尚未完全解決。尤其是價格方面，盲用電腦數倍於一般電腦，盲人很難自行購買。Rad-hakrishnan & Madras（1984）認為以語音為基礎的課程，可協助盲人利用現有的個人電腦，只須加上語音合成系統，便可學習 BASIC 程式語言，節省設備經費。筆者評估當時的英文語音系統，大概只適用逐行編輯（Line-ori-ented editors），功能也較弱。現代經改進的英文語音系統，已可作全螢幕編輯（Screen-oriented editors）且功能也較強，再配上點字電腦系統的觸盤輔助，難怪美國盲人學電腦通行無阻。美國各大學有盲生就讀的科系均普遍購買盲用電腦供盲生使用，包括理工科（Kessler, 1984；Morrison & Lunney, 1984）。中文電腦因漢字的複雜性，至今仍無法突破瓶頸。我國若能自行開發中文語音系統和特殊點字觸盤，則可接附加在一般個人電腦，不必耗費昂費的價格進口不合中文系統的盲用電腦。淡江大學於1994年研發出適合中文環境的點字顯示窗，已具觸盤的基本功能，且因價廉實用，使我國盲者擁有個人點字電腦的可能性大為提高。

在實驗教學方面，下列兩個模式可供參考。Brunken（1984）在他的研究報告中介紹美國內布拉斯盲校（NSVH）的電腦課程。該校在1981年開始逐步充實各種盲用電腦，教導該校10歲到19歲的視障學生學電腦，其中還有不少是視多重障礙學生。訓練的課程包括文書處理（Word processing）、程式設計、和電腦輔助教學。成人盲者也經常訪問該實驗室，探索電腦科技提

升其職業技能的可行性。實驗課程係 Vanderbilt 大學的研究計畫中的一環。所使用的盲用電腦設備包括可閱讀印刷字體的 Optacon（視觸轉換機）和 Kruzweil Reading Machine（KRM 閱讀機）；語音輸出的 Echo Ⅱ Synthetic Voice System、Total Talk（語音合成系統）和 Talking calculation（有聲計算機）；及連接 Apple Ⅱ 個人電腦的 VersaBraille（點字電腦系統）。根據視障學生個別的需要來決定使用的輔助工具。課程的設計有八大項：(1)個別指導——提供反覆的指導，加強打字、數學、拼字、社會、科學、語文等基本能力。(2)電腦概論——研究電腦及其對人類生活的影響。(3)職前訓練——學習配合電腦輔助的職業技能。(4)個別應用——將所習得的技能應用到較廣泛的教育和職業機會。(5)程式設計（BASIC 語言）——了解執行電腦的邏輯觀念。(6)生涯規劃——進入生計探索題材。(7)文書處理——利用電腦寫、編、印資料。(8)行政管理——保存通訊錄、公文、學生檔案、報告等。此研究僅介紹該校實施電腦教育的概況，未提出學生具體的學習成果報告。

　　另一個實驗教學研究是 Sanford（1984）所提出的，屬於 Research on Multi-Media Access to Microcomputers for Visually Impaired Students（以多媒體設備引導視障者學習微電腦的研究計畫）中的一部分。該研究係以十位年齡在12～18歲的盲生爲實驗對象，其中有9位男生，1位女生，IQ 在85～120之間，均是法定盲（優眼視力值在20/200以下，至無光覺）。學生來源包括4所住宿學校和1所普通學校，採自願參加方式，由各校的老師負責指導。教學計畫包括三階段：(1)階段一：介紹微電腦操作的基本知識。(2)階段二：操作 Apple Ⅱ plus 微電腦。(3)階段三：利用盲用電腦學習 BASIC 語言。盲用電腦包括 Optacon，VersaBraille，Vortrax Type-N-Talk 和其他 RS232相容的語音系統。結果顯示，經訓練後，盲生可自行操作電腦，進入簡單的微電腦課程。熟練這些基本技能隨智商不同，所須時間長短不一，約須110～355分鐘。從 VersaBraille 進入微電腦作業的練習時間約60～340分鐘。低齡組的盲生較高齡組的盲生以較短的學習時間通過預設的效標，可能是低齡組的盲生人數較少，且平均智商（IQ = 109）高出高齡組的盲生（IQ = 95）14點之故。當以智商爲變項來作比較，顯然高智商組所須的時間少於低智商組，故學習電腦，資質還是很重要的因素。該研究第三階段 BASIC 語言的學習情

況描述不詳，且未有低視或明眼比較組，只作量的分析（學習時間），未能確知質的學習成效。

貳、台灣研究之回顧

筆者（萬明美，1990）於1987～1989年執行一項國科會專題研究計畫「盲人學習電腦之研究」，目的在探討我國盲人學習一般電腦磁碟作業系統、中英文文書處理、和 BASIC 語言之效果；期能作為開發中文盲用電腦軟體和硬體設施之參考，以解決我國盲人生活和學習上的困難，開拓其升學和就業的領域，乃以六位大學盲生為主要實驗對象，另取低視和明眼大學生各兩位作為對照組。該研究採用多重基準線的實驗設計，進行二十二週的教學實驗研究，分別處理六位全盲受試者的實驗效果。並以優等、通過、不及格三等級評定所有參與實驗的受試者，比較不同視力狀況者在學習成效的差異。歸納重要結論如下：

1.經由盲用電腦的輔助，本研究的全盲受試者均通過磁碟作業系統、英文文書處理、Basic 語言程式設計三種電腦課程的測驗。至於中文文書處理，因當時中文盲用電腦軟體尚未完全開發，故無法評量。

2.經由盲用電腦的輔助，本研究的全盲受試組，在磁碟作業系統、英文文書處理、BASIC 語言程式設計三種電腦課程的測驗成績與明眼受試組沒有差異，甚至有超過明眼受試者的個案，但需投入數倍的練習時間（教學時間相同）。本研究中全盲受試組的測驗成績顯著優於低視受試組。

3.本研究的全盲受試者顯現出下列超乎常人的學習特徵：

(1)學習動機強烈，持續力長久。

(2)記憶力驚人，過「耳」不忘，聽過一次就牢記。

(3)注意力集中，專注不分神。

(4)抽象觀念清晰。

(5)空間概念和方向定位明確。

(6)領悟力和理解能力強，一點即通。

(7)有海棉般的吸收能力。

(8)對問題追根究底，非求得解答不罷休。

(9)有獨特的見解和想法。

(10)反應靈敏，有奇特的邏輯思考方式。

4.先天失明的全盲受試者使用資訊工業策進會所發展的「中文智慧型注音碼輸入系統」和「中文語音輸出系統」，可列印出一般中文字體資料，直接和明眼人溝通，不須經過點字翻譯，處理白話文的正確率可達96％；但對於不遵循語法語音規則，無法作邏輯分析的文言文、散文、詩詞、或專有名詞，則易產生錯誤。明眼人可自行修正錯字，盲人只憑語音仍無法辨認同音字的錯誤。又因無法掌握游標的正確位置，很難作進一步的中文編輯工作，須再繼續開發軟體以連接點字視窗，增加觸覺的輔助。同時寄望資策會再提高中文智慧型輸入系統的轉換正確率，並加強中文語音功能，嘉惠盲人。

5.後天失明具有中文字型概念的全盲受試者，使用「倉頡輸入法」或其他拆字輸入法，配合「中文語音輸出系統」鍵入中文資料，可達到完全的正確率，惟「特殊語言輸出方式」涉及中文系統，須由政府出面與中文廠商如倚天、國喬、神通、宏碁、零壹合作，針對盲人的需要，撰寫軟體程式，方可實現。先天盲者應否同時學習中文字型，或改進點字注音碼以配合中文電腦的學習，有待進一步的探討。

6.本研究中一位具有殘餘視力的盲受試者，三十年來均是以手指摸讀點字，筆者嘗試以低視擴視機放大高倍率輔助他學習，發現他居然可以閱讀一般印刷字體，甚至查閱字典，若再以視訊放大系統連接電腦，便可和一般人一樣處理中英文資訊了。然而他沒有字型概念，必須重新認字。在此呼籲老師和家長，對於尚存殘餘視力的視障學生，千萬不可只學點字，輕易放棄識字的機會，而應該提供高功能的光學輔助儀器，鼓勵他們從小學習普通文字，直接擷取明眼世界的資訊，成為獨立學習的人。

7.對盲人學電腦的建議：

(1)政府應編預算，以專案計畫研究開發適用中文系統並可處理圖形的盲用電腦軟體及硬體設施，不仰賴國外進口，真正做到本土化，並降低設備成本，達到普及的目的，如此才可能擴展盲人職業訓練的職種，增加盲人就業的機會，符合現代化生活和學習的需要。

(2)後天失明具有中文字型概念的全盲者，使用拆字輸入法可達到完全的

正確率，惟「語音輸出方式」涉及中文系統，希望教育部能出面和中文廠商合作，委託其開發適合盲人需要的語音模式。若能開發成功，則教育部點字研究小組在修訂中文點字時可考慮分成三級：①第一級為目前的注音符號點字。②第二級為改革的注音符號點字，可辨別同音字排列規則，易記憶，有簡略字縮寫，並能配合電腦的處理模式。③第三級為拆字碼，配合第二級點字的說明和中文字型凸模，如此連先天失明者都可經由普通人電腦（加裝特殊語音輸出）學習中文碼，鍵入所須的中文資料，列印出一般印刷字體資料，直接和明眼世界溝通，將來中文光學閱讀機開發成功，盲人更可自行閱讀中文資料，不必倚賴明眼人報讀。

(3)教育部點字研究小組應修訂標準的電腦點字符號，對於電腦特殊符號譯成中文點字時，應有統一的規定。

(4)加速出版點字電腦書籍和有聲圖書，提供最新的電腦資訊和基本的電腦工具書。

(5)大專院校資訊系或電算機的相關科系提供名額讓優秀的盲人就讀，並由政府補助盲用電腦周邊設備，以利學習。

(6)分區成立盲用電腦中心，設有專職的資源老師，除定期舉辦盲人電腦研習會，適應日新月異的電腦科技之外，尚可接受職訓單位委託，開設進階課程代訓個別盲人學習電腦，並實施資格鑑定。

(7)設置公費或獎學金名額，遴選優秀的大學畢業盲生繼續在國內外研究所進修。

(8)提供貸款或補助經費協助通過資格鑑定的盲人購買盲用電腦。

(9)啟明學校應重新規劃生計教育，將資訊教育列為職業教育的一環，自國中以上應開設電腦選修課程。高中以上仍應開設數學選修課程，加強基礎教育，迎接未來電腦資訊時代。

(10)有志升大學的盲生應儘可能就讀普通中學，學習和一般人相同的課程，並參加多元入學方案。各縣市應成立設備齊全的資源中心，設有專職的資源老師兼巡迴輔導員，確實輔導盲生和低視學生。

8.未來研究建議：

⑴繼續研究適用漢字和中文點字系統的盲用電腦軟體和硬體設施。

⑵研究點字作業自動化系統，將點字製作過程電腦化、自動化，以簡化點字圖書和大字教材的製作程序。

⑶評估電腦對盲人職業訓練和職業安置的輔助功能。

⑷評估電腦對盲人生活和學習的輔助功能。

⑸探討低視力者學習電腦的困難因素。

⑹探討先天盲者學習中文字型和拆字輸入法的可行性。

⑺研究音樂合成電腦與盲用電腦結合的可行性，開拓盲人作曲創作的新途徑。

⑻政府對於大學音樂系畢業盲生所組成的盲人樂團應予輔導協助。

⑼研究語音技術在視障教育工學的應用，包括中文光學閱讀機、中文有聲計算機、有聲漢英字典、語音交通系統等，並由政府投資開發成產品，以符合盲人的需要。

參、中國大陸研究之回顧

自1992年5月起，北京市盲人學校在清華大學自動化系茅於杭教授的指導下，開始「漢語盲人計算機輔助盲校語文教學」課題研究和實驗，迄今已獲初步成果，並廣於全國及亞太地區推廣（韓萍、郭利英、陳云芬、付雪松、何紅霞等，1999）。

一、實驗方法及實驗情況

1.實驗對象

以北京盲校小學部94級學生為重點實驗班，以95以後年級學生為實驗驗證班。實驗教師分別由上述各班語文教師及負責全校計算機教學的教師承擔。

2.實驗時間

1992年5月～1998年1月：「漢語盲人計算機（DOS版）輔助盲校語文

教學」實驗。

　　1998年3月～1999年1月：「漢語盲人計算機（WIN 95版）輔助盲校語文教學」實驗。

　　1999年3月～迄今：「漢語盲人計算機（WIN 98版）輔助盲校語文教學」實驗。

3.實驗結論

⑴盲校的語文教學改革，必須把語文課程教學系統中教師、學生、電教媒體（計算機等）三個因素有機地協調好，利用高科技手段和先進的教學方法，最大限度地調動學生的學習積極性，達到教學目的。

⑵計算機系統與語文教學內容相統一，教學信息的傳遞過程才會高效率。

⑶計算機系統與教學方法相協調，才能產生最佳效果。例如教師對視障學生提出「記憶聯想碼」的要求，學生輸入漢字的速度明顯提高。

⑷計算機所顯示的信息可以改變學生的認知結構，但計算機的運用又必須與學生的生理特點和認知特點相容，如此計算機的功能才能得以充分發揮，才能有力地激發學生的認知心理活動的發展。

⑸視障學生在操作計算機時，注意力集中程度超過任何文化課。計算機對學生的操作反饋及時，能使學生的認知過程連貫有序，符合學生的學習規律，提高學習效率。由於計算機與學生是一對一的，因此可根據每一位學生的視力狀況，選擇適當的軟體（如語音編輯器、大字編輯器等），滿足每一位學生的要求。在計算機上，學生可以自由表達自己的思想和意志；教師亦能通過計算機的顯示，即時在全班表揚好的，個別指出錯誤。足見，計算機是一個實現個別化教育，貫徹因材施教原則的好工具。

4.問題

⑴「漢語盲人計算機輔助盲校語文教學」課題，只是取得初步成果，仍需進一步深入探討。要讓計算機發揮更大的作用，還需在教法上下功

夫，開發適合視障者使用的上網軟體、數據庫軟件、教學軟件等。另外，漢語語音合成技術還需不斷發展，使語音更清晰、優美，使語音合成系統兼容性更強。

(2)「漢語盲人計算機輔助盲校語文教學」課題只是「漢語盲人計算機輔助盲校教學」課題的一部分，仍需繼續探討計算機如何在盲校其他各門功課中輔助教學的問題、漢語盲人計算機輔助盲人就業的問題，使計算機充分發揮作用。

(3)未來要結合中國的實際，在現有條件的基礎上，走出一條具有中國特色的計算機輔助視障學生學習、生活、工作的道路（資料來源：北京盲校論文選編，1999，1－11頁）。

肆、國際交流與合作

我國教育部自1989年在「盲人點字研究小組」下設立「中文盲用電腦發展研究小組」推動盲用電腦中文化以來，已漸能迎頭趕上歐美國家盲用電腦水準。

未來各視障教育輔導單位可結合政府與民間資源，在現有基礎下強化專業技能，擴大服務功能。淡江大學盲生資源中心（2004）提出三大努力目標如下：

(1)努力爭取政府相關部門之專案計畫，增加重度身心障礙者（視障）就業機會，如成立「點字出版中心」、「視障學習輔具中心」、「資訊科技輔具中心」等。

(2)強化輔導與輔具功能，結合各科系開放就學機會。

(3)加強國際交流與合作，引進歐美、日本在視障教育與職業重建的經驗，培養視障服務的專業能力，爭取承辦「視障教育與職業重建」國際研討會，開辦相關專業素養進修班，邀請美日相關專家擔任講授人。

第七章

視障工學之展望

第一節　視障者就學就業之科技支援

壹、問題背景

　　視覺是一般人獲取資訊的主要感官，視覺障礙者在就學就業方面產生兩種較大的限制，一是資訊閱讀的障礙，一是行動上自由往來的障礙。開發本土化之教育及生活輔具將有助於消除或減輕視障者的環境障礙，擴展其教育及就業機會。

　　近年來電腦的技術日新月異，各種生動活潑的多媒體影音技術，以及資訊豐富的電腦網路陸續發展，帶給人們相當的方便性及舒適性。然而這些美輪美奐的視覺效果，及上網獲得資料的方便性，卻都僅考慮明眼人的需求，對於弱勢的視障族群，卻因無法直接利用這些科技成果，而感受不到科技對其生活環境的改善（李錫堅，1997）。

　　由於電腦都是為明眼人所設計的，其訊息的輸出是在螢幕上或由印表機印出，操作上則大多使用滑鼠，必須靠螢幕顯示，對於視障者而言，這種操作方式幾乎是不可行（王小川，1997）。

　　目前國內所開發的中文盲用電腦（如淡江大學的超點二號，2004），雖可連接中文光學辨識系統（OCCR），但尚未完全克服 Window 作業環境的困境，故視障者仍無法自行操作中文光學辨識系統，且市面上尚未有針對視障者而開發的中文光學閱讀機。

目前國內的視障教育輔具如點字印表機、立體影印機、熱印機、錄放音機、低視用放大閱讀設備，及各種生活輔具皆是由國外進口，價格昂貴，未能普遍購置，期盼未來國人能自行研製本土化的軟硬體設施。

貳、解決方案

一、開發以語音為主的科技產品（結合點字觸摸顯示器）

語音是視障者與電腦系統及其他科技產品之間最有效的溝通媒介。一般為明眼人所設計的文字或圖形資訊，例如 Windows 上的圖像或文字，若能即時轉變成語音輸出，視障者亦能同步獲取資訊，尤其是在網際網路、導航系統、光學閱讀機、生活輔具等之應用，最為迫切。

李錫堅（1997）認為文件閱讀系統所需具備及克服的技術包括：(1)建立一個以人聲命令為輸入模式的使用者介面；(2)良好的文件分析與光學文字辨識結果；(3)平順的自然語音輸出；(4)良好的操作輔助介面、網路服務、圖書資源取得、語音壓縮、語音消除等技術。

以光學閱讀機為例，語音系統的閱讀工具對中途失明不諳點字者，或手指觸覺功能障礙無法摸讀點字者最為有利。即使是先天失明慣用點字者，利用語音閱讀亦較摸讀點字快速且不易疲乏。且語音光學閱讀機能讓視障者立即閱讀所需的教科書、報章雜誌、私人信件、帳單、支票等，不需經由他人報讀。國外進口的光學閱讀機未能直接適用華語，由國人自行研發中文光學閱讀機方是解決之道。中文閱讀機具有相當大的潛在市場，因為中國大陸、香港、台灣的點字系統並不相同，而國語語音卻是相通的，皆可使用中文閱讀機，此外腦性麻痺者和廣大的老人讀者亦能因而受惠，中文閱讀機確實具有開發的價值。

以語音為主的科技產品，結合點字觸摸顯示器和多媒體影音技術，將可引導視障者進入便捷的現代科技生活。

王小川（1997）認為要發展國內視障者使用之電腦系統，必須進行中文化之設計，以下幾個關鍵性技術是必要之研究：(1)點字觸摸顯示器；(2)點字輸入系統；(3)語音辨認；(4)語音合成；(5)語音編碼；(6)文字辨識；(7)語音處

理；(8)資料檢索；(9)圖形解讀；(10)視窗系統上之語音與點字操作界面；(11)視障者適用之網路操作方法；(12)電子圖書館之自動化。

二、為視障者發展和架設網路服務

網際網路 INTERNET 已是現代人日常生活的必需品，中文盲用電腦的研發成功，讓國內視障者亦能和一般人一樣，享用浩瀚的網路資源。為視障者架設網路尚屬容易，但維持和推廣卻屬不易，葉豐輝（1997）認為視障者網路之經營建設和推廣服務，應從兩方面來進行：

1.網路服務內容的規劃及資料庫的建立

(1)盲用電子圖書館：將一般出版圖書以及報章雜誌，以點字訊號儲存於網路資料庫中，視障者只要在家中連接網路，即能閱讀圖書館中的圖書。

(2)專家顧問系統：整合社會上各領域的熱心專業人士、公家機構及民間企業，聘其為網路上的「常駐顧問」，透過電子郵件形成詢問，為視障者解決專業的問題。

(3)視障資訊專欄：蒐集並整合相關的福利、法規（如身心障礙福利、特考等），以及提供生活資訊（就業訊息、旅遊休閒、理財分析、醫療科技等）的即時性服務。

(4)交流討論區：提供視障者和明眼人透過上站討論的方式，交換生活訊息，有助其生活經驗及社會資源的擴展。

2.盲用電腦適用系統界面的研發

(1)中文視窗界面的突破：在視障網路系統中加入文字資料擷取功能的界面及畫面訊息的重新安排，並讓低視者在視障網路中能方便擁有畫面放大的需求，如此，視障者方能使用視窗作業系統豐富的資訊內容。

(2)外界連接的過濾與規劃：透過適度的畫面過濾與資料規劃，方能使視障者跨越視障網路的界線，進入浩瀚的網路世界。

(3)遠距教學系統的規劃：此系統的特色是即時性更高、互動性更強、達

到「面授課程」相同的效果。爲讓視障者亦能和一般人一樣充分享受遠距教學系統的功能，相關的周邊介面亦需即早研發規劃。

行政院國科會曾於1997年辦理「身心障礙者就學就業之科技支援」研討會，並於2000年前夕推動「迎向新千禧：以人文關懷爲主軸的跨世紀科技發展方案」系列活動。其中「跨越社會殘障的鴻溝」之工作重點，即是讓科技的成果協助彌補「人」身心的不便，讓人性的關懷跨越心靈的鴻溝。國科會並建置兩個網站：「跨越社會殘障的鴻溝推動辦公室網站」，提供就學、就醫、就養及就業的相關資訊；及「身心障礙諮詢網站」，結合國內專研身心障礙領域且熱心社會公益的專家學者，針對「特教」、「復健」、「輔具」、「社會福利」等方面，提供身心障礙者與社會大眾網上諮詢的便捷管道。公元2000年改版的身心障礙諮詢網站（http：//cares.nsc.gov.tw）是一個諮詢、互動、查詢與整合的身心障礙者多元服務網站，分成訊息快報、網站介紹、訊息查詢、諮詢服務、互動區、研究訊息六大單元，期能提供身心障礙者更完善的服務，亦期盼經由政府及社會各界的努力，使身心障礙者獲得就學、就醫、就養及就業上的關懷、解惑與協助，拉近心靈距離，搭起無障礙空間，共同跨越社會殘障的鴻溝。

三、推動整合型計畫

爲推動輔具的研發，國科會主動向學界徵求輔具研發之整合型計畫。其中一項計畫「適合視障者使用之電腦界面技術與系統設計」，即是整合下列幾項技術，研發一套適合國內視障者使用的電腦：(1)國語語音之辨認；(2)中文文字翻語音；(3)中文之語言模型；(4)自動地圖讀解系統；(5)點字界面技術；(6)有聲圖書的自動化；(7)電腦環境及系統整合；(8)資料搜尋與資料擷取。

此計畫的五個子計畫分別爲：

子計畫一

國語關鍵詞語音之強健性辨認方法及其在視障者電腦上之應用——王小川（清華大學電機系）。

子計畫二

盲用電腦之國語單詞輸入及語音輸出系統之發展——陳信宏（交通大學電信系）。

子計畫三

導引盲人之自動地圖讀解系統——黃仲陵（清華大學機械系）。

子計畫四

中文盲用電腦點字顯示器視窗環境點字界面技術與系統設計——葉豐輝（淡江大學機械系）。

子計畫五

有聲圖書館的自動化技術與工具——張俊盛、唐傳義與張智星（清華大學資訊系）。

教育部為推動盲用電腦中文化，自1989年起在「盲人點字研究小組」下成立「中文盲用電腦發展研究組」；並於1999年統籌建置「身心障礙學生上網輔具」。

目前視障輔具之研發多由教育部、國科會、內政部以專案補助方式委託各教育單位研發。因屬專案性質，人力與經費皆為過渡性，分散、重複、無連貫性，且易因人為因素而中斷。期盼未來行政院能成立跨部會的常設委員會或基金會，由國科會、教育部、內政部、勞委會、交通部、衛生署等各部會共同合作，長期推動身心障礙者之科技發展。

目前中國大陸的科學家在中科院的主導下已成功開發全中文網路——中國Ｃ網。上海亦加速推動三網合一及一卡通計畫，預期在廿一世紀初期建設為信息化（資訊化）城市。期盼中國大陸亦能加速開發中文盲用電腦軟硬體設施，以嘉惠全球華語視障者。

第二節　視障者科技輔具之需求

壹、教育輔具方面

一、中文光學閱讀機

1.中文自動閱讀機

提高中文掃瞄器的正確率以及可使盲人自行操作掃瞄器的系統。可結合中文盲用電腦，研製類似美國所開發的盲人閱讀機，如獨立式的 Reading Edge，正確率高、速度快且有點字鍵盤編輯；或和 PC 合用的 OCR 軟體，如 Arken Stone 公司所研發的 Open book，Telesensory 公司所研發的 Oscar；或螢幕閱讀器，如 Outspoken for windows，可將 Windows 上的圖像或文字轉換成語音輸出。

2.攜帶式中英文閱讀機

可攜至圖書館查資料，辨識私人信件、賬單、存款資料、鈔票等。如 Telesensory 公司所研發的手提閱讀機 Dominal portable。

二、國產點字觸摸顯示器

1.擴充為全螢幕點字顯示器

將目前僅四十五方的點字觸摸顯示器擴充為全螢幕，以利讀取圖表；或至少三行顯示器，以呈現小表格，且不必一直換行；或研製成二度空間點字顯示器，增加垂直的點字顯示器（行數），可立即將游標移至螢幕任可位置，不必逐行移動。

2.研發十方顯示器

縮小體積、減輕重量，配合筆記型電腦，成為攜帶型點字觸摸顯示器，

可攜至課堂或會議室作筆記。若筆記型電腦內藏傳真數據機,視障者亦可傳真資料。若裝上口袋型網路卡或無線網路產品,電腦即可接上網路,視障者亦可讀取網路上的各種資訊。最理想的是一機多功能,即掌上型手機,有電話、傳真、上網、資料處理等多功能,以語音和點字觸摸顯示器,呈現資訊,各種科技產品皆通用。

三、圖文並列之點字印表機

目前國內尚未自行研製點字印表機,所引進的點字印表機皆僅有列印點字之功能,無法處理圖形,故現有之點字教科書大多是字歸字,圖歸圖,視障者很難建立正確的圖形觀念。日本已開發圖文並列之點字印表機,視障者可一邊摸讀點字,一邊對照圖形(例如三隻小鳥停在樹上),具體的空間概念有利於視障者的數理教育,值得國內自行研製。因多數視障者仍有殘餘視力,圖形部分可以浮凸彩圖呈現。

四、立體影印機和圓筒紙

日本和美國進口的立體影印沖印機價格昂貴,很難普遍購置;且圓筒紙亦是昂貴的消耗材料,期盼國人能自行研製,降低售價,讓國內視障者和教師皆能享用此科技產品。

五、低視用放大閱讀設備

目前國外進口的各種放大閱讀設備,因是專為視障者而設計,故可依不同視力狀況需求,調整放大倍數,但價格昂貴,無法普遍購置。國內雖亦有取代的視訊放大軟體,但功能尚不完善,相關軟硬體設施仍有待開發。期盼未來國人能自行研製,除提供視障者使用外,一般老人讀者亦有此需求。

1.低視用擴視機

可調整放大倍數,讓視障者自行閱讀書報。

2.高倍率放大鏡

附燈源放大鏡、輕巧的望遠鏡、鑲在眼鏡上的望遠鏡或放大鏡（由眼科醫師配鏡處方）。

3.視訊放大系統

可調整放大電腦螢幕資訊，讓低視者自由操作電腦。

長庚醫院眼科及長庚大學機械工程研究所（孫啓欽、葉佰蒼、李明義、林耕國、李建興，2000）以市面上的針孔攝影機及頭盔式虛擬影像顯示器，自行組裝 HMVM，並評估其在閱讀應用上的可行性。HMVM 是頭盔式電子影像放大器，兼具擴視器（CCTV）的優點及光學放大鏡的可攜性，但因售價高昂，且國內尚無法生產或進口，故維修不易。自行組裝的 HMVM 評估結論：雖然自組的 HMVM 在解析度上稍遜於傳統的 CCTV，但除了視力極差的視障者外，應可提供多數低視能患者在閱讀上的輔助。

六、音樂點字自動轉譯系統

促使熟悉五線譜簡易規則的明眼人，能爲盲人製作各種音樂點字樂譜（如合唱、樂器、伴奏及演奏等），解決盲人長期缺乏點字樂譜的窘境，使盲人能充分發揮其在音樂方面的專長。

七、視障用錄放音機及光碟機

1.研發如同美國 APH 委由 GE 產製的錄放音機，既可調整錄放速度，又可2軌及4軌兩用。可錄索引（頁數）、可錄慢速度，故一捲90分鐘的錄音帶可延長至180分鐘。

2.將目前國內所製作的有聲書籍（錄音帶）轉錄成光碟，以便利視障者聽讀、查閱、保存（彰化師大盲人有聲圖書館已將有聲館藏全部數位化，並建置書目檢索隨選系統）。

3.目前國內多媒體影音市場持續榮景，各科技廠商均積極發展光碟軟體並導入電子書應用製作。爲視障者發展光碟電子書（有聲、點字及大字體）

亦是未來的趨勢。

貳、生活輔具方面

一、導航定位系統

1.衛星導航系統之應用

全球導航衛星定位系統（Global Navigation Satellites System；GNSS）包括美國所發展的 GPS（Global Positioning System）和俄國所發展的 GLONASS（Global Navigation Satellites System）。GPS 衛星系統由美國國防部主持，運輸部參與，並將此技術轉移至民間使用，普遍應用於導航定位、精密測量等方面，利用此科技，任何人都可以不受地點、時間及天候等限制，輕易地得到正確的位置（陳潤世，2000）。我國內政部與工研院（2000）已研發完成差分全球衛星定位系統，將透過與國家座標系統、電子地圖等結合，導入商業化介面，提供交通導航、保全監測等多功能運用。應用在視障工學，例如美國 Arken stone 公司為視障者所開發的導航系統，係配合通訊衛星，在一般筆記型電腦加裝語音功能，視障者走在街道即可即時查詢街道及建築物之方向、位置、地圖及相關資訊。未來筆記型電腦已趨向輕薄短小，並搭配無線網路產品，使更能符合隨時隨地攜帶上網的時代特性。國內開發本土化之導航系統，除有中文語音外，可將筆記型電腦小型化，改由手機或手錶替代，一機多用途，且方便攜帶。

2.定位系統

在郵筒、公共電話、便利商店、公共建築、交通號誌上加裝錄音晶片，盲人手持遙控器在10公尺之內按鍵啟動即可知其位置所在。

3.行動電話內建導航及查詢功能

視障者在陌生地區較難尋找到目標物。可將電腦電話 CTI 整合系統的功能加以擴大應用，並將產品小型化。例如在目標物，如商店、醫院、學校、

郵局等裝設智慧型晶片，手機持有者撥接電話客戶語音服務中心查詢，智慧型晶片即能透過行動電話告知其方位與距離。再配合無線電網路語音撥接服務 Mobile Voice Dialing，持杖的盲人亦可以聲控方式，免持手機行動撥接與撥號服務，以簡單的語音指令撥打電話號碼，並接達其他撥號及查詢服務，有助其定向行動之獨立性。聲控電腦有如語音滑鼠般，讓系統執行動作，只要唸出想點選的超文字鏈結，即可輕鬆上網。

4.公車導盲系統

在公車裝設無線電發射器，放射預先設定好的公車號碼訊號，使持有接受器的視障者能接收公車往來的訊息，協助其獨自搭乘公車，建立無障礙交通環境。將來宜由交通部整體規劃，配合公車定位系統，在各站牌設置固定式接受器，接受公車傳送之代碼，以替代攜帶式接受器。亦可在站牌上設燈光號誌及振動音響，當公車抵達前一站時，該站牌即顯示訊號，預先通知乘客公車即將到站。

二、電腦電話整合系統 CTI

由於視障者外出行動不便，電話成為其與外界聯繫最主要的工具。隨著電信市場之開放，資訊與通訊之整合將是未來的趨勢。所謂電腦電話整合系統 CTI（Computer Telephony Integration）是利用功能加大且價格日漸便宜的電腦來控制電話系統，進而提昇電話系統之功能。電腦電話整合系統一般運用於客戶接觸度最高的各種電話客戶服務中心（Call center）。當撥通一個電話號碼，對方是由一般語音來引導轉接、查詢、預約、告知、傳真、留言等目的，這些動作皆由電腦來完成，不需經由人工來處理，即為 CTI 技術。由於個人電腦工業快速發展，使得以 PC－Based 為平台之電腦應用系統得以大量開發使用，同時配合電腦與電話整合技術蓬勃發展，促成以工業級個人電腦為平台之 CTI 系統得以實現（廖文鉉、劉戌蒼、莊勝胤、王益仁、黃在、陳瑞光，2000）。

對視障者而言，在 CTI 眾多功能中，最需要的是電信客戶語音服務中心 PC－Based CTI 系統的查詢功能，其服務內容和服務方式有無限的想像空

間，前述「行動電話內建導航及查詢功能」即是爲視障者設想出的服務項目之一。

　　未來「網際網路即時客服系統」即具整合通信服務中心（Unified contact center）功能，結合網頁、電話、電子郵件、傳眞等與客戶互動的能力，並提供個人化網頁功能。網路行銷未來的趨勢將走向 PPPM：Personalize（個人化服務，眞正了解客戶）、Proactive（主動行銷服務）、People Live（眞人服務帶來眞正互動）、Multi－media（多媒體的服務）。在通訊科技（如衛星加值電信、網路語音通訊等）及網際網路（如衛星直撥網路）蓬勃的 e 時代，透過適當的溝通媒介（語音、點字鍵盤），視障客戶亦可同明眼人一樣享用 PPPM 的行銷服務。

三、數位廣播──廣播與資訊傳送並存

　　隨著數位時代的來臨，視訊廣播已漸由類比系統轉變爲數位系統。數位視訊廣播的媒介包括地面、衛星、微波、有線等方式（洪永華，2000）。由於收聽廣播是視障者最常使用的資訊接收方式，因此特別期待數位廣播技術及數位接受機的研發，充分發揮數位廣播中資訊傳送的特色。

　　所謂數位廣播技術是將所要傳送的信號予以數位化，後經壓縮，再用進步的傳輸技術傳達給大街小巷上每一台數位接收機。由於音訊與資訊並存，隨著聲音的傳送，在收聽節目的同時，使用者亦可接收到需要的資訊，這些資訊可能是交通路況、即時新聞、股票市場漲跌報導。透過數位接收機上的顯示器，使用者可充分掌握廣播業者所提供的資訊服務（陳維國、洪清標，2000）。對視障者而言，必須在顯示器上增加語音查詢或點字查詢功能，方能使用。

　　數位廣播系統又稱多媒體廣播系統，使用者不僅可直接獲取發射端之資訊，亦可藉由現有 GSM 系統或 DECT 系統上網連結系統網路，選擇需求訊息。此資訊將透過廣播網路傳遞至使用者，因數位廣播系統具高速之資料傳輸功能且不受限地形地物及高速行動之優點，多媒體廣播系統將能提供無障礙、即時、便捷之無線網路通訊之服務。數位廣播系統技術之提昇，對視障者可謂一大福音。

四、居家控制中心

目前常用的家電，如微波爐、冷氣機、音響的微電腦顯示器通常是以文字顯示，未加裝語音系統，視障者使用極為不便。想像一下（蔡慶鴻，2000），正熱的天氣進入大樓，經由手上 Java 戒指裡的晶片和感應器相互連接，冷氣啟動、音樂響起、香濃咖啡自動煮好，一切就緒，等待進入工作狀態，就像在比爾蓋茲的房子。要達成這一切，只需把冷氣、音響等各種機器裝置，連上電腦主機和網路即可。經過發現（discovery）與參與（join）兩個步驟，它會先到搜尋服務處找到包含此服務項目的物件，再從物件找到所需服務的項目，透過 Java 的遠端程式呼叫（Remote Method Invocation, RMI）來利用此項服務。搜尋服務處就像中介服務站，幫助機器裝置找到所需的服務。

資訊家電從不同產業有不同的切入點。資訊廠商積極從資訊網路的層次設計產品，而家電廠商則以專精的「控制」功能出發，重新詮釋資訊家電，例如 e–Home 遠端遙控設備，即是運用家電的專精技術將通訊、紅外線傳輸技術結合。只要把主機接上電話機，子機再連結到家電上，兩者間即可無線遙控，可同時操控多部家電。在家中可把 e–Home 當遙控器；在外面，忘記關冷氣或想預先冷房，只要透過電話，即可開啟或關閉。利用無線傳輸技術藍芽（bluetooth），是未來電腦和家電產品的重要趨勢。例如藍芽手機可無線啟動裝有藍芽晶片的電腦、家電商品。

利用內建藍芽耳機（大哥大手機）可以語音操控家電、電腦等3C整合無線電通訊服務。只要增加語音功能，即可讓視障者使用。居家控制中心之實現，將可讓視障者更有效率、有信心地掌控周邊的科技產品，更能適應現代化的生活。

目前第三代無線通信（3G）的應用技術已漸成熟，行動電話可採用 GSM 系統標準，利用數位技術傳遞語音資訊。3G 除可處理聲音外，尚可同時處理文字、影像、圖片、數字、色彩以及氣味以外的任何資訊，這些都是視障者最難接收的訊息。一般行動電話用戶可以3G 手機上網，收看電視、電影、下載網路上的資訊至電腦，利用手機預約機票、轉帳、在股市下單，

幾乎是一部可隨身攜帶、隨時上網的微型化電腦。3G 手機雖符合視障者的需求，但因涉及影音圖，必須變更裝置方能讓視障者充分使用。

五、口述影像

視障者觀賞舞台劇、電影和電視劇時，對於非口語之場景、服裝、人物造型、表情動作等影像，只能憑空揣摩。所謂「口述影像」係指在節目內容播送靜默片段時，提供一些有關視覺細部的口述描繪說明。

公共電視爲服務視障朋友，曾規劃將若干戲劇節目（如雨來了）加配可供視障者收聽之雙音頻道播出。淡江大學大傳系趙雅麗教授亦積極推動文建會及國科會的口述影像實驗研究。其工作模式是由視障人士和明眼工作人員合作，先取得劇團彩排的錄影帶，將劇情內容、動作、眼神、表情、舞台背景、服裝寫成腳本，然後錄在電腦的硬碟，用語音或語字方式播出，讓視障朋友和明眼人同步欣賞舞台劇、電影和電視劇。

然而國內口述影像的研究與服務皆是專案實驗性質，未有固定的經費和人員持續研發。未來除了戲劇之外，諸如科學展覽、電腦展、美術展、虛擬商場等亦可以口述影像的方式協助視障者導覽。因爲戲劇、電影、美術等反映現代人的生活，透過口述影像的導覽，視障朋友可以更了解明眼人的世界，縮小和明眼人的差距，拓展生活領域。口述影像的製作技術與呈現方式應再結合電腦與多媒體予以提昇。

美國部分電影院裝設有後窗字幕及旁白設備，將影片中所有的對話都記錄下來，包括特定的音效，如呻吟聲及馬匹低鳴聲，聲光俱佳，讓視障及聽障人士亦能和一般人一起觀賞影片（美聯社，2000）。視障者可透過一套特殊頭組聽到影片情境的描述，稱爲「戲院 DVS」的快速旁白，穿插在影片中沒有對話的時段，與演員的對話前後連接。以「決戰時刻」最後一幕戰爭場景爲例，旁白敘述：「馬丁閃開，接著被射中膝蓋窩，馬丁跪下，臉孔因疼痛而扭曲。」每逢新片上映時，戲院都會主動送出電子郵件到視障和聽障人士的資料庫中，廣爲宣傳，以增加使用率。其作法可供我國參考。

六、虛擬實境──語音導覽

在虛擬實境（Virtual Reality；VR）的研究領域中，研究者不斷努力去探索如何運用電腦聲光、影像的技術去營造出一個相片擬真（photorealistic）的效果，以提供使用者沈浸（Immersive）於整個環境，有如身歷其境的感覺，此技術廣泛應用在教育、科學研究、娛樂、醫學等方面。郭明達、許耕原、張勤振（2000）引介魚眼影像沈浸式虛擬實境系統（Fisheye Image – based Cave Automatic Virtual Environment；FIMCAVE）以實現讓參觀者站在系統裡面，看到比例與實景相同，且如同在真實世界般可自由走動、觀賞瀏覽。而國人研發的「虛擬實境」已能結合健身自行車的功能，讓健身者虛擬實境環遊世界，徜徉在各國街道，並可利用網路與同好暢遊世界。健身者可在網路上與好友連線，一起進入虛擬實境的場景中並肩同遊或比賽，配合輕快音樂，自由自在。這對缺乏運動休閒的視障者正是最需要的。

然而只「看」到虛擬實境的影像，對視障者（尤其是全盲者）是不符實際的，若能加上語音導覽和觸、聽、嗅等多感官媒介，則視障者亦能感受到虛擬實境身歷其境的感覺；亦能應用到實際生活，如虛擬百貨公司、超級市場、動物園、博物館等。

七、整合醫學和工學研製醫學儀器

醫學和工學的整合可成功研製本土化的醫學儀器，例如前述自行組裝的HMVM（頭盔式電子影像放大器）。另國防醫學院博德屈光白內障手術研究中心（李德孝，2000）研究如何以經濟標準型的超乳機獲得高價位豪華型超乳機的效能。其方法是以上一代標準型的 Universal II 超乳機換裝新的主機板，並接上轉接頭使具有四晶片的 Alcon Legacy 手柄能直接插入，再配合各種不同的 Tips 進行手術，評估其效能。結論是：Alcon Legacy 手柄配合各種不同的 Tips 進行手術，即使是用在標準型的 universal II 超乳機，依然是削鐵如泥，有如探囊取物一般。期盼醫界人士能積極投入視障工學之研發，以嘉惠視障者。

　　以計算機輔助醫學診斷（Computer Aid Diagnoisis；CAD）在世界各國已有相當的歷史與成果，中國大陸亦積極推動中國的中醫專家系統（ESTCM），研發軟體設施（劉書家、滕曉萍，1996），未來盲人按摩師將可利用語音和點字電腦輔助治療，進行按摩前的診斷與確定按摩的方案，使診療更爲科學、準確。

　　美國道貝爾研究所於2000年四月在紐約展示世界第一具實用人工視覺裝置，稱道貝爾之眼（如圖7-1），是一幅裝上針孔攝影機和超音波測距儀的太陽眼鏡，腰間一具小型電腦，以及植入大腦的68個白金電極。一名失明26年的盲人傑利（36歲時因頭部撞擊而失明）利用裝在眼鏡框上的微型電視攝影機，透過腰間小型電腦將視訊傳給植入大腦的電極，刺激大腦光幻視，掌握物體光影輪廓，先是看到光點，進而辨識物體，視力相當於20/400，能辨認1公尺開外5公分高的字母，因而能看見大型字母，操作電腦，行走時能繞過大型物體，出入地鐵也不會迷路。

　　長庚醫院腦神經外科張承能主任表示，此技術是可行的，而且是目前已知可讓盲人感知外界的唯一方法。只是開腦植入68個電極所產生的68個光點所組合的影像應該是非常粗糙，只能讓盲人「感覺到」物體存在，未來應可再進一步研發更精密的儀器。

八、結語

　　人類用想像創造科技，科技實現人類的夢想。新的行動網路將爲廿一世紀的數位化世界帶來更大的遠景。行動網路是一個智慧型的傳輸系統，可和各上網器具、衛星系統相連結。當網際網路和寬頻網路的相關科技，如電子商務（E-commerce）、無線上網（WAP）或無線傳輸技術藍芽（Bluetooth）、第三代無線通訊系統（3G）、網際網路電話（Internet phone）、視訊電話（Video phone）等快速發展時，視障教育界亦應即時提出視障者的需求與變更裝置，方能讓視障者同步迎向多媒體通訊科技，成爲有效率、有信心的 e 世代人。

　　另一方面，目前科學的發展，距離揭開人體的奧祕還有很遙遠的距離。近年來，中國大陸出現多位「特異功能」的人士，可以天眼洞視、天耳辨

音、以意念移物、讓炒熟的種子迅速發芽，或通靈、預言、發功治病。這些功能的發現，有的是以修練氣功或宗教獲得，有的則是未曾練習，天賦秉異，自然擁有，這些「特異功能」有可能是隱匿的生命資源，原是「人體潛能」，是人人具有，只是開發與未開發，宜正名為「潛能開發」。台大電機系李嗣涔教授透過特異功能的科學實驗，證實手指識字能力在兒童之中具有普遍性。在大陸人體科學的研究發現，除手指識字外，還有耳朵識字、腋下識字等，似乎人體的感覺器官可彼此互用，如同佛家說六根轉換，李嗣涔教授（2000）提出一個假說，認為這項功能可能是人類與生俱來的，因長久不用而退化，可經訓練而恢復。若人類能找回此種六根互用的潛能之後，世界上將沒有盲、聾的缺憾，該有多美好。

　　筆者（萬明美，2000）於大陸遊學期間，曾有機緣多次與大陸知名的特異功能人士張寶勝所長（北京五○七所）會面，除接受其發功燒灼，治癒骨刺疾患外，亦親眼目睹其不可思議的特異功能演示，包括穿壁（將藥片穿出密封的藥瓶）、搬運（將桌上的藥片、食物引人某人口袋）、彎物（以手指將兩把不銹鋼湯匙之長柄扭在一起成麻花捲狀）、以念力控制電腦（讓照相機暫停，並將特定的膠片曝光）、隔物燒灼（西裝內裡燒焦，外表未毀損）。最難以置信的是其透視物體和隔空搬運的功能，筆者在一張小紙條寫了「榮」字，摺成數摺放在桌上，張寶勝所長先以透視功能猜出上方「炏」，再隔空將紙條送進藥瓶內，而後再隔空取出，彷彿是將紙條送入另一空間觀看，終能正確地猜出並寫下「榮」字。

　　1996年6月，英國《自然》雜誌刊登一篇文章（引自李嗣涔，2000，120頁），是Sadato研究群的實驗報告，係以正電子發射斷層攝影術（PET）及區域大腦血流量測量，發現有經驗的盲人在觸摸點字時，大腦的視覺皮質區會有激發的反應，這是科學界首次發現盲人在摸點字時，觸覺信號會傳到視覺皮質，而有不同感覺互通的現象。倘若以手指視字、耳朵視字、六根轉移的功能是普遍存在的能力，可經訓練誘發，呈現在腦中的屏幕上（第三眼），則全盲者或可經由特殊培訓，感應到外界的訊息。未來或可結合視障工學與潛能開發訓練，在盲人的各感覺器官及大腦嵌入電腦晶片，盲人經潛能開發訓練後，或許真可達到六根轉移的境界，以手指、耳朵或前額視字，

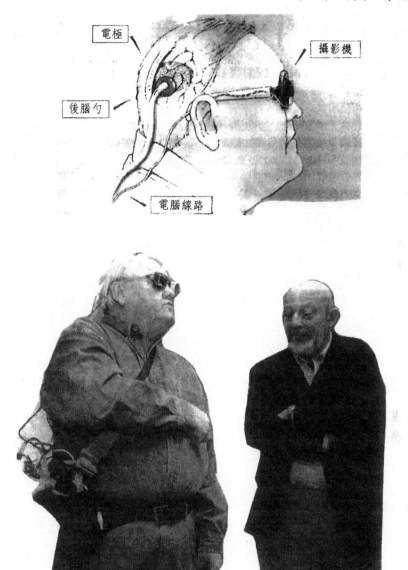

盲人傑利　　　　　道貝爾醫師

圖 7-1　人工視覺裝置（道貝爾之眼）

資料來源：人工視覺網點，網址 www.artificialvision.com.

至少如前圖（圖7-1）道貝爾之眼，可辨識外界的影像，有助於定向與行動。筆者深信，只要秉持純真的意念和堅定的意志力，持續探索，盲人重見光明將是可實現的夢想。

參考書目

一、眼科學參考書目

二、視障工學參考書目

一、眼科學參考書目

・中文部分・

Kanski, J. J.（1994）：眼科學彩色圖譜。台北：合記出版社。

Peiffer, R., Jr., S., & Jones, P.原著（2000）：小動物眼科學。台北：藝軒出版社。

Vaughan, D., Bury, T., & Riordan P. 原著（2000）：一般眼科學。台北：合計出版社。

王榮（2002）：近視眼診療保健事典。台北：華文網股份有限公司。

王司宏（2001）：愛眼護眼。台北：台視文化公司出版。

王國軍、趙大虹、王西蘭主編（1997）：漢英眼科詞匯。天津：科學技術出版社。

王克長編繪（1998）：色覺檢查圖。北京：人民書生出版社。

王鴻勛（1997）：老年眼病 100 問。昆明：雲南科技出版社。

王俊元、李世煌（1999）：台灣中部幼兒性青光眼的評估。中華民國眼科醫學會雜誌，38(4)，621-626。

王璋驥、麥令琴、李耀輝（1999）：瓦登伯革症候群——家族病例報告。中華民國眼科醫學會雜誌，38(2)，279-284。

文彰譯（2004）：告別眼睛疲倦視力減退。台北縣：橘子文化事業有限公司。

李志輝、張卯年、王文傳等編（1995）：新編眼科臨床手冊。北京：金盾出版社。

李志輝編著（1998）：名醫名家談眼病。北京：農村讀物出版社。

李鳳鳴、李子良、胡錚、楊鈞等編（1996）：眼科全書。北京：人民書生出版社。

李美玉主編（1994）：現代眼科診療手冊。北京：北京醫科大學和中國協和醫科大學聯合出版社。

李東昇、盧雪玉、胡朝乾（2000）：蜂螫引起的眼部傷害。中華民國眼科醫學會雜誌，39(1)，59-62。

李瑞鋒、吳佩昌、蘇良榮、薛育德、陳怡豪、陶樹梅（1999）：鐳射屈光手術臨床效果的評估。中華民國眼科醫學會雜誌，38(3)附冊，514。

李世偉、黃敏生、趙文崇（1998）：癲癇性皮質視覺障礙——病例報告。中華民國眼科醫學會雜誌，37(4)，507-513。

邱士華、陳永樺、王永衛、翁文松、張由美、劉榮宏（1998）：自愛滋病患者結膜刮取物中培養出巨細胞病毒。中華民國眼科醫學會雜誌，37(3)，262-266。

余順編者（1997）：青光眼防治。太原：山西科學技術出版社。

吳愛卿、藍郁文（1999）：早產兒的視覺發育和屈光狀態。中華民國眼科醫學會雜誌，38(3)，374-383。

吳東正、黃時洲編（1999）：眼部症狀的鑒別診斷。北京：科學出版社。

宋濟昌、葉瑛、錢雯編著（1997）：眼、耳、鼻、喉科影像診斷學圖譜。上海：上海科學普及出版社。

汪芳潤編著（1996）：近視眼。上海：上海醫科大學出版社。

金崇華（2004）：兒童弱視。台北：書泉出版社。

林嘉理（2002）：疼惜你的眼睛。台北縣：曼尼文化事業有限公司。

林丕容審定（2002）：雷射近視手術完全搞定。台北：原水文化出版公司。

林和鳴譯（1993）：眼科學精義。台北：環球書社。

林志聖（1990）：往光明之路——談眼睛的保健。台北：幼獅公司。

林昌平、李弘志（1998）：角膜保存。中華民國眼科醫學會雜誌，37(4)，441-449。

林純益（2000）：電腦化隨機亂點圖立體感檢查。中華民國眼科醫學會雜誌，39(1)附冊，134。

林隆光、施永豐、蔡忠斌、洪伯廷（2000）：台灣學童散光分佈狀態之研究。中華民國眼科醫學會雜誌，39(1)附冊，135。

林偉欣、鄭成國、盧雪玉（1999）：糖尿病增殖性視網膜病變接受玻璃體切除、鞏膜扣箍及二極體泛視網膜光凝固術產生脈絡膜剝離或滲出性視網膜剝離。中華民國眼科醫學會雜誌，38(3)，361-366。

洪秉衛、黃春雄、吳穗華、徐葭美（1999）：88年度台灣省學齡前兒童視力篩選工作研究報告。中華民國眼科醫學會雜誌，38(3)附冊，455。

洪伯廷（主編）、吳大文、吳國揚、李世煌、周清光、洪伯廷、許慶堂、謝瑞玟
　　（合著）（2004）：淺說青光眼——預防、診療、保健的介紹。台北：宏欣文化
　　事業有限公司。

洪伯廷（1995）：青光眼的預防與保健。台北：正中書局。

洪啟庭、蔡明霖、周秉義（2000）：眼球內異物之預後相關因子。中華民國眼科醫
　　學會雜誌，39(1)，28-34。

侯平康校閱，廖邳銓、楊麟栩編譯（1984）：一般眼科學／Daniel G. Vaughan, Taylor
　　Asbury, Paul Riordan-Eva 原著。台北：南山。

郭光文、王序主編（1998）：人體解剖彩色圖譜。北京：人民書生出版社。

郭淑純、蔡武甫（1999）：安全氣囊造成眼部傷害之分析。中華民國眼科醫學會雜
　　誌，38(2)，239-249。

張朝凱（2004）：你的眼科朋友。台北：宏欣文化事業有限公司。

張朝凱（2004）：漫談常見的眼科疾病及雷射近視手術。台北：宏欣文化事業有限公
　　司。

張保身（2003）：搶救視力大作戰。台北：元氣齋出版社。

張曉青、施永豐、林隆光（1999）：台灣近視研究之回顧。中華民國眼科醫學會雜
　　誌，38(3)，313-327。

馬偕紀念醫院眼科（2004）：準分子雷射近視手術、新生兒眼睛、弱視。台北：馬偕
　　紀念醫院宣導小冊。

高啟祥（2003）：眼科。台北：台灣商務印書館。

陳朱亮、何明裕譯（2001）：怎樣照顧您的眼睛。台中市：晨星出版有限公司。

陳林義編著（1993）：兒童弱視的診斷與防治。台北：渡假出版社。

陳柏宏、鄭俊彥、黃峻峰（2000）：高壓電電擊引發之眼部併發症。中華民國眼
　　科醫學會雜誌，39(1)，55-58。

眼科學圖譜（2000）：臨床徵候及鑑別診斷／Jack J. Kanski, Ken K. & Nischal 原著。台
　　北：合計書局。

黃瓊瑤、林慧茹、蔡三章、沈戊忠（1999）：嬰兒搖晃症候群視力預後之評估。
　　中華民國眼科醫學會雜誌，38(3)，367-373。

彭建義、李琳、伍悅生編著（1995）：學生視力保護與提高手冊。南昌：江西高校出版社。

黑瀨嚴監修（2003）：強化腦3D圖。台北：笛騰出版圖書有限公司。

董仰曾、楊麗霞、張秀安（1997）：眼科急診。鄭州：河南醫科大學出版社。

楊燕飛譯（1976）：眼科學。台北：環球書社。

葉啟清、江元弘、蔡武甫（1999）：綠膿桿菌性角膜感染之視力重建——病例報告。中華民國眼科醫學會雜誌，38(2)，302-307。

趙安年、林耕國、李建興，梁有松、陳墩祿（2000）：三種白內障囊外摘除術術後發生眼內炎之報告。中華民國眼科醫學會雜誌，39(1)，15-18。

鄭日忠等譯（1996）：眼科手術圖譜。台北：淑馨出版社。

鄭永銘譯（1996）：從眼睛看各科疾病。台北：金芳堂出版社。

蔡振嘉、鄧美琴、賴盈州（1999）：近十年兒童青光眼的分析。中華民國眼科醫學會雜誌，38(4)，615-620。

蔡武甫（2004）：飛蚊症。台北縣：健康文化事業股份有限公司。

蔡武甫（2002）：常見眼病防治大全。台北：元氣齋出版社。

蔡武甫（1993）：眼睛疾病的治療與保健。台北：健康世界雜誌社。

橫地千仞（1984）：人體解剖。台中：中連書報社。

劉天佑、呂大文、周秉義（2000）：使用聯合晶體乳化術併後囊人工水晶體植入術及Mitomycin C加強之小梁切除術於青光眼合併白內障之患者：安全性及有效性之評估。中華民國眼科醫學會雜誌，39(1)，8-14。

劉慶進、張國梅、柯根杰等（1998）：眼防盲實用技術圖解。合肥：安徽科學技術出版社。

劉佩芬譯（1993）：小眼科學。台北：合記書局。

鄧美琴（1986）：白內障之成因及治療。台北：長庚醫院醫學講座。

德永貴久監修（2003）：3D魔力眼。台北：台灣國際角川公司。

謝瑞玟、韋熙、陳立仁、李以青（1999）：糖尿病患整體照顧——視網膜病變檢查流程推廣計畫。中華民國眼科醫學會雜誌，38(3)附冊，485。

賴達昌、陳志明（2003）。雷射近視院所指南。台北：杏佳醫療資訊社。

藍郁文、吳愛卿（1999）：早產兒視網膜病變之發生率及發展過程。中華民國眼科醫學會雜誌，38(2)，231-238。

譚柯主編（1998）：眼科疾病。北京：北京醫科大學中國協和醫科大學聯合出版社。

關航主編（1998）：眼科主治醫生 300 問。北京：北京醫科大學中國協和醫科大學聯合出版社。

羅興中、陳彼得、王魁仲等（1997）：實用眼科診療手冊。南昌：江西科學技術出版社。

體本概念編輯小組（2003）：眼睛——拋開眼鏡的束縛。台北縣：種籽文化事業有限公司。

樂夢玲、彭曄（2000）：脈絡膜惡性黑色素瘤之病例分析。中華民國眼科醫學會雜誌，39(1)，22-27。

● 外文部分 ●

加藤格·奧畑ミツエ編（1998）： 眼疾患患者の看護 ，第2版。日本東京：醫學書院。

American Academy of Ophthalmology. (1990a). *Preferred practice pattern*： *Macular degeneration*. San Francisco：American Academy of Ophthalmology.

American Academy of Ophthalmology. (1990b). *Preferred practice pattern*： *Retinal detachment*. San Francisco：American Academy of Ophthalmology.

American Academy of Ophthamology. (1991). *Preferred practice pattern*： *Conjunctivitis*. San Francisco：American Academy of Ophthalmology.

Antosia R.E., Partridge R.A., & Virk A.S. (1995). *Air bag safety. Annals of Emergency Medicine*, 25(6), 794－798.

Bevan, J. (1978). *Anatomy and physiology*. New York：Simon and Schuster.

Cambiaghi, S., Cavalli, R., Legnani C., & Gelmetti, C. (1998). What syndrome is this？Waardenburg syndrome. *Pediatr Dermatio.* 15(3), 235 – 237.

Cassin, B. , Solomon, S. , & Rubin, M. (1 9 9 0) . *Dictionary of eye terminology.*

Corn, A. , & Koenig, A. (1996) . *Foundations of low vision ： clincal and functional perspectives.* New York ： American Foundation for the Blind.

Cryotherapy for retinopathy of prematurity cooperative group (1991) . Incidence and early course of retinopathy of prematurity. *Ophthalmol, 98 ,* 1628 – 39.

Espaillat, A. , Janigian, R. , & To, K. (1999) . Cataracts, bilateral macular holes, and rhegmatogenous retinal detachment induced by lighting. *Am Ophthalmol, 127 ,* 216 – 217.

Gass, J.D.M. (1997) . Problem in the differential diagnosis of choroidal nevi and malignant melanoma. The 33rd ed. Hagerstown MD, *Harper & Row, 83 ,* 299 – 323.

Gilboa, M. , Gdal – on, M. , & Zonis, S. (1997) . Bee and wasp stings of the eye. Retained intralenticular wasp sting ： a case report. *BJO, 61 ,* 662 – 664.

Goldberg, M.A. , Valluri, S. , & Pepose, JS. (1995) . Air bag related corneal rupture after radial keratotomy. *American Journal of Ophthalmology, 120* (6), 800 – 802.

Hamill, M.B. (1997) . Corneal trauma. In J.H. Krachmer, M.J. Mannis MJ, and E.J. Holland ： *Cornea.* St. Louis. The Mosby – Year Book, Inc, 1419 – 1422.

Jose, R. (1983) . *Understanding low vision.* New York ： American Foundation for the Blind.

Lagreze, WD. , Bomer, T.G. , & Aiello, LP. (1995) . Lightning induced ocular unjury. *Arch Ophthalmol, 113 ,* 1076 – 1077.

Matthews, G.P. , & Das, A. (1996) . Dense vitreous hemorhage predict poor visual and neurological prognosis in infants with shaken baby syndrome. *J – Pediatr – Ophthalmol – Strabismus, 33 ,* 260 – 5.

Miner, I.D. (1 9 9 7) . People with usher syndrome, type Ⅱ ： issues and adaptations. *Journal of Visual Impairment & Blindness, 91 ,* 579 – 589.

Mooy, C.M. & DeJong, P. (1996). Prognostic parameters in uveal melanom：
a review. *Surv Ophthalmol*, *41*, 215－228.

National Society to prevent Blindness. (1991). *Vision Problems in the U. S.：
A statistical analysis prepared by operational research department*, *NSPB*.
New York：Author.

O'Donnell, L. & Smith, A. (1 9 9 4). Visual cues for enhancing depth
perception. *Journal of Visual Impairment & Blindness*, *88*, 258－265.

Peyman, G., Sanders, D., & Goldberg, M. (1980). *Principles and practice
of ophthalmology*. Philadelphia：W. B. Saunders Publishers.

Read, A.P. & Nev'ton, V.E. (1997). Warrdenburg syndrome. *J Med Genet*,
34(8), 656－665.

Spalton, D., Hitchings, R., & Hunter, P. (1 9 8 4). *Slide atlas of
ophthalmology*. London, U.K.：Gower Medical Publishing Ltd.

Whitmore, W.G. (1989). Eye disease in a geriatric nursing home population.
Ophthalmology, 96, 393－398.

· 相關期利及網址 ·

中華民國眼科醫學會雜誌
臨床眼科
健康世界雜誌
台灣醫界
www.clinico.com.tw
www.shutien.org.tw
www.health.gov.tw
www.eyedoctor.com.tw

二、視障工學參考書目

• 中文部分 •

王小川（1997）：視障者電腦輔具技術及其應用系統之研發。身心障礙者就學就業之科技支援研討會。台北：行政院國科會。

行政院國科會（2000）：迎向新千禧，跨越社會殘障的鴻溝。

余月霞（1987）：盲用電腦知多少。載於視障教育的理論與實務，啟明教育叢書，**11**，1－16。

林慧懿（1997）：盲用電腦輸出入設備之人因工程研究。大同工學院工業設計研究所碩士論文。

洪永華（2000）：數位視訊地面廣播。3C 成果季刊，**33**，8。

李德孝（2000）：愛爾康 Legacy handpiece 手柄運用於 Universal Ⅱ 超乳機之效能。中華民國眼科醫學會雜誌，**39**（1）附冊，79。

李錫堅（1997）：輔助視障之相關研究技術──中文文件閱讀系統。身心障礙者就學就業之科技支援研討會。台北：行政院國科會。

李嗣涔、鄭美玲（2000）：難以置信──科學家探尋神祕信息場。台北：張老師文化事業公司。

郭明達、許耕原、張勤振（2000）：魚眼影像沈浸式虛擬境。技術與工程，**73**（4），26－31。

孫啟欽、葉佰蒼、李明義、林耕國、李建興（2000）：以自組的頭盔式電子影像放大器應用於閱讀的臨床經驗。中華民國眼科醫學會雜誌，**39**（1）附冊，136。

陳維國、洪清標（2000）：數位廣播簡介與展望。3C 成果季刊，**33**，11－12。

陳潤世（2000）：差分衛星定位系統之技術應用。新電子科技雜誌，5月號，226－270。

莊素貞（1999）：盲聾多重障礙者之溝通輔助器──觸感式助聽器。中華視覺障礙教育學會會刊，創刊號。

張嘉桓（1999）：中文盲用電腦使用者之使用現暨使用需求調查研究，國立台灣師範大學特殊教育研究所碩士論文（未出版）。

葉豐輝（1997）：視障者電腦輔具技術及其應用系統之現況和展望。身心障礙
　　者就學就業之科技支援研討會。台北：行政院國科會。

葉豐輝、洪錫銘、王冠斐等（1997）：中文盲用電腦軟硬體系統研發之概況及
　　展望。載於特教叢書59輯，大專院校資源教室輔導手冊。台北：國立台灣
　　師範大學特殊教育中心。

萬明美（1990）：盲人學習電腦之研究。國科會專題研究計畫報告。

萬明美（1997）：視障者就學就業之科技支援。身心障礙者就學就業之科技支
　　援研討會。台北：行政院國科會。

廖文鉉、劉戌蒼、莊勝胤、王益仁、黃在、陳瑞光（2000）：以個人電腦為平
　　台之電腦電話整合（CTI）系統之設計。電信研究雙月刊，**30**（2），251
　　－267。

鄭明芳（1997）：科技在特教上的應用——盲用電腦教材。台灣省視覺障礙兒
　　童混合教育計畫師資訓練班。

蔡慶鴻（2000）：Jini科技生活實現家。載於聯合報八十九年六月一日資訊
　　版。

教育部（2003）：大專身心障礙學生學習輔具中心宣導手冊。

● 英文部分 ●

Ashcroft, S. C. （1984）. Research on multimedia access to microcomputers for
　　visually impaired youth. *Education of the Visually Handicapped*, 15（4），
　　108-118. 。

Ashcroft, S. C., & Young M. （1981）. Microcomputers for visually impaired
　　and multihandicapped persons. *Journal of Special Education Technology*, 4
　　（2），24-27.

Blenkhorn, P. （1986）. The RCEVH project on micro-computer systems and
　　computer assisted learning. *British Journal of Visual Impairment*, 4（3），
　　101-103.

Brunken, P. （1984）. Independence for the visually handicapped through
　　technology. *Education of the Visually Handicapped*, 15（4），127-133.

Budoff, M., & Hutten, L. R. （1982）. Microcomputers in special education：
　　Promises and pitfalls. *Exceptional Children*, 49（2），123-128.

Crerar, A. (1986). Viper maths-a software development : comments and ideas. *British Journal of Visual Impairment,* 4 (1), 37-39.

Del'Aune, W. (1984). Computers : their genesis, use and potential. *Journal of Visual Impairment & Blindness,* November, 401-406.

Goodrich, G. L. (1984). Applications of microcomputers by visually impaired persons. *Journal of Visual Impairment & Blindness,* November, 408-414.

Joiner, L. M., Sedlak, R. A., Silverstein, B. J., & Densel, G. (1980). Microcomputers : An available technology for special education. *Journal of Special Education Technology,* 3 (2), 37-42.

Kessler, J. (1984). Accessible computers in the university. *Journal of Visual Impairment & Blindness,* November, 414-417.

Melrose, S. (1995). Is the GUI aproach to computer development, a treat to computer users who are blind？ *Journal of Visual Impairment & Blindness,* 89 (1), 4-6.

Morrison, R. C. & Lunney, D. (1984). The microcomputer as a laboratory aid for visually impaired science students. *Journal of Visual Impairment & Blindness,* November, 418-425.

Radhakrishnan, T. & Madras, A. (1984). Voice-based program editor for visually impaired persons. *Journal of Visual Impairment & Blindness,* November, 436-437.

Rossi, P. (1980). Closed circuit television──a method of reading, *Education of the Visually Handicapped,* 12 (3), 90-94.

Ruconich, S. (1984). Evaluating microcomputer access technology for use by visually impaired studuents, *Education of the Visually Handicapped,* 15 (4), 119-125.

Sanford, L. (1984). A formative evaluation of an instructional program designed to teach visually impaired students to use microcomputers. *Education of the Visually Handicpped,* 15 (4), 135-144.

Smith, S. (1985). Talking braille dots and telephone training : comments and ideas. *British Journal of Visual Impairment,* 3 (3), 101-103.

Su, J. C. & Uslan, M. M. (1998). A review of zoom text xtra screen magnification program for window 95. *Journal of Visual Impairment & Blindness*, *92* (2), 116 – 119.

Way, D. L. & Chang C. C. (2000). Building a PC – based surround screen virual reality system. *International workshop on Advanced Image Technology*.

Wilson, D. L. (1994). Assuring access for the disableed. *Chronicle of Higher Education*, *40* (35), 25 – 28.

Young, M. E. (1984). Constraints on microcomputer access for visually impaired persons. *Journal of Visual Impairment & Blindness*, November, 426-427.

在知識的殿堂裡，學術的傳播不分國界，
每個靈感、每道聲音、每個思想、每個研究，
在「五南」都會妥善的被尊重、被珍視
進而
激盪出更多的火花，
交融出更多的經典！

五南文化廣場

橫跨各種領域的專業性、學術性書籍，在這裡必能滿足您的絕佳選擇！

台中總店
台中市中山路6號【台中火車站對面】
電話：(04)2226-0330 傳真：(04)2225-8234

海洋書坊
基隆市北寧路二號【國立海洋大學內】
電話：(02)2463-6590 傳真：(02)2463-6591

台北師大店
臺北市師大路129號B1
電話：(02)2368-4985 傳真：(02)2368-4973

逢甲店
台中市逢甲路218號【近逢甲大學】
電話：(04)2705-5800 傳真：(04)2705-5801

嶺東書坊
台中市嶺東路1號【嶺東學院內】
電話：(04)2385-3672 傳真：(04)2385-3719

高雄店
高雄市中山一路290號【近高雄火車站】
電話：(07)235-1960 傳真：(07)235-1963

屏東店
屏東市民族路104號2樓【近火車站】
電話：(08)732-4020 傳真：(08)732-7357

＊凡出示教師識別卡，皆可享9折優惠。(特價品除外)

＊本文化廣場將在台北、基隆、桃園、中壢、新竹、
彰化、嘉義、台南、屏東、花蓮等大都市，陸續佈
點開店，為知識份子，盡一份心力。

五南文化事業機構
WU-NAN CULTURE ENTERPRISE
台北市106 和平東路二段339號4樓 TEL：(02)2705-5066 FAX：(02)2706-6100
網址：http//www.wunan.com.tw E-mell：wunan@wunan.com.tw

國家圖書館出版品預行編目資料

眼科學/視障教育工學/萬明美著.
--二版.--臺北市：五南，2004〔民93〕
面；　公分
參考書目:面
ISBN 978-957-11-3763-6（平裝）
1.眼科　2.眼-疾病
3.視覺障礙-教育-設備
416.7　　　　　　　93017197

1IDP

眼科學/視障教育工學

作　　者－萬明美(320)
發 行 人－楊榮川
總 經 理－楊士清
副總編輯－陳念祖
責任編輯－李敏華
出 版 者－五南圖書出版股份有限公司
地　　址：106台北市大安區和平東路二段339號4樓
電　　話：(02)2705-5066　傳　　真：(02)2706-6100
網　　址：http://www.wunan.com.tw
電子郵件：wunan@wunan.com.tw
劃撥帳號：01068953
戶　　名：五南圖書出版股份有限公司
法律顧問　林勝安律師事務所　林勝安律師
出版日期　2000年11月初版一刷
　　　　　2004年10月二版一刷
　　　　　2018年 3 月二版四刷
定　　價　新臺幣390元